Die F-AS-T Formel
Was erfolgreiche Sportler
anders machen

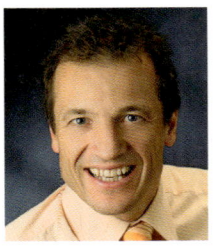

Dr. Wolfgang Feil hat Biologie, Sportwissenschaft sowie Innovationsmanagement studiert und im Fach Biologie promoviert. Er ist einer der führenden Nährstoffexperten Deutschlands, zudem seit über 20 Jahren Nährstoffberater von mehreren Nationalmannschaften, Bundesligavereinen und Spitzensportlern. Der neunfache Buchautor ist darüber hinaus Lehrbeauftragter der Universität Furtwangen.

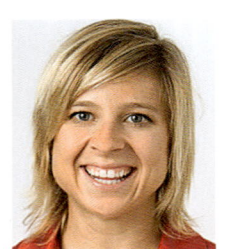

Friederike Feil ist Extremsportlerin (Gewinnerin der wichtigsten Crossrennen wie Tough Guy 2013 und 2014, The Race 2012 und 2013, StrongmanRun 2013, Urbanathlon Hamburg 2013, Spartan Race München, 2014). Sie hat einen Master of Exercise Science and Health Promotion (Boca Raton, Florida) und ist zertifizierte internationale Sport-Ernährungsspezialistin (CISSN). Zusammen mit ihrem Vater Dr. Wolfgang Feil hat sie das Bestsellerbuch geschrieben „Die Dr. Feil Strategie: Arthrose und Gelenkschmerzen überwinden". Bekannt ist Friederike Feil durch zahlreiche Berichte in Magazinen rund um die Themen Ernährung, Sport und Stoffwechselaktivierung. Darüber hinaus ist sie Gast-Dozentin für „Sport und Ernährung" an der Uni Heilbronn und koordiniert die Forschungstätigkeiten innerhalb der Forschungsgruppe Dr. Feil (www.dr-feil.com). In Sportlerkreisen wird sie „Iki" genannt. Sie ist der lebende Beweis dafür, dass die Strategie, die sie mit ihrem Vater entwickelt hat, bestens funktioniert.

DIE F-AS-T FORMEL

WAS ERFOLGREICHE
SPORTLER
ANDERS MACHEN

Dr. Wolfgang Feil · Friederike Feil, M. Sc.

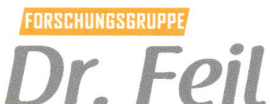

Inhalt

F-AS-T FETTSTOFFWECHSEL

- 10 **Training: Verbrenne mehr Fett**
- 10 Die TRAIN-LOW-Strategie
- 11 **SPECIAL** Trainingsvarianten im Fettstoffwechsel
- 12 Hochintensives Intervalltraining (HIIT)
- 14 **Ernährung: Aktiviere deinen Fettstoffwechsel**
- 14 Kalorienaufteilung Kohlenhydrate, Eiweiß und Fett
- 15 Kohlenhydratreduzierte Ernährung
- 16 Zucker
- 16 Obst
- 17 Salat und Gemüse
- 18 Kartoffeln
- 18 Reis
- 18 Getreide
- 19 Kohlenhydratreduzierte Ernährung umsetzen
- 19 Was tun, um den Einstieg in die TRAIN-LOW-Strategie zu erleichtern?
- 20 Problemstoffe im Getreide
- 22 Fettschlaue Ernährung
- 23 **SPECIAL** Fünf Sportler-Mythen rund um das Thema Kohlenhydrate
- 25 Gesättigte Fettsäuren
- 29 Hochwertige Eiweißversorgung
- 35 Mahlzeitenhäufigkeit
- 37 Die Dr. Feil Pyramide
- 37 **Nährstoffe: Nütze die Sonne für deinen Fettstoffwechsel**
- 38 **Trainingsversorgung: Fettstoffwechsel will keine Kohlenhydrate**
- 38 Versorgung vor dem Training
- 38 Versorgung während des Trainings
- 44 Trainingsversorgung in der Praxis
- 51 **Regeneration: Verlängere den Trainingsreiz**

F-AS-T ALLGEMEINE STABILITÄT

- 54 **Training: Muskelgruppen aktivieren, Verklebungen lösen**
- 54 Aufwärmen
- 54 Flexibilitäts-Training
- 55 Abwärmen
- 56 Funktionelles Training
- 57 **Ernährung: Iss dich stabil**
- 57 Entzündungssenkende Ernährung
- 59 **SPECIAL** Die wichtigsten Sportler-Gewürze
- 59 Ingwer
- 59 Chili
- 60 Kurkuma
- 61 Zimt
- 62 Pfeffer
- 63 Immunsystem
- 63 Darmgesundheit
- 66 Eisenmangel verhindern und überwinden
- 69 **Nährstoffe: So sorgst du für stabiles Bindegewebe und starke Knochen**
- 69 Pflanzliche Kieselsäure
- 70 Vitamin D
- 73 Vitamin K2
- 73 Verletzungen schneller überwinden mit den richtigen Nährstoffen
- 78 **Trainingsversorgung: So schützt du deinen Körper bei Belastung**
- 78 Was muss ein hochwertiges Sportgetränk enthalten?
- 79 Was müssen hochwertige Energie-Gels enthalten?
- 80 **Regeneration: Mach deine Leistungsentwicklung planbar**
- 80 Hormonelle Regeneration
- 84 Strukturelle Regeneration
- 87 Mitochondriale Regeneration
- 88 Regeneration bei verschiedenen sportlichen Belastungen: Wann brauche ich was?

Inhalt

F-AS-T
TOP-LEISTUNG IM WETTKAMPF

94 Training: Tapering vor dem Wettkampf

95 Ernährung: Speicher füllen mit COMPETE-HIGH
95 Noch 7 Tage
96 Noch 3 Tage
96 Noch 1 Tag
97 Der Wettkampftag

99 Nährstoffe: Mit Chili, Ingwer und Rhodiola zur Bestzeit

100 Wettkampfversorgung: Mit der richtigen Strategie zum Ziel
100 Noch 10 Minuten
100 Im Wettkampf selbst
102 SPECIAL Trinken im Wettkampf
104 Versorgungsstrategien im Überblick

110 Regeneration: So erholst du dich am schnellsten
110 Strategie für Etappenrennen oder mehrere Wettkämpfe hintereinander

UMSETZUNG DER F-AS-T FORMEL

112 Die F-AS-T-Formel im Überblick
116 SPECIAL Erfolgreich mit der F-AS-T-Formel

DIE F-AS-T FORMEL IN DER PRAXIS

122 Die besten Ernährungsrezepte

130 Die besten Aufwärm- und Flexibilitätsübungen

137 Die top-funktionellen Übungen für den Ausdauersportler

142 Abwärmen: Ausrollen mit der Schaumstoff-Rolle

150 Übungen für die Fußstabilisation

153 SPECIAL 5-Minuten-Fußmassage – so geht's

SPORTLER-NÄHRSTOFFLEXIKON

156 Ackerschachtelhalm
158 Arginin
159 BCAA (Leuzin, Isoleuzin, Valin)
160 Beta-Alanin
161 Bor
163 Carnitin
164 Cholin
165 Chrom
166 Glucosamin und Chondroitin
167 Glutamin
168 Kollagen-Hydrolysat
169 Kreatin
171 Lysin
173 Magnesium
174 Molkeneiweiß
174 Probiotische Bakterien
176 Rhodiola
177 Selen
178 Vitamin D3
179 Vitamin B6
180 Vitamin K2 (Menaquinon)
181 Zink
182 Die F-AS-T-Formel-Literatur: Der aktuellste Wissensstand der Sporternährung
194 Sachverzeichnis

Was das Buch dir bringt

Als ich anfing, mich in den späten 80er-Jahren mit dem Thema Sporternährung zu beschäftigen, wurde gerade erst bekannt, dass durch eine gute Versorgung mit Kohlenhydraten, Eiweiß und Vitaminen mehr Leistung erbracht werden kann. Dass die Ernährung einer der wichtigsten Faktoren für die sportliche Leistungsfähigkeit sowie für den Verletzungsschutz ist, daran dachte damals noch keiner. Heute, etwa 25 Jahre später, sieht das ganz anders aus.

Im Profisport, vor allem im Triathlon (hier finden sich meist die Vorreiter in Sachen Technik und Neuerungen), wissen Athleten um die Wichtigkeit der richtigen Ernährung. In den letzten 25 Jahren durfte ich mehrere Individual- und Mannschaftssportler auf ihrem Weg zum Olympiasieg, zur Weltmeisterschaft oder zu vielen deutschen Meistertiteln begleiten. Dabei lernten wir, was wichtig für den sportlichen Erfolg ist, und entwickelten daraus eine Formel, die sinnbildlich für den Erfolg aus der Wortkombination F-AS-T besteht. Allerdings konnten wir diese erst durch das Ernährungsstudium meiner Tochter Friederike (in Sportlerkreisen als Iki Feil bekannt) in den Vereinigten Staaten und den damit verbunden Forschungskontakten zur Perfektion bringen. Als aktive Extremhindernisläuferin konnte sie so die Formel an den entscheidenden Stellen nochmals deutlich verbessern.

Was hinter der F-AS-T-Formel steckt
Die F-AS-T-Formel besteht aus den drei Bereichen
F = Fettstoffwechselaktivierung,
AS = allgemeine Stabilität und
T = Topleistung im Wettkampf.

Das in deinen Händen liegende Buch ist deshalb in drei Hauptkategorien unterteilt, in denen wir auf die wichtigsten Informationen eingehen. Daher kannst du es auch als Nachschlagewerk nutzen. Das Buch wächst mit deinen Anforderungen: So kann es sein, dass dich zunächst nur die

Was das Buch dir bringt

Fettstoffwechselaktivierung oder die Tipps für die allgemeine Stabilität interessieren. Wenn du dich dann zu einem späteren Zeitpunkt an einen Wettkampf wagst, brauchst du die Tipps, um topfit im Wettkampf zu sein.

Die drei Bereiche Fettstoffwechselaktivierung, allgemeine Stabilität und Topleistung im Wettkampf wurden übrigens jeweils in fünf Bereiche untergliedert. Wir haben sie zur besseren Führung mittels Fingern und Farben gekennzeichnet. So steht der Daumen, in Grau, für alle Trainingsmaßnahmen, der Zeigefinger, in Blau, für alle wichtigen Informationen zum Thema Ernährung, der Mittelfinger, in Grün, für schützende und unterstützende Nährstoffe, der Ringfinger, in Rot, für alle Tipps zur leistungsunterstützenden Trainings- sowie Wettkampfversorgung und der kleine Finger, in Gelb, für alle Tipps, die du in der Regeneration beachten solltest.

Was dir die F-AS-T-Formel bringt

Aus unseren Erfahrungen mit den Anwendern der F-AS-T-Formel wissen wir heute, dass du dich bereits durch Umsetzen von 60–80 % des Buchinhalts nach einem Monat besser fühlst. Du merkst, wie viel leichter es dir fällt, fit, aktiv und sportlich durchs Leben zu gehen. Du erlebst, wie sich dein Körper sein Idealgewicht sucht (sei es durch Abnehmen oder auch durch Zunehmen), wie du zusätzlich weniger verletzungs- und immunbedingte Ausfälle hast, und wie du mehr Fett anstelle von Kohlenhydraten verbrennst. Du trainierst effektiver als zuvor und merkst, wie du nach und nach schneller und stärker wirst, und freust dich auf deine nächsten Ziele. Eine Übersicht der Sportler, die sich nach der F-AS-T-Formel orientieren, findest du auf den Seiten 116-119.

Wir wünschen dir viel Spaß beim Lesen und Umsetzen unserer F-AS-T-Formel.

Dr. Wolfgang Feil und Friederike Feil

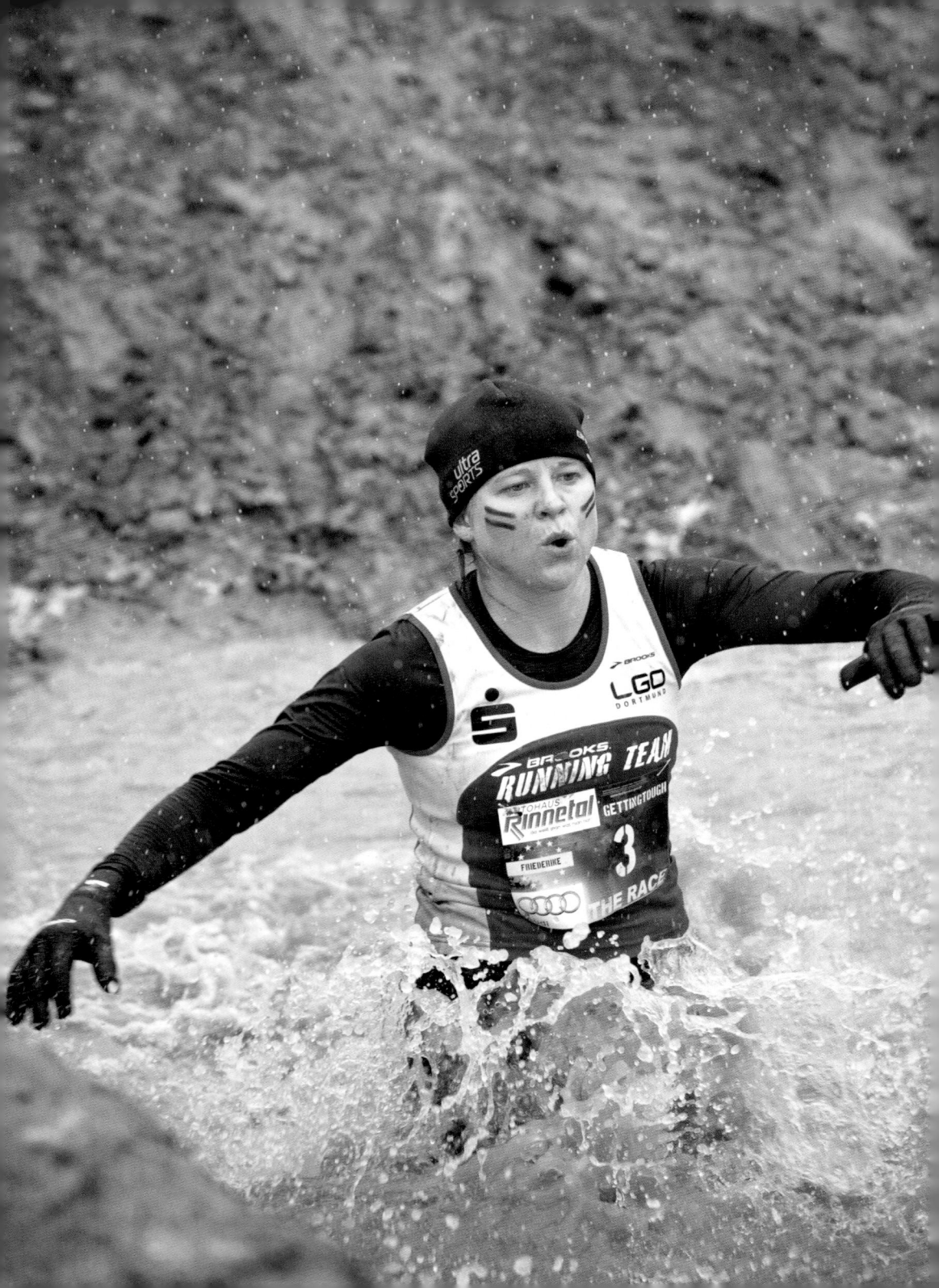

F-AS-T

FETT-STOFF-WECHSEL

Ist dein Fettstoffwechsel aktiviert, verlierst du zum einen schnell und einfach überschüssige Pfunde, zum anderen setzt die Säureproduktion des Muskels bei intensiver Belastung später ein. Und du kannst hohe Geschwindigkeiten viel länger durchhalten. Fachleute sprechen hier vom Verschieben der Laktatleistungskurve nach rechts. Mit aktiviertem Fettstoffwechsel bist du im Wettkampf auch weniger abhängig von deinen begrenzenden Kohlenhydratspeichern.

Fettstoffwechsel

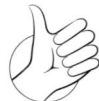
Training: Verbrenne mehr Fett

Ein aktivierter Fettstoffwechsel erhöht die Leistungsfähigkeit, da der Körper lernt, in der Belastung mehr Fett anstelle von Kohlenhydraten zu verbrennen. Deshalb wurde schon immer empfohlen, einen Teil des Trainings im nüchternen Zustand durchzuführen. Später stellte man fest, dass es noch eine zweite Möglichkeit gibt, den Fettstoffwechsel zu aktivieren, um so noch leistungsfähiger zu werden: das Training mit niedrigen Kohlenhydratspeichern. Für diese leeren beziehungsweise halb gefüllten Kohlenhydratspeicher ist eine langfristige, kohlenhydratreduzierte Ernährung notwendig. Diese zweite Möglichkeit, den Fettstoffwechsel zu aktivieren, nennt man TRAIN-LOW. Im Rahmen der TRAIN-LOW-Strategie hat man die Bedeutung der Mitochondrien (Kraftwerke der Zellen) für die Leistungsfähigkeit erkannt. Mitochondrien sind die Strukturen im Muskel, in denen die Fettsäuren zur Energiegewinnung verbrannt werden.

Die TRAIN-LOW-Strategie

Wer seinem Körper durch volle Glykogenspeicher ständig Kohlenhydrate zur Verfügung stellt, der aktiviert seinen Fettstoffwechsel nur wenig. Wozu sollte er auch die Fettverbrennung ankurbeln, wenn ihm doch immer Kohlenhydrate zur Verfügung stehen?
Denn wenn der Körper die Wahl zwischen Kohlenhydraten und Fett hat, verbrennt er immer zuerst die Kohlenhydrate, weil er – außer als Energiequelle – kaum Verwendung für sie hat. Abgesehen davon fällt ihm die Verbrennung von Kohlenhydraten leichter, zumal wir ihm das durch unsere Ernährungsweise so antrainiert haben. Volle Glykogenspeicher erzeugen im Muskel einen Stimulus nach dem Motto: „Ich bin voll – nütz mich!". Das freut den Muskel und er baut diese dann auch zuerst ab, getreu dem Motto: „Her mit dem Zucker!". Erst wenn die Glykogenspeicher leer sind, ist der Körper verstärkt gezwungen, auf die Fettsäuren zurückzugreifen. Das ist für ihn anstrengender, da er hierfür auch mehr Sauerstoff benötigt.

TRAIN-LOW – wissenschaftlich belegt

Dass das TRAIN-LOW-Konzept funktioniert, belegen mittlerweile mehrere Studien. So wurden zum Beispiel Radfahrer

Training: Verbrenne mehr Fett

getestet: Über einen Zeitraum von sechs Wochen trainierten zwei Gruppen täglich eine Ausdauereinheit mit 70 Prozent der maximalen Sauerstoffaufnahme (70% $V_{O_2 max}$). Gruppe 1 (LOW) trainierte im nüchternen Zustand mit leeren Speichern. Gruppe 2 (HIGH) durfte das Training immer gut versorgt durchführen. Der Gruppe HIGH fiel das Training natürlich viel leichter und sie brachte mehr Leistung. Nach sechs Wochen wurde dann ein Abschlusswettkampf veranstaltet, beide Gruppen traten mit vollen Speichern an. Im Wettkampf war die Gruppe LOW dann schneller – und darauf kommt es ja an.

Aus unserer Erfahrung Unsere langjährige Erfahrung mit vielen Spitzensportlern zeigt, dass die TRAIN-LOW-Strategie, das Trainieren mit fast leeren Glykogenspeichern, der entscheidende Trigger ist, der die Leistungsfähigkeit erhöht. Du wirst vom „sugar burner" zum „fat burner". Um TRAIN-LOW erfolgreich umsetzen zu können, ist es wichtig, die Kohlenhydratzufuhr in der Ernährung deutlich zu senken (siehe Seite 15 ff.). Die neue Strategie heißt allerdings TRAIN-LOW – COMPETE-HIGH: Du trainierst mit leeren oder halb gefüllten Kohlenhydratspeichern und machst diese vor dem Wettkampf bewusst randvoll, um dann, wenn es darauf ankommt, alle Register zu ziehen.

SPECIAL Trainingsvarianten im Fettstoffwechsel

Für eine hohe Leistungsfähigkeit ist es wichtig, das Fettstoffwechseltraining möglichst abwechslungsreich zu gestalten, um unterschiedliche Trainingsreize für den Fettstoffwechsel zu gewährleisten. Hierfür eignet sich das traditionelle, moderate Ausdauertraining, das hochintensive Intervalltraining und das Tabata-Training, eine Sonderform des hochintensiven Intervalltrainings.

Traditionelles, moderates Ausdauertraining

Dass traditionelles moderates Ausdauertraining Mitochondrien stimuliert, ist bekannt. Üblicherweise sind das lange, langsame Trainingseinheiten im Bereich von zwei bis drei Stunden mit niedriger Intensität. So steigt die Mitochondrienzahl im Muskel, gleichzeitig nimmt ihre Leistungsfähigkeit zu und die maximale Sauerstoffaufnahme, die aerobe Kapazität der Lunge, wird erhöht. Keine Frage: Dieses klassische Fettstoffwechseltraining ist erprobt und es funktioniert. Allerdings hat es den Nachteil, dass es sehr gelenkbelastend und zeitaufwendig und daher für viele im Alltag nicht immer umsetzbar ist.

Hochintensives Intervalltraining (HIIT)

Neue Erkenntnisse zeigen, dass auch hochintensives Intervalltraining (HIIT) den Fettstoffwechsel verbessert und einen leistungssteigernden Effekt hat: Es fördert ebenfalls die Bildung von Mitochondrien, dazu verbessert es die Sprintkapazität, die anaerobe Kapazität, was beim moderaten Training nicht der Fall ist. Ein weiterer Vorteil ist die geringere Gelenkbelastung, denn der Kilometerumfang ist deutlich geringer als beim traditionellen Ausdauertraining. HIIT heizt deinem Stoffwechsel so richtig ein und bewirkt im Nebeneffekt, dass du mehr Energie hast und auch langsamer alterst, weil deine Mitochondrien leistungsfähiger sind.

HIIT kann dich sportlich in neue Sphären führen, wenn dein Leistungsstand über längere Zeit stagniert. Wir empfehlen dir deshalb, dein Training zu optimieren und ein paar der klassischen Ausdauereinheiten durch diese kurzen, hochintensiven Trainingseinheiten zu ersetzen. Am besten baust du HIIT zweimal pro Woche fest in deinen Trainingsplan ein. Dann wirst du mit geringerem Zeitaufwand mehr erreichen und gleichzeitig Abwechslung in dein Training bringen.

Übrigens HIIT ist nicht nur eine Methode für Leistungssportler, sondern eignet sich auch für Hobby-Sportler oder Abnehmwillige. Zudem spart es Zeit, macht unglaublich fit und obendrein viel Spaß und Freude.

HIIT

- 10 Minuten einlaufen oder einfahren
- 20–30 Sekunden Sprint bei maximalem Tempo
- 2–4 Minuten Ruhephase mit normalem Tempo
- nächster Sprint

3 Wiederholungen der Sprints
5 Minuten auslaufen oder ausfahren

Tabata-Training
(Sonderform des HIIT)

Eine Form des hochintensiven Intervalltrainings ist das Tabata-Training. Schon vier Minuten reichen aus, um die Bildung von Mitochondrien zu stimulieren – allerdings nur dann, wenn du in diesen vier Minuten hochintensiv trainierst. Das Tabata-Training beruht auf dem 20-10-Prinzip: Du belastest dich ausdauerspezifisch für 20 Sekunden – beispielsweise mit Kniehebeläufen, Skippings oder auch Seil- oder Trampolinsprüngen. Dann machst du 10 Sekunden Pause. Das wiederholst du achtmal. Nach vier Minuten ist das Training beendet: Deine Beine brennen und die Herzfrequenz sollte kurz unter den Maximalwerten sein.

Tabata kannst du auch gelenkschonend im Schwimmbad durchführen: Einfach einen Aquagürtel anziehen und ab ins Wasser.

TABATA-TRAINING

- **20 Sekunden intensive Belastung (z. B. Skippings, so schnell es geht)**
- **10 Sekunden Pause**
- **20 Sekunden intensive Belastung**
- **10 Sekunden Pause**

Wiederholung der Belastung 4 Minuten, Belastungszeit insgesamt: 8 × 20 Sekunden

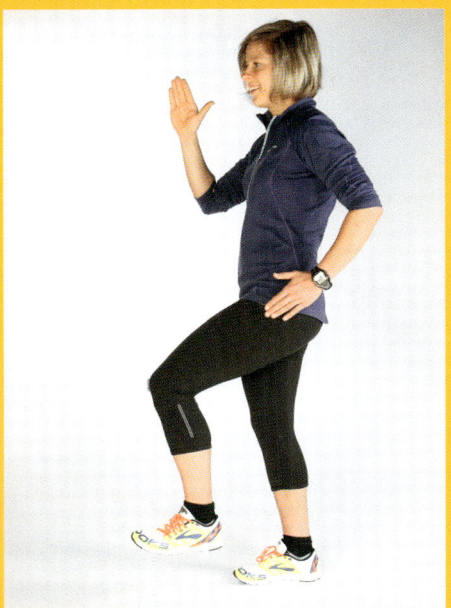 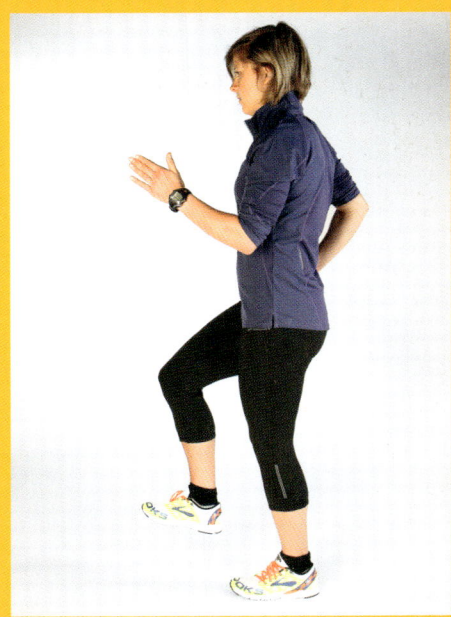

Zieh die Knie abwechselnd schnell nach oben (ca. 45°) und bewege die Arme gegengleich, wie beim Laufen. Achte auf eine korrekte Armhaltung (s. Bild). Dauer: 20 Sekunden.

Fettstoffwechsel

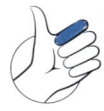
Ernährung: Aktiviere deinen Fettstoffwechsel

U m den Fettstoffwechsel zu aktivieren, dadurch ein paar überflüssige Kilos los zu werden sowie durch eine gute Mitochondrienbildungen einen spürbaren Trainingserfolg zu erzielen, sollte die Ernährung kohlenhydratreduziert, fettschlau und hochwertig im Bereich Eiweiß sein. Was bedeutet das genau? Wie sollte die Kalorienaufteilung aussehen?

Kalorienaufteilung Kohlenhydrate, Eiweiß und Fett

Früher empfahl man Sportlern eine Kalorienverteilung von etwa 60 % Kohlenhydraten, 25 % Fett und 15 % Eiweiß. Heute weiß man, dass Fett und Eiweiß viel wichtiger sind als Kohlenhydrate. Für einen verbesserten Fettstoffwechsel, eine verbesserte Regeneration und ein gestärktes Immunsystem sollte die Kalorienzufuhr durch Kohlenhydrate höchstens bei 30 % liegen. Werden ca. 30 % der Kalorien aus Kohlenhydraten gedeckt, ergibt sich dann eine Aufnahme von ca. 50 % der Kalorien aus Fett und ca. 20 % aus Eiweiß (siehe Abb. 1 früher und 2 heute). Ist der Fettstoffwechsel gut trainiert, kann der Kohlenhydratanteil in der TRAIN-LOW-Phase sogar noch weiter reduziert werden. Der prozentuale Fettanteil erhöht sich dadurch.

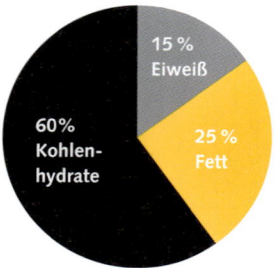

Abb. 1 **Kalorienaufteilung früher**

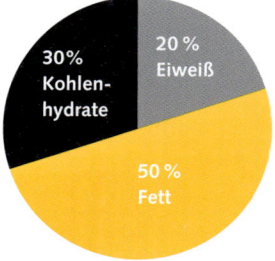

Abb. 2 **Kalorienaufteilung heute**

Ernährung: Aktiviere deinen Fettstoffwechsel

Bei einem 70 kg schweren Menschen und einer Kalorienaufnahme von 2000 Kilokalorien bedeutet das umgerechnet etwa täglich 600 Kilokalorien aus Kohlenhydraten, 1000 Kilokalorien aus Fett und 400 Kilokalorien aus Eiweiß.

Tab. 1 **Kalorienverteilung nach Dr. Feil**

Anteil Kalorien	Lebensmittelverteilung
600 Kilokalorien aus Kohlenhydraten	150 g Kohlenhydrate hauptsächlich in Form von Gemüse
1000 Kilokalorien aus Fett	110 g Fett in Form von Nüssen (Walnüssen, Cashewkernen, Mandeln, Sonnenblumenkernen, Hanfnüssen), dunkler Schokolade, fetten Milchprodukten (Butter, Vollmilch, Sahne, fetter Käse) und hochwertigen Ölen (Olivenöl, Speiseleinöl, Biokokosöl, Palmöl)
400 Kilokalorien aus Eiweiß	100 g Eiweiß, hauptsächlich in Form von Eiern, Quark, Linsen, Erbsen, Nüssen, Fleisch, Fisch und Molkeneiweiß

Kohlenhydratreduzierte Ernährung

Lange wurden Kohlenhydrate von Wissenschaft und Medizin als ideales Kraftfutter für Sportler gepriesen. Begründet wurde das damit, dass Kohlenhydrate die einzige Energiequelle seien, die Sportler bei intensivster Belastung verwerten können. Neueste Forschungen belegen, dass diese Empfehlungen den Trainingsfortschritt und langfristig auch die Gesundheit negativ beeinflussen. Wenn man dauerhaft viele Kohlenhydrate zu sich nimmt, sind die Kohlenhydratspeicher immer gefüllt. Der Fettstoffwechsel wird nicht aktiviert und der Körper spricht schlechter auf Insulin an. In Folge erhöhen sich die Entzündungen im Körper, oft kommt es zu Mängeln bei Vitaminen und Mineralien. Das bedeutet für Sportler, dass sie schlechter regenerieren und so auch schlechtere Leistungen erbringen. Nicht alle Kohlenhydrate sind jedoch gleich zu bewerten.

Einfache und komplexe Kohlenhydrate

Die frühere Empfehlung, einfache Kohlenhydrate (= Zucker) zu meiden und dafür auf komplexe Kohlenhydrate (= Stärke) zu setzen, ist nach heutigem Kenntnisstand nicht mehr zielführend. Vielmehr achten wir heute auf die Zusammensetzung der Kohlenhydrate: Wie viel Glukose und Fruktose sind enthalten, wie hoch ist der glykämische Index (also die Blutzuckererhöhung) des einzelnen

Fettstoffwechsel

Kohlenhydratspenders? Hierbei unterscheiden wir vor allem zwischen den kohlenhydrathaltigen Lebensmitteln Zucker, Obst, Beeren, Salat und Gemüse, Kartoffeln, Reis, Getreide- und Pseudogetreide wie Quinoa, Amaranth und Buchweizen.

Zucker

Normaler Haushaltszucker besteht aus einem Teil Glukose und aus einem Teil Fruktose. Problematisch ist der Gehalt von Fruktose im Zucker. Fruktose oder Fruchtzucker wird im Körper über die Leber verstoffwechselt, während andere Kohlenhydratbausteine wie z. B. Glukose, Maltose und Laktose über Insulin abgebaut werden. Ein hoher Fruktosekonsum kann im Körper zu ähnlichen Problemen führen wie ein hoher Alkoholkonsum, denn auch Alkohol wird hauptsächlich in der Leber verstoffwechselt. Da die Leber im Körper für die Entgiftung zuständig ist, hat eine durch hohen Konsum an Haushaltszucker oder Fruchtzucker stark beanspruchte Leber weniger Zeit zum Entgiften, es kommt zu Krankheiten.

Zuckerprodukte machen nicht satt
Fruktose ist nicht in der Lage, das Hormon Leptin zu aktivieren. Leptin ist allerdings wichtig, um deinem Körper zu signalisieren, dass du satt bist. Das bedeutet, dass du nach dem Konsum von Haushaltszucker oder Fruchtzucker schnell wieder Hunger hast, mehr isst und es daher für dich schwierig ist, dein Wettkampfgewicht zu erreichen.

Zucker reduziert deine Regeneration
Fruktose erhöht die Harnsäurewerte, was die sportliche Leistungsfähigkeit ebenfalls reduziert: Harnsäure verringert Stickstoffmonoxid im Körper, welches für gute Durchblutung und damit gute Nährstoffversorgung der Muskulatur benötigt wird. Wenn deine Muskulatur nach dem Training durch einen hohen Verzehr an Haushaltszucker oder Fruchtzucker schlechter versorgt wird, regenerierst du schlechter. Dadurch kannst du langfristig deutlich weniger trainieren.

Obst

Obst enthält zwar viele Nährstoffe, doch leider auch große Konzentrationen an Glukose und Fruktose. Isst man Obst als Snack, so steigt der Blutzuckerspiegel

Ernährung: Aktiviere deinen Fettstoffwechsel

> **TIPP Obst essen – aber richtig**
>
> Obst ist gesund und enthält wichtige Vitamine sowie Antioxidantien. Aufgrund des Zuckers solltest du jedoch nicht mehr als zwei bis drei Portionen pro Tag essen, diese bevorzugt direkt zum Essen oder in Kombination mit etwas Quark, Hüttenkäse oder Nüssen. Besonders gut sind Beeren, da diese wenig Fruktose enthalten. Von Obstsäften oder Saftschorlen raten wir ab: Ein Liter Apfelschorle enthält ca. 50 g Zucker, davon 25 g Fruchtzucker. Diese zusätzliche Kohlenhydratmenge passt nicht in die TRAIN-LOW-Strategie, die Mitochondrien zu stärken. Außerdem erhöht der Zucker aus der Apfelschorle den Hunger.

durch den Glukosegehalt an und sinkt genauso schnell wieder ab; kurz danach verspürt man wieder Hunger. Der Appetit wird angeregt, und der Körper verlangt nach weiteren Kohlenhydraten. Sind diese gerade nicht verfügbar, sinkt deine Konzentration sehr schnell und du fühlst dich schlapp.

Beeren
Beeren wie Himbeeren, Erdbeeren, Brombeeren und Heidelbeeren enthalten sehr viele entzündungssenkende Pflanzenstoffe, die das Immunsystem stärken. Im Gegensatz zu Obst enthalten Beeren deutlich weniger Zucker und sollten deshalb häufig verzehrt werden.

Salat und Gemüse

Kohlenhydrate in Form von Salat und Gemüse und auch Obst liefern wichtige Vitamine und Mineralien. Die brauchst du, damit dein Körper rundläuft, damit du vital bist und viel Lebensenergie hast. Ebenso enthalten Gemüse und Obst eine Vielzahl an sekundären Pflanzenstoffen wie z. B. die Polyphenole, die dich vor Infektionen schützen und deine Gesundheit erhalten.

An Kohlenhydraten in Form von Gemüse solltest du niemals sparen. Obst dagegen hat einen hohen Zuckergehalt. Deshalb empfehlen wir, trotz des hohen Gehalts an Vitaminen, Mineralien und sekundären Pflanzenstoffen, nicht mehr als zwei bis drei Portionen Obst am Tag. Wenn du Obst kaufst, dann am besten frisches, regionales und saisonales.

Fettstoffwechsel

Kartoffeln

Kartoffeln sind zwar ein basischer Nährstofflieferant, enthalten jedoch viele Kohlenhydrate und wirken sehr stark blutzuckererhöhend. Deshalb solltest du generell weniger Kartoffeln essen und wenn, immer in Kombination mit guten Fettsäuren wie Butter, Sahne, Quark, Olivenöl oder Käse.

Reis

Reis enthält genau wie Kartoffeln viele Kohlenhydrate und wirkt stark blutzuckererhöhend. Deshalb sollte der Reiskonsum ebenso moderat sein. Da Naturreis viele Spurenelemente und Mineralien enthält (zum Beispiel Kieselsäure), solltest du hauptsächlich auf Naturreis setzen.

Getreide

Lebensmittel mit hohem Getreideanteil wie zum Beispiel Nudeln, Brot und Kuchen gehören zu den Lebensmitteln, die am häufigsten aufgrund des Fehlglaubens, dass Getreide satt macht, verzehrt werden. So isst der Normalbürger im Schnitt zu jeder seiner drei Mahlzeiten Getreideprodukte. Dass diese heutige, getreidelastige Ernährung allerdings nicht unseren evolutionsmäßig bedingten Genen entspricht, wird häufig ignoriert. Unser Körper reagiert darauf vor allem mit Stress, Entzündungen und einer verschlechterten Stoffwechsellage. Aufgrund dieser Tatsache werden auch Autoimmunerkrankungen wie Rheuma, Diabetes und Schilddrüsenerkrankungen mit einem hohen Getreidekonsum, besonders auf Weizenbasis, in Verbindung gebracht. Was diese Getreideprodukte so ungünstig macht, haben wir dir in unserem Kapitel „Problemstoffe im Getreide" zusammengefasst.

Alternatives Getreide und Pseudogetreide

Alternatives Getreide wie Hirse, Hafer, Dinkel und Emmer sowie Pseudogetreide wie Quinoa, Amaranth und Buchweizen sind deutlich besser als normale Getreidesorten, da sie weniger Problemstoffe und dafür mehr Nährstoffe enthalten. Diese Alternativen also häufiger einsetzen.

Ernährung: Aktiviere deinen Fettstoffwechsel

Kohlenhydratreduzierte Ernährung umsetzen

Besonders Männer, die gewohnt waren, sehr viel Nudeln und Brot zu essen, tun sich häufig schwer damit, Weizen- und Roggenprodukte einzuschränken. Sie fühlen sich anfänglich schlapp, unausgeglichen und leistungsschwach. Dies ist gut zu verstehen, denn diese Getreidesorten weisen neben den Problemstoffen auch besonders viele morphiumähnliche Inhaltsstoffe auf. Sportler mit hohem Konsum weisen deshalb ein gewisses Suchtpotenzial nach Weizen- oder Roggenprodukten auf. Bei manchen Athleten haben wir festgestellt, dass die Umstellung auf eine deutlich getreideärmere Kost mehr als sechs Monate dauern kann.

Was tun, um den Einstieg in die TRAIN-LOW-Strategie zu erleichtern?

Um den Einstieg in die TRAIN-LOW-Strategie leichter zu machen, gibt es drei Möglichkeiten, die du alle einsetzen kannst.

1. **Kaffee trinken**
   Kaffee enthält den Inhaltsstoff Cafestol, der an die Opiatrezeptoren binden kann. Dadurch wird der „Weizen- und Roggenentzug" geringer wahrgenommen.

2. **70 %ige Schokolade essen**
   Schokolade, vielmehr der darin enthaltene Kakao, verbessert die Blutversorgung zum Gehirn und macht wacher und mental stark. Zudem verbessert er die Blutversorgung zur Muskulatur, weswegen du schneller regenerierst und du dich besser vom Training erholst. Zusätzlich verbessert Kakao deine Ausdauerleistung positiv, weil die enthaltenen Wirkstoffe Epicatechin und Catechin die Mitochondrien stärken und die Muskelfasern schützen. Kakao senkt zudem, wie viele andere Gewürze auch, Entzündungen. Er ist nämlich in der Lage, das entzündungsfördernde Zytokin Tumornekrosefaktor (TNFalpha) zu unterdrücken. Daher sollten nicht nur Sportler deutlich mehr dunkle Schokolade essen, sondern eigentlich jeder, der etwas für seine Gesundheit tun will.
   Übrigens: Dunkle Schokolade fängt ab einem Kakaogehalt von 70 Prozent an. Kauf im Optimalfall eine Fairtrade-Schokolade. Auch Discounter haben hier gute Angebote.

Fettstoffwechsel

3. **Sofortenergie über die Mundschleimhaut aufnehmen**
Dank der Resorption über die Mundschleimhaut liefern z. B. Gel-Chips Sofortenergie an das Gehirn. Es reichen bereits wenige Gramm Kohlenhydrate aus, damit das Gehirn meldet: Alles klar, es geht wieder.

Problemstoffe im Getreide

Neben der Tatsache, dass Getreide nur kurzfristig satt macht, enthält Getreide Problemstoffe, die unseren Körper schädigen. Diese sind: Lektine, Phytinsäure und Gluten. Diese Stoffe sind dafür verantwortlich, dass Getreide Stress, Entzündungen sowie eine verschlechterte Stoffwechsellage im Körper hervorruft.

Lektine
Wie andere Pflanzen enthält auch Getreide Lektine. Diese Stoffe haben alle Pflanzen durch Evolution oder Züchtung zum Schutz vor Schädlingen entwickelt. Lektine können jedoch beim Menschen an körpereigene Strukturen andocken und diese schädigen. Das Weizenlektin, das Roggenlektin und das Lektin der Kidneybohne sind besonders aggressiv und dazu noch hitzestabil, während viele Gemüselektine völlig harmlos sind und meist durch Kochvorgänge abgebaut werden. Weizenlektine hingegen werden weder durch Säuerung noch Erhitzen noch Verdauung abgebaut. Deshalb sind auch die früheren Empfehlungen, Sportler sollten regelmäßig mineral- und spurenelementreiche Weizen- oder Roggenkeime essen, im Lichte der Lektinforschung überholt, da besonders Weizen- und Roggenkeime einen extrem hohen und schädlichen Lektingehalt aufweisen.

Wenn die Weizen- oder Roggenlektine ins Blut gelangen, können sie sich im ganzen Körper verbreiten und sich an Organe anheften. Dagegen wehrt sich der Körper, greift die Lektine an und damit auch körpereigenes Gewebe. Es kommt zu Entzündungen, das Risiko für Krankheiten wie Arthrose, Rheuma, Alzheimer, Herzinfarkt, MS, Diabetes, Krebs und Autoimmunerkrankungen steigt. Die höhere Entzündungsneigung durch Weizen und Roggen kann man heute auch am Herz messen: die Herzratenvariabilität wird kleiner, was als Stressreaktion des Körpers anzusehen ist. Das bedeutet eine längere Regenerationszeit für den Sportler.

Lektine aus Weizen und Roggen stören den Muskelaufbau
Für sportliche Höchstleistung brauchst du eine gut ausgebildete Muskulatur und eine gute hormonelle Regeneration. Da die Weizen- und Roggenlektine auch den Muskelaufbau und die hormonelle Regeneration negativ beeinflussen, sollten

Ernährung: Aktiviere deinen Fettstoffwechsel

Sportler – aber auch ältere Menschen – ihren Weizen- und Roggenkonsum deutlich verringern.

Lektine aus Weizen und Roggen machen langsam

Lektine haben die Fähigkeit, sich auch an rote Blutkörperchen zu binden. Damit wird die Sauerstofftransportkapazität verringert. Wenn deine Sauerstofftransportkapazität verringert ist, kannst du keine 100 Prozent Leistung mehr bringen. Du fühlst dich auch im Alltag kraftlos.

Lektine aus Weizen und Roggen greifen Gelenkstrukturen an

Diese Lektine binden sich ebenfalls an das körpereigene Acetyl-Glucosamin, das zum Aufbau von Gelenkstrukturen im Körper gebraucht wird. Das Acetyl-Glucosamin kann so nicht mehr genutzt werden. Es kommt zu Gelenkproblemen, und die Gefahr für Verletzungen steigt. Auch wer ein Glucosaminpräparat nimmt, sollte seinen Weizen- und Roggenkonsum einschränken, damit dieser Knorpelnährstoff komplett zum Aufbau von neuem Knorpel genutzt werden kann.

Lektine aus Weizen und Roggen schwächen den Darm und das Immunsystem

Weizen- und Roggenlektine verändern auch die Struktur der Immunzellen und schwächen so den Schutz vor Krankheitserregern. Außerdem schädigen sie die sogenannten Mikrovilli, mit denen die Nährstoffe im Darm aufgenommen werden. Sind die geschädigt, nimmt der Darm weniger Nährstoffe auf und die Bakterienflora verschlechtert sich. Außerdem führt ein hoher Getreidekonsum generell zu einem niedrigen Vitamin-D-Spiegel. Vitamin D aber spielt eine wichtige Rolle für ein starkes Immunsystem. Wenn du im Winter also öfters krank bist, solltest du deinen Verzehr von Getreide, besonders von Weizen und Roggen, deutlich verringern.

Phytinsäure im Getreide verringert den Vitamin- und Mineralstatus

Neben Lektinen enthält Getreide hohe Konzentrationen an Phytinsäure. Diese bindet sich an Mineralien und macht sie für den Körper unbrauchbar. Zum Teil wird die Phytinsäure durch Säuerung abgebaut. Deshalb empfehlen wir speziell Athleten mit Eisenproblemen – wenn sie schon Brot essen – nur Brot auf Sauerteigbasis zu nehmen. Aufgrund der Lektine sollte das Sauerteigbrot in der Regel keinen Weizen und keinen Roggen enthalten. Ein Sauerteigbrot mit Dinkel und Hafer liefert dem Körper mehr Mineralien und wäre deutlich besser.

Gluten im Getreide greift die Darmschleimhäute an

Das Klebereiweiß Gluten wurde früher nur mit Zöliakieerkrankten in Verbindung gesetzt. Heute weiß man, das Gluten auch für gesunde Menschen eine erhöhte

Fettstoffwechsel

Darmbelastung bedeutet. Die moderne Weizenzüchtung führte einerseits zu immer höheren Glutenwerten, andererseits auch zu zusätzlichen Glutenbegleitstoffen wie dem Eiweiß Adenosin-Triphosphat-Amylase (ATI), das gezielt hineingezüchtet wurde, um das Korn resistenter gegen Schädlinge zu machen. Der heutige Weizen wirkt deshalb viel aggressiver auf den Darm als der Weizen vor 50 Jahren.

Ist Vollkorn gesünder?
Lange galten Vollkornprodukte als gesunde Alternative zu Weißmehlprodukten. Positiv zu vermerken wäre hier der höhere Gehalt an Ballaststoffen, Vitaminen und Mineralien sowie die Tatsache, dass der Blutzucker im Vergleich zu Weißmehlprodukten etwas geringer ansteigt. Negativ ist, dass sich in Vollkornprodukten deutlich mehr entzündungsfördernde Lektine befinden. Vollkornprodukte sind also nicht immer die gesündere Wahl.

Darf ich mir mein Weizenbier noch gönnen?
Die Antwort lautet „ja". Bei der Weizenbierherstellung („Vermälzung") keimt das Weizenkorn aus. Dies ist der einzige Vorgang, bei dem die schädigenden Lektine zerstört werden. Ein Weizenbier kann deshalb nach wie vor in vollen Zügen genossen werden – wir empfehlen natürlich die alkoholfreie Variante. Ebenso sollte die Kohlenhydratmenge von 27 g pro 500 ml Bier berücksichtigt werden. Zwei Flaschen wären also zu viel.

Fettschlaue Ernährung

Häufig wird empfohlen, dass man sich fettarm ernähren sollte, da man immer noch denkt, dass Fett fett macht. Im Gegensatz zu Kohlenhydraten sind Fettsäuren allerdings wichtig für den Aufbau von Hormonen, für das Membransystem und für das Immunsystem. In der kohlenhydratreduzierten, fettschlauen TRAIN-LOW-Strategie verwenden wir daher verstärkt gute Fettsäuren, die für eine allgemeine Stabilität sorgen, den Fettstoffwechsel aktivieren, Entzündungen abbauen, das Immunsystem stärken und die Regeneration fördern. Insgesamt werden also in der TRAIN-LOW-Strategie keine Kalorien eingespart. Vielmehr werden Kohlenhydrat-Kalorien eingespart und mit Kalorien aus guten Fettsäuren ausgetauscht. Die neue Sporternährung ist dadurch fettreicher.

SPECIAL
Fünf Sportler-Mythen rund um das Thema Kohlenhydrate

1. **Mythos** Kohlenhydrate sind optimal für den Sportler und machen nicht dick.
   Wahrheit Werden Kohlenhydrate nicht sofort als Energiequelle genutzt, baut der Körper sie in Fettpolster um. Besser die Kohlenhydrate verringern.
2. **Mythos** Als Sportler brauche ich Kohlenhydrate, um Leistung zu bringen.
   Wahrheit Kohlenhydratreiche Ernährung brauchst du nur in den letzten Tagen vor einem Wettkampf, um deine Speicher aufzufüllen. Viel wichtiger: Deine Ernährung muss neben Kohlenhydraten genügend Eiweiß und Fettsäuren enthalten. Das verbessert den Stoffwechsel, stärkt das Immunsystem und beugt Verletzungen vor.
3. **Mythos** Mit leeren Kohlenhydratspeichern bin ich im Training schlapp.
   Wahrheit Der Körper kann mit niedrigem Kohlenhydratspeicher lockere Trainingseinheiten genauso gut wegstecken wie mit gefüllten. Auf eine kohlenhydratarme Ernährung umzustellen, kann erst hart sein, doch nach vier bis sechs Wochen hat sich der Körper daran gewöhnt. Bei sehr intensiven Einheiten darfst du vorher eine kohlenhydratreiche Mahlzeit essen. Du wirst aber sehen, dass du auch hier nicht mehr viele brauchst, wenn der Fettstoffwechsel erst in Gang gesetzt ist.
4. **Mythos** Wenn der Körper nicht ausreichend Energie zur Verfügung hat, fängt er an, Strukturen abzubauen.
   Wahrheit Nur wenn du deinem Körper zu wenig Kalorien zuführst, baut er Strukturen ab, und es kommt zu Verletzungen. Eiweiß ist der Baustein für alle Strukturen im Körper. Nimmst du genügend Eiweiß und gute Fettsäuren zu dir, kommt es auch bei einer geringeren Kohlenhydratzufuhr nicht zum Abbau.
5. **Mythos** Um mich möglichst schnell vom Training zu erholen, brauche ich sofort Kohlenhydrate, damit meine Speicher gleich wieder gefüllt sind und ich eine optimale Trainingsanpassung habe.
   Wahrheit Kohlenhydrate direkt nach der Belastung dienen nur der Wiederauffüllung deiner Glykogenspeicher. Das ist dann wichtig, wenn du gleich wieder fit sein und erneut Leistung abrufen musst. Eine Kohlenhydratzufuhr ab 40 Gramm direkt nach dem Sport hemmt die Trainingsanpassung. Dazu erfährst du mehr im Abschnitt „Regeneration" (s. S. 51).

Fettstoffwechsel

Warum brauchen Sportler mehr Fett?

Fette bieten Rundumschutz. Jedes Organ ist von einer Zellmembran geschützt, die hauptsächlich aus Fettsäuren besteht. Die schützt die Organe vor Verletzungen, Bakterien und anderem Fremdmaterial. Auch das Immunsystem funktioniert nur optimal, wenn es die richtigen Fettsäuren zur Verfügung hat. Hinzu kommt, dass der Körper die Vitamine A, D, E und K nur aufnehmen kann, wenn er ausreichend Fettsäuren zur Verfügung hat. Fazit: Mit zu wenig Fett oder den falschen Fettsäuren sind wir krankheitsanfälliger.

Fettsäuren machen schlank

Sportler, die ausreichend Fettsäuren zu sich nehmen, sind vitaler und haben gleichzeitig einen besseren Fettstoffwechsel: Auch bei intensiverem Training fällt es Sportlern leichter, aus Fett Energie zu gewinnen. Wenn du also mehr von den richtigen Fettsäuren zu dir nimmst, reduzierst du Körperfett, anstatt es zu erhöhen. Übrigens weiß man heute, dass dicke Menschen mehr gute Fettsäuren und weniger Kohlenhydrate benötigen als dünne, damit die Arterien freigespült werden und der Stoffwechsel aktiviert wird.

Mehr Fett = mehr Hormone, bessere Erholung

Die Hormonproduktion ist für Sportler sehr wichtig. Ist diese eingeschränkt, kannst du dich vom Training nicht mehr gut genug erholen, was den Trainingsfortschritt behindert und zu einer erhöhten Krankheits- und Verletzungsanfälligkeit führt. Eine fettarme Ernährung verringert dabei die Testosteronproduktion und damit ein wesentliches Regenerationshormon. Mit einer guten Fettsäureversorgung hingegen kurbelst du die Hormonproduktion an und reduzierst die Anfälligkeit für Krankheiten und Verletzungen.

Die richtigen Fettsäuren

Ein Sportler kann durchaus über 50 Prozent seiner Kalorien aus Fett beziehen, vorausgesetzt es enthält die richtigen Fettsäuren. Ernährst du dich fettschlau und wählst die richtigen Fette aus, dann trägst du dazu bei, dass dein Körper das Training besser wegstecken und trainingsbedingte Entzündungsreaktionen schneller wieder ausschalten kann. Dein Körper bildet mehr Regenerationshormone und fördert dadurch gleichzeitig deutlich deine Erholungszeit. Dadurch beugst du Verletzungen vor und erhöhst die allgemeine Stabilität. Du fühlst dich insgesamt besser und hast mehr Energie. Generell unterscheidet man zwischen gesättigten, einfach ungesättigten und mehrfach ungesättigten Fettsäuren, wobei alle Fettsäuren ihre individuelle Funktion im Körper haben. Daher solltest du darauf achten, dass du regelmäßig alle Fettsäure-Arten zu dir nimmst. Hierbei ist wichtig, dass die Verhältnisse ausgewogen sind.

Ernährung: Aktiviere deinen Fettstoffwechsel

Abb. 3 Fettsäuren im Überblick

Empfohlene Fettsäuren			
Gesättigte Fettsäuren	Einfach ungesättigte Fettsäuren	Mehrfach ungesättigte Fettsäuren	
	Omega-9-Fettsäuren	Omega-6-Fettsäuren	Omega-3-Fettsäuren
Vorkommen	Vorkommen	Vorkommen	Vorkommen
Milchprodukte (Vollfett), natives Kokosöl, natives Palmöl, Fleisch, Eier	Olivenöl, Avocado, natives Palmöl	Mandeln, Walnüsse, Cashewkerne, Sonnenblumenkerne	Fisch, Speiseleinöl, Walnussöl, Weidetiere, Leinsamen, Chiasamen

Gesättigte Fettsäuren

Lange waren gesättigte Fettsäuren verpönt. So heißt es im Volksmund, dass man „gesättigte Fette reduzieren oder vom Speiseplan streichen muss" oder dass „gesättigte Fettsäuren an der zunehmenden Fettleibigkeit der Deutschen sowie an weiteren Volkskrankheiten wie zu hohe Cholesterinwerte sowie Herzinfarkt Mitschuld tragen würden". Heute wissen wir, dass diese Aussagen wissenschaftlich nicht nachweisbar, vollkommen veraltet und falsch sind.

Vielmehr sind gesättigte Fettsäuren notwendig, da sie wichtige Funktionen im Körper erfüllen. Sie haben keine freien Bindungen, weshalb sie auch nicht oxidiert oder zerstört werden können. Zum Anbraten sollest du deshalb generell gesättigte Fettsäuren verwenden.

Gesättigte Fettsäuren werden übrigens je nach Anzahl der Kohlenstoffatome in kurzkettige, mittelkettige und langkettige Fettsäuren unterteilt. Zu den kurzkettigen gesättigten Fettsäuren zählt dabei die Buttersäure, die den Darm schützt. Zu den mittelkettigen Fettsäuren die Laurinsäure, die das Immunsystem stärkt, die Zellmembranen kräftigt und leicht vom Muskeln zu Energie umgewandelt wird. Und zu den langkettigen gesättigten Fettsäuren die Palmitinsäure, die das Herz kräftigt sowie die Transpalmitoleinsäure, die vor Diabetes schützt. Diese wichtigen kurzkettigen, mittelkettigen und langkettigen Fettsäuren sind in folgenden Lebensmitteln enthalten:

- **Buttersäure:** Milchfett (Sahne und Butter)
- **Laurinsäure:** Kokosöl und Palmöl
- **Palmitinsäure:** Kokos- und Olivenöl, Milchfett
- **Transpalmitoleinsäure:** Milchfett

Fettstoffwechsel

Milchfett: Butter und Sahne

Gegenüber früherer Meinung ist Milchfett aufgrund der angesprochenen Buttersäure, der Transpalmitoleinsäure sowie der Ölsäure, die wir bei den einfach ungesättigten Fettsäuren kennenlernen werden, gut für uns und sollte daher in großen Mengen verwendet werden. Daher sollte man auch bei Milchprodukten auf Vollfettvarianten zurückgreifen. Magerstufen bei Käse, Joghurt, Quark und Milch sollten nur selten verwendet werden.

Kokosnuss-Öl

Wie alle Fette sollte auch Kokosnussöl nicht raffiniert, sondern nativ sein, denn bei der Raffination von pflanzlichen Ölen gehen die gesundheitsfördernden Begleitstoffe verloren. Weiter darf das Kokosnussfett nicht gehärtet sein, weil durch die Härtung Transfettsäuren entstehen, die stark entzündungsfördernd wirken. Gehärtetes Kokosfett erkennst du an der Zutatendeklarierung „teilweise gehärtet". Verwende zum Anbraten deshalb ausschließlich natives, nicht raffiniertes und nicht gehärtetes Kokosöl. Unsere Empfehlung: Nimm Bio-Kokosöl aus fairem Handel.

Palmöl

Palmöl besteht zu etwa 50 Prozent aus gesättigten Fettsäuren, deren Hauptbestandteil ebenfalls die Laurinsäure ist. Es enthält zusätzlich wertvolles Vitamin E in Form von Tocotrienolen, die eine hohe entzündungssenkende Wirkung haben. Dadurch kann Palmöl die Regeneration verbessern. Palmöl eignet sich ebenso zum Anbraten, allerdings nur bei mittlerer Temperatur.

Einfach ungesättigte Fettsäuren (Omega-9-Fettsäuren)

Einfach ungesättigte Fettsäuren, auch Omega-9-Fettsäuren genannt, wirken entzündungssenkend. Sie erhöhen zudem die Fließ- und Anpassungsfähigkeit der Membranen und verbessern so den Nährstoffaustausch zwischen den Zellen. Besonders Omega-9-fettsäurereich sind: Olivenöl, Rapsöl, Avocados und Butter.

Mehrfach ungesättigte Fettsäuren

Mehrfach ungesättigte Fettsäuren werden zur Herstellung von Hormonen und hormonähnlichen Stoffen gebraucht. Generell unterscheidet man die mehrfach ungesättigten Fettsäuren in Omega-3- und Omega-6-Fettsäuren, die beide lebenswichtig sind.

Omega-6- und Omega-3-Fettsäuren

Generell kannst du die Omega-6-Fettsäure „Linolsäure" und die Omega-3-Fettsäure „α-Linolensäure" nur über die Ernährung aufnehmen, da dein Körper diese Fettsäuren nicht selbst bilden kann. Zwar brauchen wir sowohl Omega-6- und Omega-3-Fettsäuren, also Linolsäure und

Ernährung: Aktiviere deinen Fettstoffwechsel

> **TIPP Gemüse**
>
> Iss zu jeder Mahlzeit eine große Portion Gemüse, denn auch Gemüse enthält mehr Omega-3- als Omega-6-Fettsäuren.

α-Linolensäure, allerdings fördert die „Linolsäure" Entzündungen, wohingegen „α-Linolensäure" Entzündungen senkt. Damit deine Körperfunktionen optimal ablaufen, ist die Balance von Omega-6- und Omega-3-Fettsäuren wirklich sehr wichtig.

Das Verhältnis von Omega-6- zu Omega-3-Fettsäuren sollte dabei etwa bei 2–4 zu 1 liegen. Tatsächlich liegt dieser Wert in den westlichen Industrieländern, bedingt durch eine moderne, schnelle und getreidelastige Ernährung, oftmals jedoch bei 10 zu 1 oder noch ungünstiger, wodurch die Entstehung von chronischen Entzündungsreaktionen und damit Entzündungskrankheiten wie Arthrose, Diabetes, Rheuma, Krebs und Übergewicht in unserem Körper gefördert wird. Im Sport klingen durch die chronischen Entzündungen die trainingsbedingten Entzündungsreaktionen langsamer ab, wodurch es langfristig zu einer eingeschränkten Regenerationsfähigkeit und zu einer erhöhten Verletzungsanfälligkeit kommt. Ziel ist daher, die Omega-6-Fettsäuren zu verringern und die Omega-3-Fettsäuren zu erhöhen.

So verringerst du den Anteil an Omega-6-Fettsäuren

Um den Anteil an Omega-6-Fettsäuren zu verringern, solltest du ab sofort keine Pflanzenöle mehr mit hohem Omega-6-Anteil verwenden. Streich Distelöl, Sonnenblumenöl, Maiskeimöl und Sojaöl von der Einkaufsliste und reduziere den Konsum von Fertigprodukten und Getreide. Fertigprodukte enthalten nämlich meistens viele Omega-6-Fettsäuren und stören das Gleichgewicht in deinem Körper. Getreide enthält zudem ein ungünstiges Verhältnis an Omega-6- zu Omega-3-Fettsäuren.

Wusstest du, dass dein Gehirn zu 1:1 aus Omega-6- zu Omega-3-Fettsäuren besteht, Fettzellen jedoch ein Verhältnis von 4:1 aufweisen? Entscheide selbst: mehr Hirn oder mehr Fettzellen.

So erhöhst du den Anteil an Omega-3-Fettsäuren

Um den Anteil an Omega-3-Fettsäuren zu erhöhen, solltest du mindestens 2-mal pro Woche Fisch essen, täglich Speiseleinöl verwenden und zusätzlich Fleisch und Milchprodukte vorwiegend von Weidetieren verzehren.

Fisch Omega-3-Fettsäuren kommen hauptsächlich in Fisch vor. Iss deshalb zwei bis dreimal pro Woche eine gute Portion Fisch, bevorzugt Makrele, Hering, Seelachs oder Forelle. Diese Fischarten sind ökologisch unbedenklich, weil sie im Gegensatz zu Thunfisch nicht überfischt

Fettstoffwechsel

und nicht schwermetallbelastet sind. Weitere Infos zum Thema Fischqualität findest du im Bereich Eiweiß (Seite 31).

Übrigens Wildfang enthält mehr Omega-3-Fettsäuren als gezüchteter Fisch aus Aquakulturen und keine Antibiotika. Wenn du keinen Fisch magst, kannst du dir auch mit Fischölkapseln oder noch besser mit hochwertigen Krill-Öl-Kapseln helfen (mindestens 1 g täglich).

Nüsse und Samen mit natürlichen Omega-3-Anteilen Nüsse und Samen wie Leinsamen, Hanfnüsse und Walnüsse enthalten ebenso Omega-3-Fettsäuren. Daher solltest du diese Nüsse und Samen und daraus hergestellte Speiseöle reichlich in Salat sowie Quarkspeisen verwenden. Das Omega-3-reichste Öl ist dabei Speiseleinöl, mit 54 Prozent, gefolgt vom Hanfnussöl mit 20 Prozent und dem Walnussöl mit 12 Prozent Omega-3-Fettsäureanteil. Da Omega-3-haltige Speiseöle nicht hitzestabil sind, solltest du diese Öle nur in der kalten Küche verwenden.

Übrigens Viele mögen Leinöl nicht, weil sie finden, dass es bitter und schnell ranzig schmeckt. Wenn es ranzig schmeckt, ist es nicht mehr frisch. Da Speiseleinöl zu den lichtempfindlichsten Ölen gehört und leicht oxidiert, sollte Speiseleinöl im Kühlschrank aufbewahrt werden. Achte beim Kauf darauf, dass dein Leinöl schonend und nicht mit hohem Druck gepresst wird, denn dadurch erwärmt sich das Öl und Nährstoffe gehen verloren. Solltest du in der Nähe keine Mühle kennen, findest du im Anhang eine Bezugsmöglichkeit für ganz frisches, schonend gepresstes Speiseleinöl. Du kannst natürlich auch immer 3 EL frischen Leinsamen nehmen, diesen zermörsern oder in einen Mixer geben oder den Leinsamen aufgebrochen kaufen und täglich verwenden.

Abb. 4 Hitliste Omega-3-fettsäurereicher Öle

Öl	Omega-3-Anteil
Speiseleinöl	~54
Hanfnussöl	~20
Rapsöl	~10

(Skala: 0 – 60)

Ernährung: Aktiviere deinen Fettstoffwechsel

Tab. 2 Im Fett richtig auswählen

Eine Empfehlung, welche Öle und Lebensmittel bei Sportlern eingesetzt werden sollten, gibt die folgende Tabelle.

	Optimal	„Second Best"	Schlecht
zum Braten	Kokosöl, Palmöl, Butterschmalz	Olivenöl[1], Rapsöl[1], Butter[2]	Sonnenblumenöl, Distelöl, Sojaöl, Maiskeimöl
für die kalte Küche	Olivenöl, Butter, Speiseleinöl, Hanfnussöl	Walnussöl, Avocadoöl, Kürbiskernöl, Arganöl	Sonnenblumenöl, Distelöl, Sojaöl

[1] Olivenöl und Rapsöl sind zum Braten nicht optimal, da beide einen Anteil an mehrfach ungesättigten Fettsäuren enthalten, die beim Erhitzen leicht oxidieren. Zusätzlich werden die wertvollen Pflanzenstoffe in Olivenöl durchs Erhitzen teilweise zerstört.
[2] Butter enthält im Gegensatz zu Butterschmalz Eiweiß und Wasser und ist daher zum Anbraten nicht optimal.

Hochwertige Eiweißversorgung

Eiweiß wird oft als Grundstoff allen Lebens bezeichnet. Eiweiße bestehen aus einzelnen Bausteinen, den Aminosäuren, die sich in jeder Zelle deines Körpers befinden und so dafür sorgen, dass die Hormone gebildet werden. Außerdem wird Eiweiß als Baustoff für deine Muskeln, Nerven sowie Knochen benötigt. Von den 20 Aminosäuren sind acht essenziell, das heißt, dass der Körper sie nicht selbst herstellen kann, weswegen sie über die Nahrung aufgenommen werden müssen. Da du Eiweiß für eine schnelle hormonelle und muskuläre Regeneration, für starke Sehnen, Bänder, Knochen und zur Stärkung des Immunsystems brauchst, hast du als Sportler generell einen höheren Eiweißbedarf als Nichtsportler. Die Deutsche Gesellschaft für Ernährung gibt eine Eiweißempfehlung von 0,8 g Eiweiß pro Kilogramm Körpergewicht. Dieser Wert ist selbst für Nichtsportler zu niedrig angesetzt und reicht für dich als Sportler schon gar nicht aus. Unsere Empfehlung für Sportler bis 70 Jahre: 1,5 g Eiweiß je Kilogramm Körpergewicht und für Sportler ab einem Alter von 70 Jahren: 1,8 g Eiweiß je Kilogramm Körpergewicht. Ein 35-jähriger, 80 Kilogramm schwerer Sportler, hat damit einen täglichen Eiweißbedarf von 120 g.

Fettstoffwechsel

Tierisches Eiweiß

Besonders bei tierischen Eiweißquellen spielt die Herkunft eine große Rolle. Das Fleisch von Masttieren ist nicht gut für uns, da es aufgrund hoher Arachidonsäurespitzen Entzündungen in unserem Körper erhöht. Verantwortlich dafür ist die Fütterung mit Mastfutter aus Soja und Weizen sowie ein hoher Antibiotika-Einsatz. In USA wurden vor Kurzem Zahlen veröffentlicht, die zeigen, dass 80 % der gesamten Antibiotika-Produktion in die Tiermast geht, weil die Tiere so krank sind, dass sie nur durch Antibiotika die Schlachtreife erreichen.

Fleisch aus artgerechter Haltung ist in jedem Fall besser, da ein Rind, das auf der Weide aufwächst, sich bewegt und hauptsächlich Gras zu fressen bekommt, gesund ist und keine Antibiotika braucht. Dies hat auch zur Folge, dass Fleisch von Tieren aus artgerechter Haltung viel mehr Omega-3-Fettsäuren enthält, als von Tieren, die im Stall Heu und Körner bekommen.

Arachidonsäure

Arachidonsäure ist ein Stoffwechselprodukt, das aus der Linolsäure entsteht und das wir zu einer gewissen Menge fürs Gehirn brauchen. Bei einem Mangel kann es langfristig zu Vergesslichkeit kommen. Arachidonsäure hilft zudem Sportlern dabei, Trainingsreize umzusetzen. Früher stellte die Arachidonsäure-Menge kein Problem dar, da die meisten Tiere artgerecht im Freien gehalten wurden, viel Sonnenschein bekamen, Gras fraßen und sich bewegten. Dadurch enthielt das Fleisch der Tiere normale Arachidonsäurewerte und konnte unbedenklich verzehrt werden. Da die Fütterung mit Weizen und Soja sowie Stress durch Masttierhaltung allerdings die Arachidonsäure-Konzentration erhöht, enthält heutiges Fleisch von Masttieren eine viel zu hohe Konzentration an Arachidonsäure, die im Körper Entzündungen sowie Verletzungen auslöst und verlängerte Regenerationszeiten bewirkt. Deshalb solltest du den Konsum von konventionellen Masttieren wie Pute, Hühnchen oder Schwein sowie die daraus hergestellten Wurstwaren meiden.

Setze daher auf arachidonsäurearmes Biofleisch von einem Bauernhof in der Nähe, von dem du weißt, dass sich die Tiere noch frei auf der Weide bewegen können. Generell solltest du zweimal pro Woche Fleisch sowie zwei- bis dreimal pro Woche Fisch essen. Besonders gut eignet sich Hering. Dieser ist wie schon erwähnt nicht überfischt und enthält neben wertvollen Omega-3-Fettsäuren Phospholipide, die deine Regeneration fördern. Weitere gute Eiweißquellen sind in Tabelle 3 aufgelistet.

Eier

Das Ei ist eine sehr gute Eiweißquelle und gehört zu den am leichtesten verdaulichen Eiweiß- und Fettquellen. Außerdem enthält es viele wertvolle Stoffe, die für den Gesundheits- und Leistungssport-

Ernährung: Aktiviere deinen Fettstoffwechsel

Tab. 3 **Übersicht tierisches Eiweiß**

	Optimal	„Second Best"	Schlecht
Fisch	Hering, Seelachs, Forelle, Makrele	Lachs	Thunfisch[2], Scholle[3], Pangasius[4]
Fleisch	Reh und Tiere aus artgerechter Freilandhaltung wie Rind und Lamm		Fleisch und Wurst von gemästeten Tieren wie Schwein, Pute und Huhn

[2] Thunfisch ist zum Teil schwermetallbelastet und kann deshalb Entzündungen hervorrufen.
[3] Der Verzehr von Scholle ist ökologisch bedenklich, da beim Schollenfang der Meeresgrund abgefischt wird.
[4] Pangasius-Filet sollte nur aus ökozertifizierten Betrieben verwendet werden, da bei der konventionellen Pangasiuszucht viele Antibiotika eingesetzt werden, die sich im Fisch anreichern.

ler Gold wert sind. Neben natürlichen Karotinoiden, die dein Sehvermögen unterstützen, enthalten Eier den Stoff Cholin. Dieser gehört zur Gruppe der Phospholipide und ist wichtig für die Zellkommunikation im Körper: So gibt Cholin den Zellwänden Struktur und bildet Myelin, die Schutzhüllen für die Nervenbahnen. Eine gute Cholinversorgung verbessert deshalb die Gedächtnisleistung und die Kommunikation zwischen Gehirn und Muskulatur. Außerdem transportiert Cholin Fett aus der Leber. Hinzu kommt, dass Eier große Mengen an Vitamin B12 enthalten, das für die Blutbildung und Zellteilung unerlässlich ist. Wir empfehlen, mindestens 10 Eier pro Woche zu essen, selbst bei erhöhten Cholesterinwerten, denn das Cholesterin in Eiern hat keinen Einfluss auf den Cholesterinspiegel im Blut. Achte bei den Eiern auf eine gute Qualität: Bio-Eier oder noch besser Eier von Hühnern, die freilaufend sind.

Milchprodukte

Milchprodukte, wie sie momentan im Supermarkt erhältlich sind, sind für uns nicht optimal. Durch die hohe Bearbeitung gehen viele wertvolle Stoffe der Milch verloren: Die Pasteurisierung zerstört zahlreiche entzündungssenkende Enzyme und Bakterien, die den Darm stärken und die Verdauung unterstützen. Ebenso wird die Eiweißstruktur bei der Pasteurisierung der Milch verändert, und sie wird schlechter verdaulich. Außerdem sind Milchprodukte meist homogenisiert. Hierbei werden die Fetttröpfchen in feinste Partikel zerschlagen, die für den Darm unnatürlich klein sind. Die Kleinstpartikel werden durch die Darmwand aufgenommen und erhöhen das Allergierisiko. Allein die Homogenisierung der Milch erhöht deren Allergenität um den Faktor 20. Diese starke Bearbeitung trägt mit dazu bei, dass immer mehr Menschen keine Milch mehr vertragen.

Fettstoffwechsel

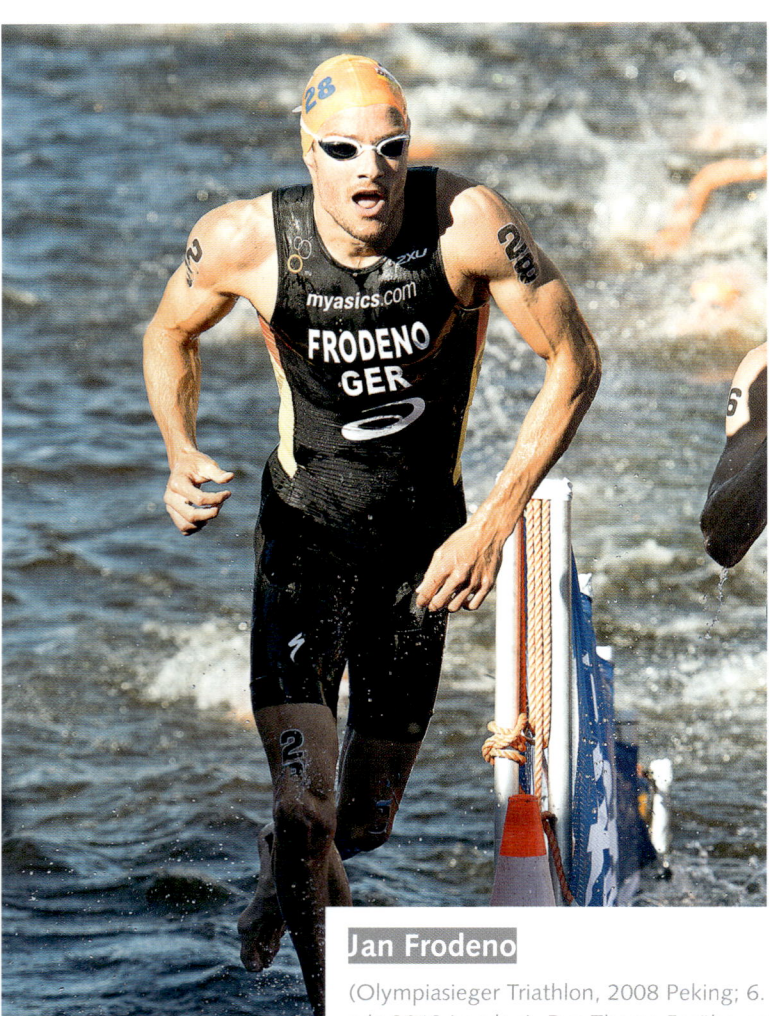

Jan Frodeno

(Olympiasieger Triathlon, 2008 Peking; 6. Platz Olympiade 2012 London): Das Thema Ernährung liegt mir sehr am Herzen. Über die Jahre hab ich sehr viele Erfahrungen gesammelt und mir viel Wissen angeeignet, da ich fest der Meinung bin, dass es einen engen Zusammenhang zu dauerhafter sportlicher Höchstleistung gibt. Seit 2006 arbeite ich auf diesem Gebiet mit Dr. Feil zusammen und lerne immer wieder dazu – einfach weil er an der vordersten wissenschaftlichen Front ist und mir die neuesten Erkenntnisse zugänglich macht.

Ernährung: Aktiviere deinen Fettstoffwechsel

Am besten bezieht man Milch nur von einem lokalen Bauern seines Vertrauens in Rohmilchqualität und kocht diese dann auch nicht ab. Wenn die Kühe regelmäßig auf der Weide sind, verbessert sich die Fettsäuren-Zusammensetzung der Milch. Beim Käse solltest du ebenfalls auf Rohmilch-Käse umsteigen. Neben Vitamin K2 enthält er weitere wertvolle stoffwechselaktivierende Enzyme und Bakterien. Wenn kein Rohmilchbezug möglich ist, empfehlen wir nicht homogenisierte Milch aus dem Bioladen zu kaufen. Eine solche naturnahe Milch ist, moderat getrunken, ein gutes Regenerationsgetränk. Generell enthält Milch eine Kombination von Kohlenhydraten und Eiweiß und stimuliert im Körper die Bildung von Insulin. Durch den natürlichen Gehalt der Aminosäure Leuzin in der Milch wird die strukturelle Regeneration eingeleitet. Diese Eigenschaften sprechen für die Milch als Regenerationsgetränk. Allerdings sollte dabei auf eine naturnahe Milch (Rohmilch oder nicht homogenisierte Milch) geachtet werden. Aber auch hier gilt der Slogan: „everything in moderation". Auch Rohmilch oder nicht homogenisierte Milch sollten nicht täglich in größeren Mengen getrunken werden, um eine Allergiegefahr auf dieses Lebensmittel nicht zu erhöhen. Bei strukturell sehr harten Einheiten braucht man jedoch mehr Eiweiß. Hier ist ein Molkeneiweiß-Präparat mit einer guten Milch oder mit Kokosmilch angemischt die beste Lösung.

Gesäuerte Milchprodukte sind verträglicher als ungesäuerte

Immer weniger Menschen vertragen Milchprodukte. In Deutschland sind 15 bis 25 Prozent der erwachsenen Bevölkerung von Laktoseintoleranz betroffen. Dazu gibt es noch andere Formen der Milch-Unverträglichkeit. Viele dieser Menschen könnten Milchprodukte besser vertragen, wenn diese gesäuert wären und aus Rohmilch hergestellt würden. Durch die Säuerung entstehen viele gesunde Bakterien und auch Enzyme, die die Verdauung unterstützen und gleichzeitig das Immunsystem stärken. Industriell hergestellte gesäuerte Produkte (Joghurt, Kefir, Quark) werden leider meist wärmebehandelt, pasteurisiert oder nur kurz gesäuert, sodass nur eine geringe Anzahl von darmstärkenden Bakterien im Endprodukt enthalten sind. Wir empfehlen daher, auch Quark und Joghurt selbst herzustellen, besonders wenn diese regelmäßig konsumiert werden. Sie sind dann viel besser verträglich.

Milchprodukte lieber vollfett als fettarm

Bei Milchprodukten hat sich der Trend verbreitet, zur fettarmen Variante zu greifen. Davon raten wir ab, denn wir wissen, dass das Milchfett sehr viele wertvolle Fettsäuren enthält, die dein Körper braucht. So kräftigt Buttersäure dein Immunsystem, außerdem stärken Myristinsäure und Laurinsäure die Membrane, und Ölsäure hält die Fließfähigkeit in

Fettstoffwechsel

Abb. 5 Hitliste eiweißreicher Lebensmittel (in g pro 100 g)

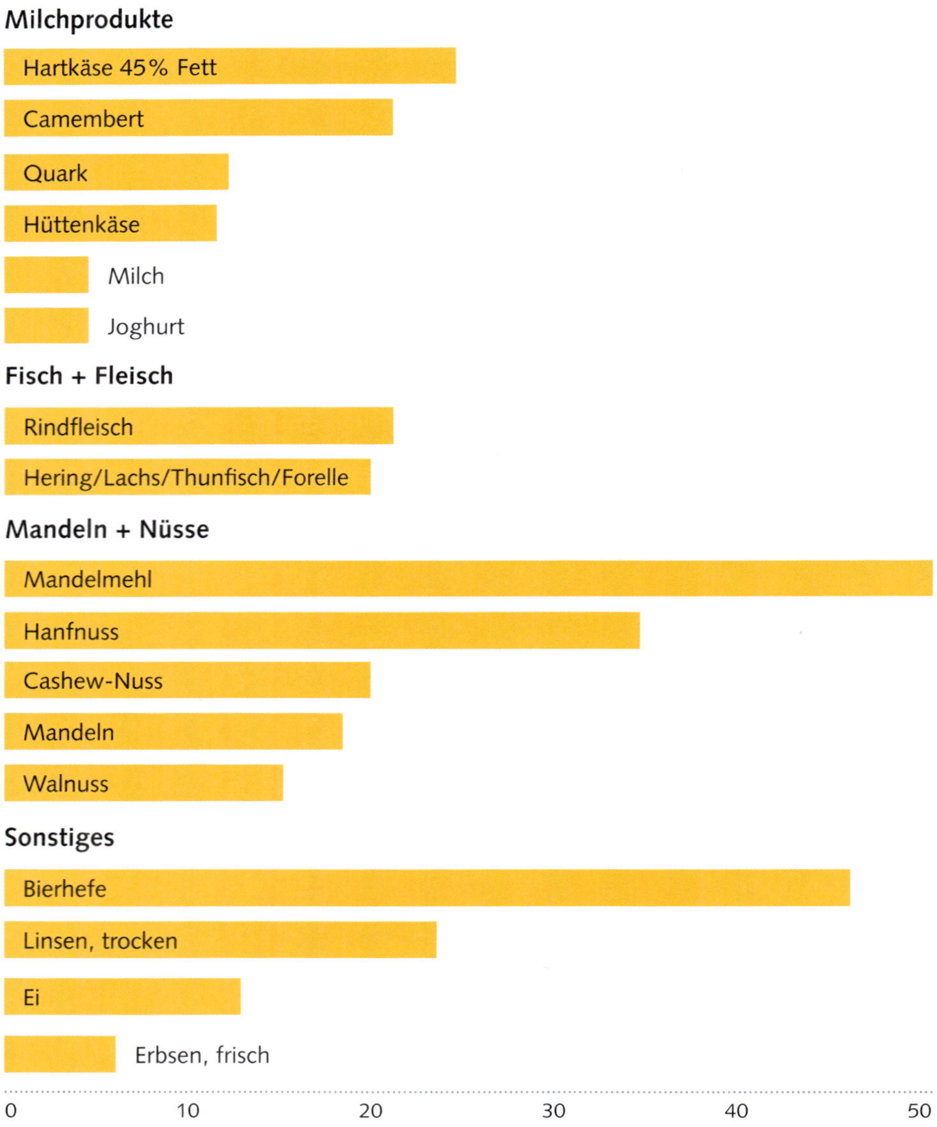

Milchprodukte
- Hartkäse 45% Fett
- Camembert
- Quark
- Hüttenkäse
- Milch
- Joghurt

Fisch + Fleisch
- Rindfleisch
- Hering/Lachs/Thunfisch/Forelle

Mandeln + Nüsse
- Mandelmehl
- Hanfnuss
- Cashew-Nuss
- Mandeln
- Walnuss

Sonstiges
- Bierhefe
- Linsen, trocken
- Ei
- Erbsen, frisch

0   10   20   30   40   50

Ernährung: Aktiviere deinen Fettstoffwechsel

den Zellwänden aufrecht. Hinzu kommt, dass Fett ein Geschmacksträger ist und so unnötige Zusatzstoffe wie Geschmacksverstärker und extra Zucker entbehrlich macht, die oft in Low-Fat-Produkten enthalten sind.

Pflanzliches Eiweiß

Pflanzliche Eiweißspender sind vor allem Linsen, Erbsen, Bohnen, Nüsse und Sojaprodukte wie zum Beispiel Tofu, Sojamilch oder Sojawürstchen. Da pflanzliche Eiweißspender allerdings arm an der essenziellen Aminosäure Lysin sind, kann pflanzliches Eiweiß nicht so gut verwertet werden. Dies drückt sich in einer niedrigeren biologischen Wertigkeit aus. Zudem enthalten die typischen pflanzlichen Eiweißspender Soja und Kidneybohnen ebenfalls wie Weizenprodukte entzündungsfördernde Lektine und Phytinsäure, die zu schlechten Zink- und Eisenwerten führen.

Sparsam mit Soja und Tofu

Sojaprodukte, wie zum Beispiel Tofu, Sojamilch oder Sojawürstchen sollten sparsam oder gar nicht verwendet werden, da sie die Hormonproduktion im Körper verringern und dadurch eine Schilddrüsenfehlfunktion sowie verringerte Testosteronwerte zur Folge haben können. Das Hormon Testosteron wird sowohl in der Regeneration als auch für den Muskelaufbau gebraucht und ist damit ein wichtiges Hormon für Sportler.

Mahlzeitenhäufigkeit

Damit dein Körper lernt, mehr Fett zu verbrennen, solltest du nur noch drei Hauptmahlzeiten – wenn du fortgeschrittener Sportler bist, nur noch zwei – zu dir nehmen und komplett auf Zwischenmahlzeiten verzichten. Ein Regenerationsgetränk nach dem Training ist okay und zählt natürlich nicht dazu. Warum? Durch die verlängerte Dauer zwischen den Mahlzeiten ist dein Magen leer und das Hungerhormon Ghrelin wird vermehrt ausgeschüttet. Infolgedessen bildet der Körper vermehrt Wachstumshormone, was gleichzeitig deine Fettverbrennung ankurbelt und die Regeneration verbessert. Außerdem stärkst du so auch noch dein Immunsystem. Beachte bitte: Bei dieser Mahlzeitenhäufigkeit solltest du dich bei jeder verbliebenen Mahlzeit gemäß unserer Empfehlungen richtig satt essen.

Fettstoffwechsel

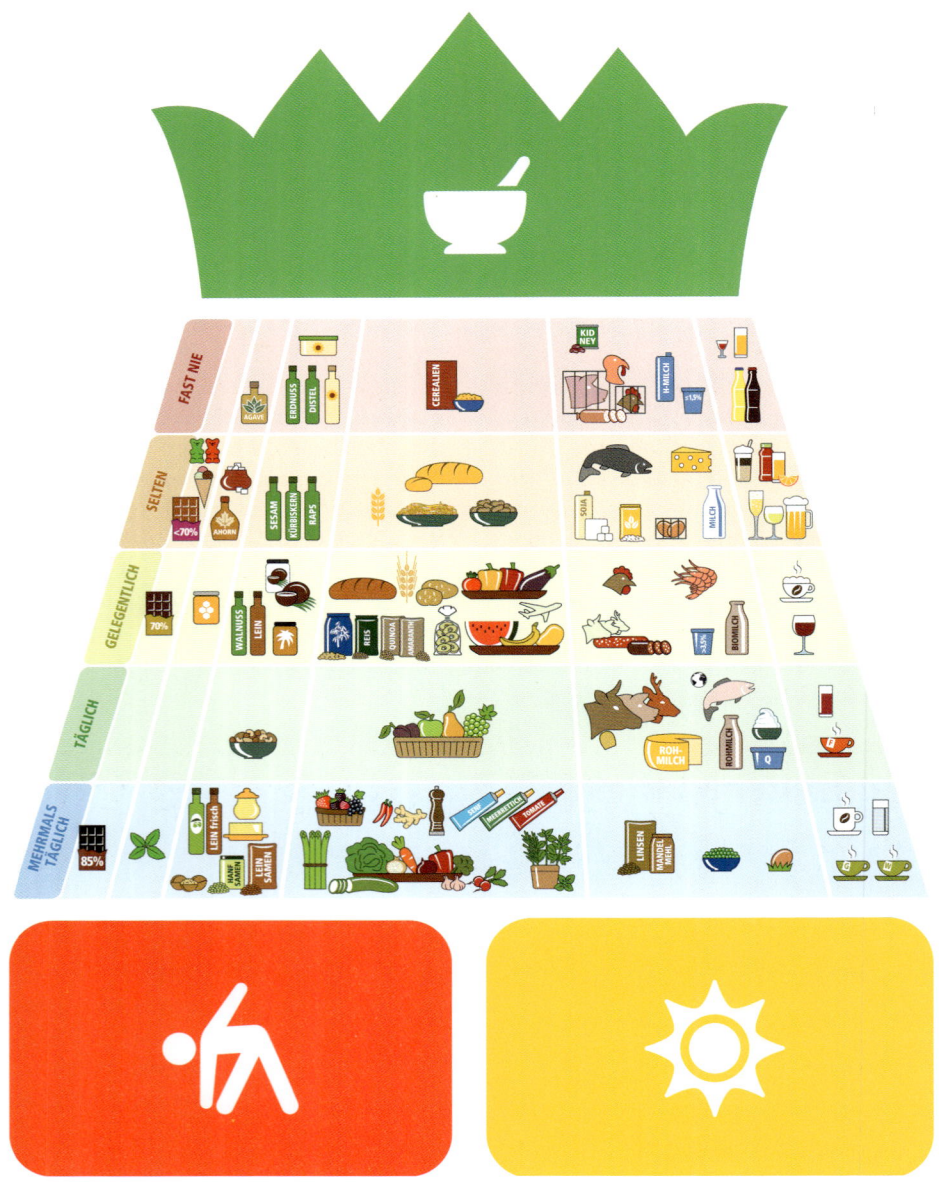

Abb. 6 **Die Dr. Feil Pyramide**

Die Dr. Feil Pyramide

Nachdem jetzt dein Verständnis für eine kohlenhydratreduzierte, fettschlaue Ernährung und hochwertige Eiweißversorgung geweckt wurde, bekommst du mit der Dr. Feil Lebensmittelpyramide einen Überblick, welche Lebensmittel du verstärkt essen solltest. Diese Lebensmittel sind in der Kategorie „mehrmals täglich" und „täglich" im unteren Bereich eingeordnet (siehe Abb. 6). Im oberen Teil der Pyramide sind die Nahrungsmittel eingeordnet, die du eher selten essen solltest. Neben den gewöhnlichen Hauptgruppen Kohlenhydrate, Eiweiß und Fett findest du in der Dr. Feil Pyramide die Gruppen Süßungsmittel, Süßigkeiten und Getränke. So behältst du auch im Alltag die Übersicht. Unter dr-feil.com/dr-feil-strategie erfährst du interaktiv mehr über die einzelnen Nahrungsmittel. Dort findest du auch die Studien, die diesen Empfehlungen zugrunde liegen.

Wichtig Du solltest dich bei deinen Essgewohnheiten nicht zu stark unter Druck setzen. Fang einfach mit der kohlenhydratreduzierten Ernährung in Kombination mit mehr aktivierenden Fettsäuren, etwas mehr Eiweiß, viel Gemüse, Salat, Kräutern und Gewürzen an. Das Motto lautet: „Alles in Maßen" oder „everything in moderation".

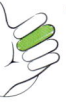

Nährstoffe: Nütze die Sonne für deinen Fettstoffwechsel

Der Fettstoffwechsel kann neben der bereits aufgezeigten Ernährung auch durch eine gute Vitamin-D3-Versorgung unterstützt werden. Dies wird erklärt durch die Stärkung von Mitochondrien. Sportler und Personen mit Abnehmwunsch sollten deshalb für einen aktiven Fettstoffwechsel einen Vitamin-D3-Spiegel im Bereich von 50–80 ng/ml haben.

Dieser Wert ist ohne Nahrungsergänzungsmittel nicht zu erreichen. Wir empfehlen im November eine Vitamin-D-Blutuntersuchung machen zu lassen, um zu sehen, wo man steht. In der Regel liegen die Werte zwischen 20–30 ng/ml. Bei diesen Werten sollte eine tägliche Ergänzung mit 4000 I. E. (100 μg) Vitamin D erfolgen.

Fettstoffwechsel

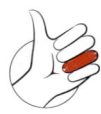
Trainingsversorgung: Fettstoffwechsel will keine Kohlenhydrate

Um im Training verstärkt Fett anstelle von Kohlenhydraten zu verbrennen, solltest du dich entsprechend der TRAIN-LOW-Strategie versorgen. Dies bedeutet, dass du nur mit mäßig gefüllten Kohlenhydratspeichern trainierst, um so verstärkt Fett anstelle von Kohlenhydraten zu verbrennen. Was du im Training noch tun kannst, um die Fettverbrennung anzukurbeln, zeigen wir dir jetzt.

Versorgung vor dem Training

Wenn du vor dem Training noch einen Energieriegel, ein Stück Obst oder ein Apfelschorle zu dir nimmst, freut sich dein Körper über den Zucker. Dein Blutzuckerspiegel steigt an und der Körper greift während der Belastung, um die nötige Energie bereitzustellen, auf den Zucker im Blut zurück. Deine Fettsäuren im Muskel und in den Fettdepots bleiben unangetastet. Isst man keine Kohlenhydrate vor dem Sport, greift der Körper dagegen schnell auf seine Depots zurück und zieht vermehrt Fett aus den Fettspeichern, um Energie zu produzieren. Deshalb sollte vor dem lockeren Training nur ein Glas Wasser getrunken werden.

Versorgung während des Trainings

In der Versorgung während des Trainings ist die Versorgungsstrategie abhängig von der Dauer der Belastung und wie stark du schon ausdauer-, d. h. fettstoffwechseltrainiert bist. Je länger die Belastung und je schlechter dein Fettstoffwechsel, desto mehr Kohlenhydrate brauchst du.

Lockere Trainingsbelastung unter 60 Minuten
Alle Belastungen unter einer Stunde brauchen keine zusätzliche Energie während des Trainings. Eine ausreichende Versorgung mit Wasser vor dem Training genügt vollkommen.

Trainingsversorgung: Fettstoffwechsel will keine Kohlenhydrate

Lockere Trainingsbelastung 60 bis 90 Minuten

Bei Belastungen über 60 Minuten reicht manchen Sportlern eine Versorgung mit Wasser nicht mehr aus. Bist du neu im Ausdauersport, verlierst du in der Regel mehr Natrium über den Schweiß und dein Fettstoffwechsel ist noch nicht angepasst. Wenn es dir so geht, dann arbeite mit einem dünnen Sportgetränk (mit Natrium, Kohlenhydraten und Eiweiß) oder nimm dir etwas Energie fürs Gehirn (Sofortenergie über die Mundschleimhaut, z. B. einen Gel-Chip) mit.

Lockere Trainingsbelastung über 90 Minuten

Hier ist deine Versorgungsstrategie abhängig von deiner Leistungsfähigkeit. Profi-Ausdauersportler brauchen bei Belastungen bis zu drei Stunden nur etwas Wasser mit Salz (ca. 250 ml pro Stunde). Verzichtest du auf zugeführte Kohlenhydrat-Energie, bedeutet das einen weiteren Trainingsreiz, vermehrt Fett zu verbrennen. Wenn du zur Gruppe der gut Trainierten gehörst, solltest du ab der dritten Stunde ein verdünntes Sportgetränk, am besten mit 6 g Arginin zu dir nehmen; so schützt du die Muskulatur und pufferst Ammoniak ab, einen muskulär und mental wirkenden Ermüdungsfaktor.
Wenn du noch wenig Erfahrung mit langen Ausdauerbelastungen hast, solltest du in der ersten Stunde eine Wasser-Salz-Mischung nehmen und dann bereits ab der zweiten Stunde ein hochwertiges Sportgetränk einsetzen, um deine Strukturen im Bereich Muskulatur und Bindegewebe zu schützen. Auch bei längeren Belastungen reicht hier die halbe Konzentration des Getränks aus. Nur bei längeren Trainingseinheiten von drei bis fünf Stunden kann das zu wenig sein. Hier empfehlen wir, Gels, Riegel oder ein Sportgetränk in voller Konzentration ab der dritten oder vierten Stunde.
Wenn du Einheiten über 90 Minuten planst, empfehlen wir, ins Getränk generell immer 6 g Arginin zu geben. Arginin erhöht den Stickstoffgehalt im Blut und verbessert dadurch die Durchblutung. Ebenso kann Arginin erfolgreich den Ermüdungsfaktor Ammoniak abpuffern, und du bleibst frisch und leistungsfähig.

Versorgungsstrategie bei intensiven Trainingseinheiten

Bei einem intensiven Training (GA2- oder Intervalltraining, z. B. 10 × 1000 m oder Bergsprints) oder beim Krafttraining ist dein Ziel die Schulung des aeroben-anaeroben Übergangsbereiches. Für dieses intensive Training brauchst du ausreichend Kohlenhydratenergie. Hier empfehlen wir dir, zwei Stunden vor dem Training Kohlenhydrate in geringer Menge zu dir zu nehmen, z. B. Banane, Dinkelbrötchen mit Quark, Hirsebrei und/oder einen gut verträglichen Sportriegel. Ebenso kannst du dann im Training hochwertige Sportgetränke und Gels einsetzen, damit du für diese intensive

Fettstoffwechsel

> **TIPP Teures Wasser**
>
> Ein neuer Trend auf dem Sportmarkt sind sogenannte Hydro-Gels, denen schon Extra-Wasser beigemischt ist. Dieses Wasser trägst du aber die ganze Zeit mit; außerdem enthalten dadurch Hydro-Gels deutlich weniger Energie als normale Gels.

Belastungsform ausreichend Energie zur Verfügung hast.
Wenn du ein Intervalltraining mit beispielsweise 10 Intervallen planst und du in einem sehr guten Trainingszustand bist, dann kannst du auch zunächst die ersten fünf Intervalle aus dem TRAIN-LOW machen ohne zusätzliche Kohlenhydratenergie und dann mit Gel, einem Sofort-Energielieferanten, der über die Mundschleimhaut funktioniert (z. B. Gel-Chip oder Power Shots), oder über hochwertige Sportgetränke die letzten fünf Intervalle durchpowern.

Der Gel-Chip von ultraSPORTS oder der Gel Shot von Powerbar ist die Mini-Versorgung fürs Gehirn. Er passt ideal ins TRAIN-LOW-Versorgungsprinzip, da nur wenige Kohlenhydrate aufgenommen werden. Die haben jedoch einen hohen mentalen Effekt, da das Gehirn sie sofort registriert und „es geht wieder" an den Körper meldet.

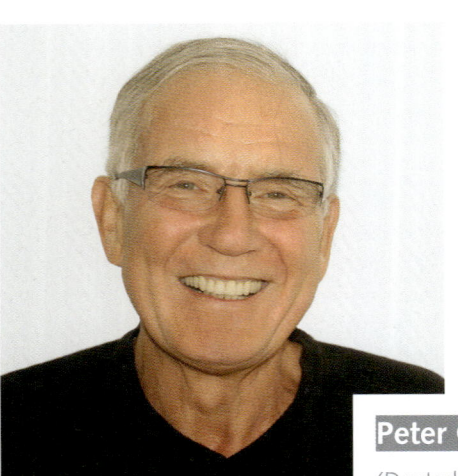

Peter Greif

(Deutschlands erfolgreichster Leichtathletik-Trainer) sagt in seinem Buch (Greif – for running life, 2013): Wer den Gel-Chip in den Mund steckt und diesen „nicht runterschluckt, sondern im Mund verweilen lässt, bekommt einen Energiestoß, der sich gewaschen hat. Der Zucker wird nämlich in Windeseile über die Mundschleimhäute aufgenommen und sofort ins Blut transportiert. Das wirkt wie eine Zuckertransfusion bei einem unterzuckerten Menschen".

Trainingsversorgung: Fettstoffwechsel will keine Kohlenhydrate

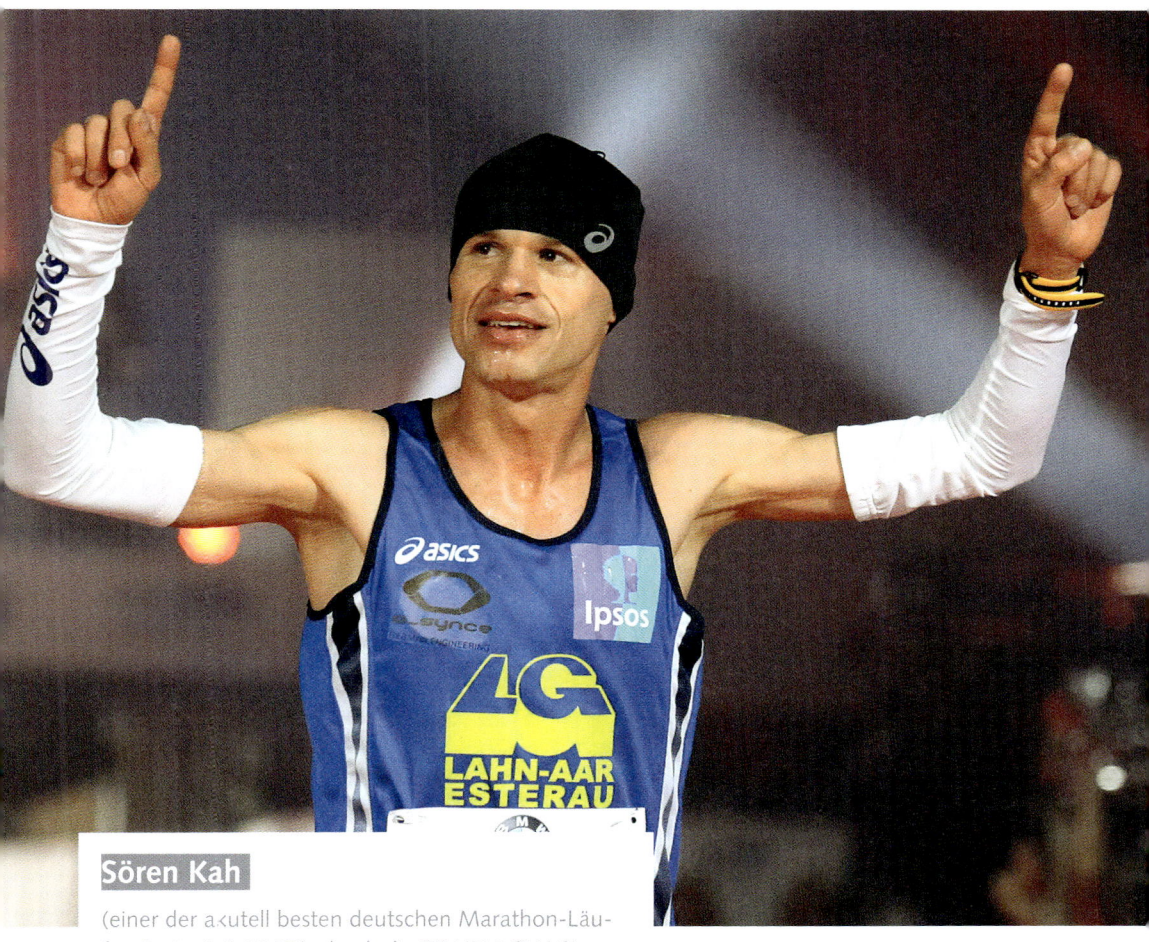

Sören Kah
(einer der aktuell besten deutschen Marathon-Läufer, Bestzeit 2:13:57): durch die TRAIN-LOW-Strategie habe ich nochmals einen Sprung nach vorne gemacht. Als Dr. Feil mir in der ersten Beratungseinheit davon erzählte, habe ich das zunächst nicht geglaubt, da für mich Nudeln immer an oberster Stelle standen.

Fettstoffwechsel

Tab. 4 Überblick: Versorgungslösungen während der Belastung

Produkt	Vorteil	Nachteil
Banane	▸ handlich	▸ schwer verdaulich ▸ liefert kein Natrium
Sportgetränke	▸ langsame, schluckweise Aufnahme ▸ gute Dosierung möglich ▸ (z. B. halbe Konzentration im Training)	▸ schlecht zu transportieren
Sportriegel/ Energieriegel	▸ handlich ▸ schmeckt meistens lecker	▸ bei intensiver Belastung ist das Kauen anstrengend
Eiweißriegel	▸ handlich ▸ schmeckt meistens lecker ▸ aktiviert den Fettstoffwechsel	
Gel	▸ handlich ▸ liefert große Menge an Energie ▸ enthält oft zusätzliche, leistungssteigernde Inhaltsstoffe wie Rhodiola, Koffein oder Guarana	▸ schmeckt oft sehr süß ▸ man muss etwas Wasser nachtrinken
Gel-Chip[1]	▸ handlich ▸ schnellster Energielieferant: Resorption über die Mundschleimhaut ▸ belastet den Magen nicht ▸ wirkt mental stärkend in Sekundenschnelle durch Rhodiola, Koffein und Guarana	▸ liefert keine Riesenmengen an Energie für die muskuläre Arbeit

[1] von ultraSPORTS oder andere Produkte, die über die Mundschleimhäute funktionieren (z. B. Power Gel Shots von Powerbar)

Trainingsversorgung: Fettstoffwechsel will keine Kohlenhydrate

Wichtig	Anwendung	Energie kommt an in
	▸ 2–3 Stunden vor dem Wettkampf	▸ 2 Stunden
	▸ Training: ½ dosiert (TRAIN-LOW) ▸ direkt vor dem Wettkampf: 250–500 ml ▸ während des Wettkampfes: nicht mehr als 250–600 ml/h; Dosierung abhängig vom Leistungszustand, je höher die Leistungskapazität, desto weniger Flüssigkeit und Energie muss aufgenommen werden	▸ 10 Minuten
▸ sollte wenig Ballaststoffe enthalten ▸ sollte neben Kohlenhydraten auch Eiweiß enthalten ▸ Molkenriegel meist am magenfreundlichsten (Achtung bei Laktoseintoleranz)	▸ 30 Minuten vor dem Wettkampf ▸ während langer Ausdauerbelastungen zwischendurch	▸ 30 Minuten
▸ sollte wenig Ballaststoffe enthalten, kein Weizen- oder Sojaeiweiß ▸ sollte wenig Kohlenhydrate (<10 g pro Portion) enthalten	▸ 30 Minuten vor einem Fettstoffwechsel-Training ▸ gut geeignet für Trainingseinheiten, bei denen wenig Kohlenhydratenergie zugeführt werden soll	▸ 30 Minuten
▸ sollte zum Schutz der Muskulatur auch Eiweiß in Form von BCAAs enthalten	▸ direkt vor dem Wettkampf 1 Gel ▸ während eines intensiven Trainings oder im Wettkampf 1 Gel pro Stunde ▸ bei sehr langen Ausdauerbelastungen ab der 3. Stunde 1 Gel pro Stunde	▸ 10 Minuten
▸ hilft am besten am Schluss, wenn sonst keine andere Energiequelle durch den Magen mehr ankommt ▸ in den Wangenbacken zergehen lassen, nicht kauen und schlucken	▸ direkt vor dem Wettkampf zur Erhöhung der mentalen Stärke ▸ im Wettkampf und im Training als Notversorgung (kurz vor dem Punkt, an dem nichts mehr geht) ▸ im Wettkampf auf den letzten Kilometern als Einleitung für den Schlusssprint	▸ sofort

Fettstoffwechsel

Trainingsversorgung in der Praxis

Die folgenden Tabellen geben dir einen Überblick, wie du dich vor und während des Trainings ernähren solltest:

Tab. 5 Trainingsversorgung für Läufer

Läufer (Einsteiger)	Lockerer Lauf (unter 60 min)	Lockerer Lauf (über 60 min)	Intensive Intervalle
2 h vorher	nichts optional: Eiweißriegel Quarkspeise Molkeneiweiß	nichts optional: Eiweißriegel Quarkspeise Molkeneiweiß	Banane mit Quark kleine Portion Hirsebrei Dinkelbrötchen mit Quark
direkt vorher	250 ml Wasser mit Salz optional: Eiweißriegel mit wenig Kohlenhydraten	250 ml Wasser mit Salz optional: kleiner Energieriegel mit Kohlenhydraten und Eiweiß	250 ml verdünntes Sportgetränk kleiner Energieriegel mit Kohlenhydraten und Eiweiß
während	nichts	verdünnte Sportgetränke (250 ml–600 ml/Stunde) optional: Gel-Chips[1] (als Joker, wenn die Energie ausgeht)	verdünntes Sportgetränk Gel-Chip als Turbo setzen vor dem letzten Intervall 1 Gel und/oder 1 Gel-Chip[1], wenn die Energie zwischendurch knapp wird

Fortgeschrittene Läufer	Lockerer Lauf (unter 60 min)	Lockerer Lauf (60–90 min)	Lockerer Lauf (über 90 min)	Intensive Intervalle
2 h vorher	nichts optional: Eiweißriegel Quarkspeise Molkeneiweiß	nichts optional: Quarkspeise Molkeneiweiß	nichts optional: Quarkspeise Molkeneiweiß	Banane mit Quark kleine Portion Hirsebrei Dinkelbrötchen mit Quark
direkt vorher	250 ml Wasser optional: Eiweißriegel mit wenig Kohlenhydraten	250 ml Wasser optional: Eiweißriegel mit wenig Kohlenhydraten	250 ml Wasser mit Salz optional: Eiweißriegel mit wenig Kohlenhydraten	100–250 ml verdünntes Sportgetränk mit 6 g Arginin kleiner Energieriegel mit Kohlenhydraten und Eiweiß
während	nichts	nichts an heißen Tagen: Wasser mit Salz (250–600 ml/h) optional: Gel-Chip[1] (als Joker, wenn die Energie ausgeht)	verdünntes Sportgetränk (250–600 ml/h) mit insgesamt 6 g Arginin optional: Gel-Chips[1] (als Joker, wenn die Energie ausgeht); ab der 3. Stunde Gels, wenn die Energie ausgeht	verdünntes Sportgetränk (250–600 ml/h) Gel-Chip als Turbo setzen vor dem letzten Intervall 1 Gel und/oder 1 Gel-Chip[1], wenn die Energie zwischendurch knapp wird

[1] von ultraSPORTS oder andere Produkte, die über die Mundschleimhäute funktionieren (z. B. Power Gel Shots von Powerbar)

Trainingsversorgung: Fettstoffwechsel will keine Kohlenhydrate

Tab. 6 **Trainingsversorgung für Radfahrer**

Radfahrer (Einsteiger)	Kurze Radtour (unter 90 min)	Mittlere Radtour (über 90 min)	Intensive Rad-Intervalle (z. B. Berg-Intervalle)
2 h vorher	nichts optional: Eiweißriegel Quarkspeise Molkeneiweiß	oichts optional: Quarkspeise Molkeneiweiß	Banane mit Quark kleine Portion Hirsebrei Dinkelbrötchen mit Quark
direkt vorher	250 ml Wasser optional: Eiweißriegel mit wenig Kohlenhydraten	250 ml Wasser mit Salz optional: kleiner Energieriegel mit Kohlenhydraten und Eiweiß	250 ml verdünntes Sportgetränk kleiner Energieriegel mit Kohlenhydraten und Eiweiß
während	nichts	verdünntes Sportgetränk (250–600 ml/Stunde) mit insgesamt 6 g Arginin optional: Gel-Chips[1] (als-Joker, wenn die Energie ausgeht)	verdünntes Sportgetränk (250–600 ml/h) mit insgesamt 6 g Arginin Gel-Chips als Turbo setzen vor dem letzten Intervall Gel und/oder Gel-Chip[1], wenn die Energie zwischendurch ausgeht

Fortgeschrittene Radfahrer	Kurze Radtour (unter 90 min)	Mittlere Radtour (90–180 min)	Lange Radtour (über 180 min)	Intensive Radintervalle (z. B. Berg-Intervalle)
2 h vorher	nichts optional: Eiweißriegel Quarkspeise Molkeneiweiß	nichts optional: Quarkspeise Molkeneiweiß	nichts optional: Quarkspeise Molkeneiweiß	Banane mit Quark kleine Portion Hirsebrei Dinkelbrötchen mit Quark
direkt vorher	250 ml Wasser optional: Eiweißriegel mit wenig Kohlenhydraten	250 ml Wasser mit Salz optional: Eiweißriegel mit wenig Kohlenhydraten	250 ml Wasser mit Salz optional: Eiweißriegel mit wenig Kohlenhydraten	250 ml verdünntes Sportgetränk mit 6 g Arginin kleiner Energieriegel mit Kohlenhydraten und Eiweiß
während	nichts	Wasser mit Salz an heißen Tagen: (250–600 ml/h) optional: Gel-Chips[1] (als Joker, wenn die Energie ausgeht)	Stunde 1 und 2: Wasser mit Salz (250 ml–600 ml/h) ab der 3. Stunde: verdünntes Sportgetränk (250–60 ml/h) mit insgesamt 6 g Arginin optional: Gel-Chips[1] (als Joker, wenn die Energie ausgeht) ab der 3. Stunde Gels, wenn die Energie ausgeht	verdünntes Sportgetränk (250–600 ml/h) mit insgesamt 6 g Arginin Gel-Chips[1] als Turbo setzen vor dem letzten Intervall ab der 2. Hälfte: Gels

[1] von ultraSPORTS oder andere Produkte, die über die Mundschleimhäute funktionieren (z. B. Power Gel Shots von Powerbar)

Fettstoffwechsel

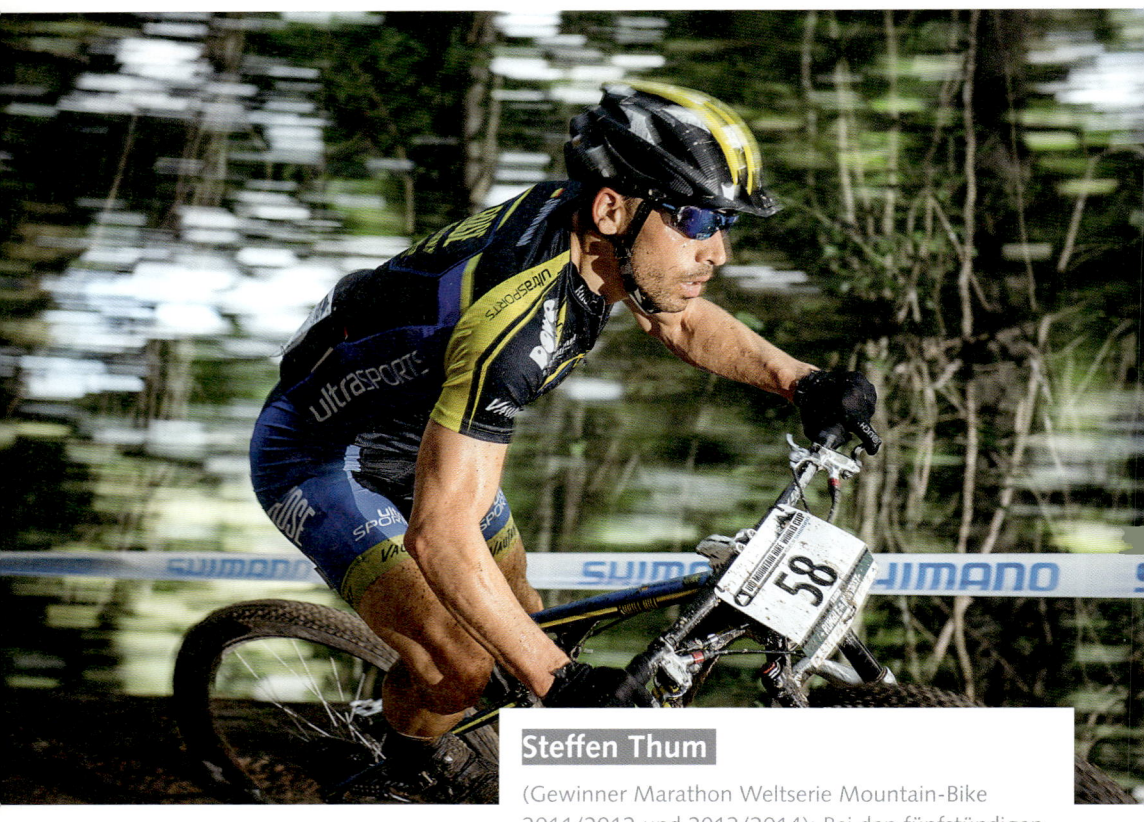

Steffen Thum

(Gewinner Marathon Weltserie Mountain-Bike 2011/2012 und 2013/2014): Bei den fünfstündigen Grundlagentrainings, meist mit Endbeschleunigung oder eingestreuten kurzen Intervallen, um Bewegungsmonotonie zu vermeiden, trinke ich vor der Belastung zunächst einen halben Liter Wasser mit einer Messerspitze Salz. Die ersten drei Stunden wiederum fahre ich nur mit Wasser und Salz. Für die letzten beiden Stunden trinke ich dann eine Flasche verdünntes Sportgetränk mit 1 TL Salz und 12 g Arginin (auf 750 ml). Dadurch kann ich fast 5 Stunden komplett im Fettstoffwechsel-Modus intelligent trainieren.

Trainingsversorgung: Fettstoffwechsel will keine Kohlenhydrate

Tab. 7 **Trainingsversorgung für Schwimmer**

Schwimmer (Einsteiger)	Kurze lockere Schwimmeinheiten (unter 60 Minuten)	Intensive Schwimmeinheiten (unter 60 Minuten)
2 h vorher	nichts optional: Quark Molkeneiweiß	Banane mit Quark kleine Portion Hirsebrei Dinkelbrötchen mit Quark
direkt vorher	250 ml Wasser optional: Eiweißriegel mit wenig Kohlenhydraten	250 ml Wasser kleiner Energieriegel mit Kohlenhydraten und Eiweiß
während	nichts	verdünntes Sportgetränk (250–600 ml/h) mit insgesamt 6 g Arginin Gel-Chips[1] (als-Joker, wenn die Energie ausgeht)

Fortgeschrittene Schwimmer	Kurze lockere Schwimmeinheiten (unter 60 Minuten)	Lange, lockere Schwimmeinheiten (bis 2 Stunden)	Intensive Schwimmeinheiten (kürzer als 90 Minuten)	Intensive Schwimmeinheiten (länger als 90 Minuten)
2 h vorher	nichts optional: Eiweißriegel Quark Molkeneiweiß	nichts optional: Quark Molkeneiweiß	Banane mit Quark kleine Portion Hirsebrei Dinkelbrötchen mit Quark	Rote-Bete-Saft Banane mit Quark kleine Portion Hirsebrei Dinkelbrötchen mit Quark
direkt vorher	250 ml Wasser optional: Eiweißriegel mit wenig Kohlenhydraten	250 ml Wasser mit Salz optional: Eiweißriegel mit wenig Kohlenhydraten	250 ml verdünntes Sportgetränk mit 6 g Arginin kleiner Energieriegel mit Kohlenhydraten und Eiweiß	250 ml verdünntes Sportgetränk mit 6 g Arginin kleiner Energieriegel mit Kohlenhydraten und Eiweiß, bei Bedarf zusätzlich 1 Gel
während	nichts	Wasser mit Salz (250–600 ml/h) optional: Gel-Chips (als Joker, wenn die Energie ausgeht)	verdünntes Sportgetränk (250–600 ml/h) mit insgesamt 6 g Arginin Gels und Gel-Chips[1], wenn die Energie zwischendurch ausgeht Gel-Chip als Turbo setzen vor dem letzten Intervall	verdünntes Sportgetränk (250–600 ml/h) mit insgesamt 6 g Arginin Gels und Gel-Chips[1], wenn die Energie zwischendurch ausgeht Gel-Chip als Turbo setzen vor dem letzten Intervall

[1] von ultraSPORTS oder andere Produkte, die über die Mundschleimhäute funktionieren (z. B. Power Gel Shots von Powerbar)

Fettstoffwechsel

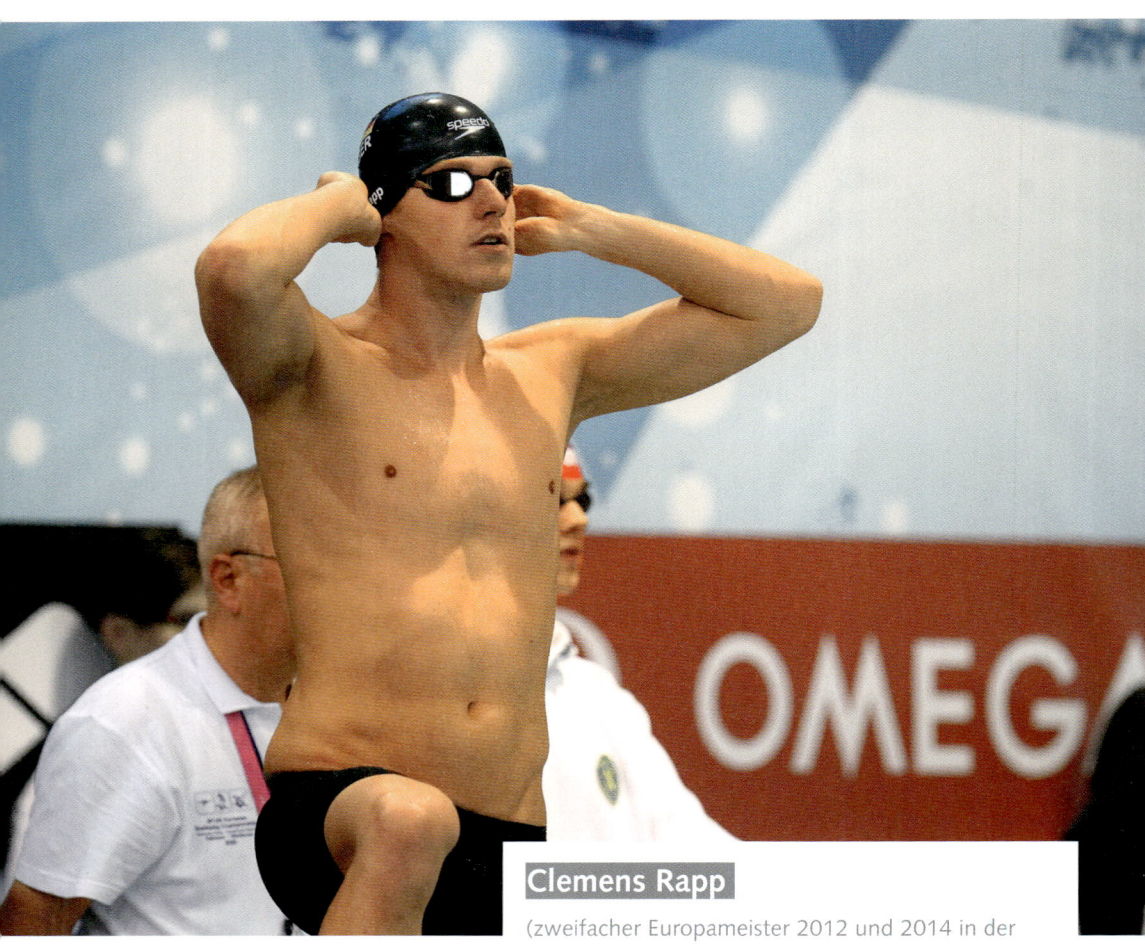

Clemens Rapp

(zweifacher Europameister 2012 und 2014 in der 4x200-m-Freistilstaffel): Ich bin mit Dr. Feil meinen Trainingsplan durchgegangen und mache seit Jahren alles Grundlagentraining aus dem TRAIN-LOW. Ich habe mich dadurch nochmals deutlich steigern können. Vor einer intensiven Trainingseinheit tanke ich hochwertige Energie und esse immer einen oder zwei Molkeriegel.

Trainingsversorgung: Fettstoffwechsel will keine Kohlenhydrate

Tab. 8 Trainingsversorgung für Triathleten

Triathleten (Einsteiger)	Koppeltraining, locker (unter 90 min)	Koppeltraining, lang, locker (über 90 Minuten)	Intensives Koppeltraining
2 h vorher	nichts optional: Eiweißriegel Quarkspeise Molkeneiweiß	nichts optional: Quarkspeise Molkeneiweiß	Banane mit Quark kleine Portion Hirsebrei Dinkelbrötchen mit Quark
direkt vorher	250 ml Wasser optional: Eiweißriegel mit wenig Kohlenhydraten	250 ml Wasser mit Salz optional: kleiner Energieriegel mit Kohlenhydraten und Eiweiß	250 ml verdünntes Sportgetränk mit 6 g Arginin kleiner Energieriegel mit Kohlenhydraten und Eiweiß
während	nichts	verdünntes Sportgetränk (250–600 ml/h) mit insgesamt 6 g Arginin optional: Ab 90 Minuten. Gels verwenden Gel-Chips[1] (als-Joker, wenn die Energie ausgeht)	verdünntes Sportgetränk (250–600 ml/h) mit insgesamt 6 g Arginin Gel-Chips[1] als mentaler Joker und sofortige Energie-Zufuhr Gels, wenn die Energie zwischendurch ausgeht

Fortgeschrittene Triathleten	Kurzes Koppeltraining (unter 90 Minuten)	Langes Koppeltraining, locker (über 90 Minuten)	Intensives Koppeltraining (bis 90 Minuten)	Intensives Koppeltraining (über 90 Minuten)
2 h vorher	nichts optional: Eiweißriegel Quarkspeise Molkeneiweiß	nichts optional: Quarkspeise Molkeneiweiß	Banane mit Quark kleine Portion Hirsebrei Dinkelbrötchen mit Quark	Rote-Bete-Saft, Banane mit Quark kleine Portion Hirsebrei Dinkelbrötchen mit Quark
direkt vorher	250 ml Wasser optional: Eiweißriegel mit wenig Kohlenhydraten	250 ml Wasser mit Salz optional: Eiweißriegel mit wenig Kohlenhydraten	250 ml verdünntes Sportgetränk mit 6 g Arginin kleiner Energieriegel mit Kohlenhydraten und Eiweiß	250 ml verdünntes Sportgetränk mit 6 g Arginin kleiner Energieriegel mit Kohlenhydraten und Eiweiß
während	nichts	Stunde 1 und 2: Wasser mit Salz (250 ml-600 ml/h) ab der 3. Stunde: verdünntes Sportgetränk (250–600 ml/h) mit insgesamt 6 g Arginin ab der 4. Stunde auch Gels und Energiegetränke in voller Konzentration	verdünntes Sportgetränk (250–600 ml/h) mit insgesamt 6 g Arginin Gel-Chips[2] (als Joker, wenn die Energie ausgeht)	Sportgetränk (250–600 ml/h mit insgesamt 6 g Arginin ab der 3. Stunde: Gels Gel-Chips[2] als Joker für Sofort-Energie

[1] Wenn du nur einzelne Sportarten trainierst, geh nach den Trainingsempfehlungen in der entsprechenden Rubrik vor
[2] Gel-Chips von ultraSPORTS oder andere Produkte, die über die Mundschleimhäute funktionieren (z. B. Power Gel Shots von Powerbar)

Fettstoffwechsel

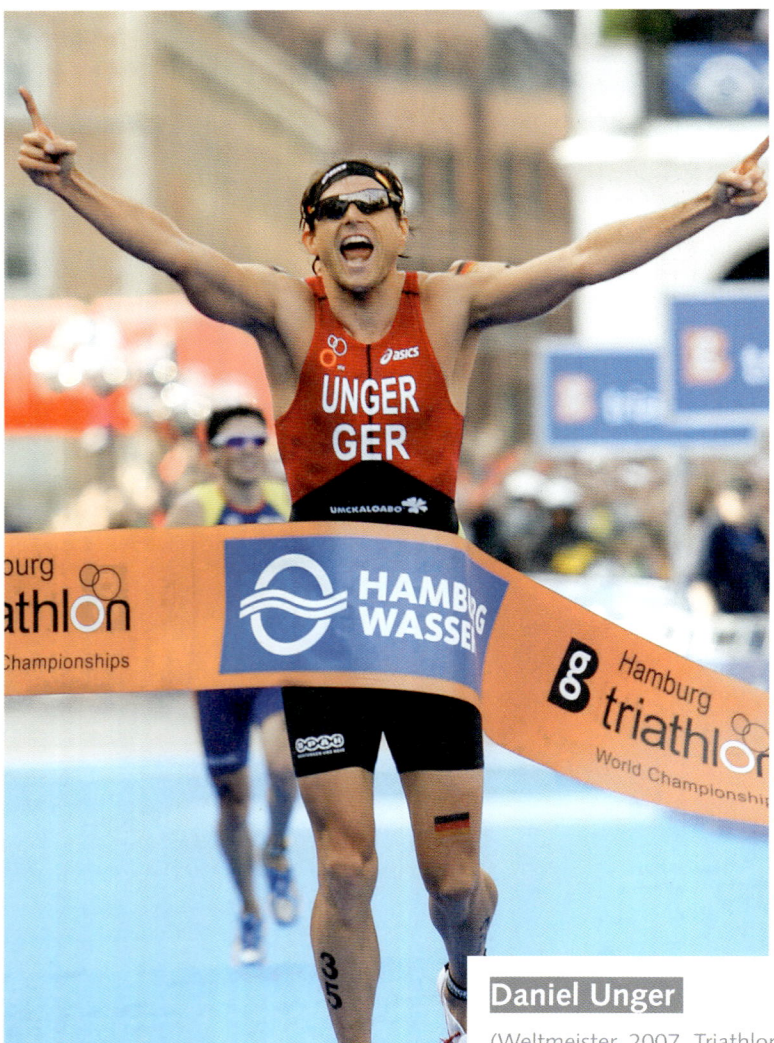

Daniel Unger

(Weltmeister, 2007, Triathlon Olympische Distanz): Mit der Dr. Feil Versorgungsstrategie bin ich 2 kg leichter geworden. Mit diesem idealen Wettkampfgewicht habe ich 2007 bei der Weltmeisterschaft gegen den Spanier Gomez gewonnen, auf den ich bis dahin immer im abschließenden 10-km-Rennen 20 Sekunden verloren habe.

Regeneration: Verlängere den Trainingsreiz

In der Regenerationsphase nach dem Training gibt es einen Nachbrenneffekt, den du nutzen kannst, um deinen Trainingsreiz auszubauen. Hierzu solltest du auch in der Regenerationsphase zumindest in den ersten zwei Stunden nach dem Training die TRAIN-LOW-Strategie weiterführen. Das bedeutet, dass du auch nach dem Training wenig Kohlenhydrate zu dir nehmen solltest, da eine Kohlenhydratzufuhr ab ca. 40 g nach dem Training die Aktivierung der mitochondrialen Enzyme und damit deinen Trainingsreiz verringert. Dies bedeutet, dass die Bildung der Mitochondrien reduziert wird. In der ersten Regenerationsphase solltest du deshalb auch gezielt auf Früchte, Fruchtsäfte oder Nudeln und Brot verzichten. Diese Kohlenhydratverringerung ist nicht ganz einfach, da dein Körper nach dem Training Energie möchte. Wenn du dir nun statt einer kohlenhydratreichen Mahlzeit eine eiweißreiche und fettschlaue Mahlzeit (z. B. ein Omelette oder einen Heringssalat mit Gemüse) machst, leitest du die strukturelle und hormonelle Regeneration besser ein als mit Kohlenhydraten. So kann der Trainingsreiz optimal umgesetzt werden.

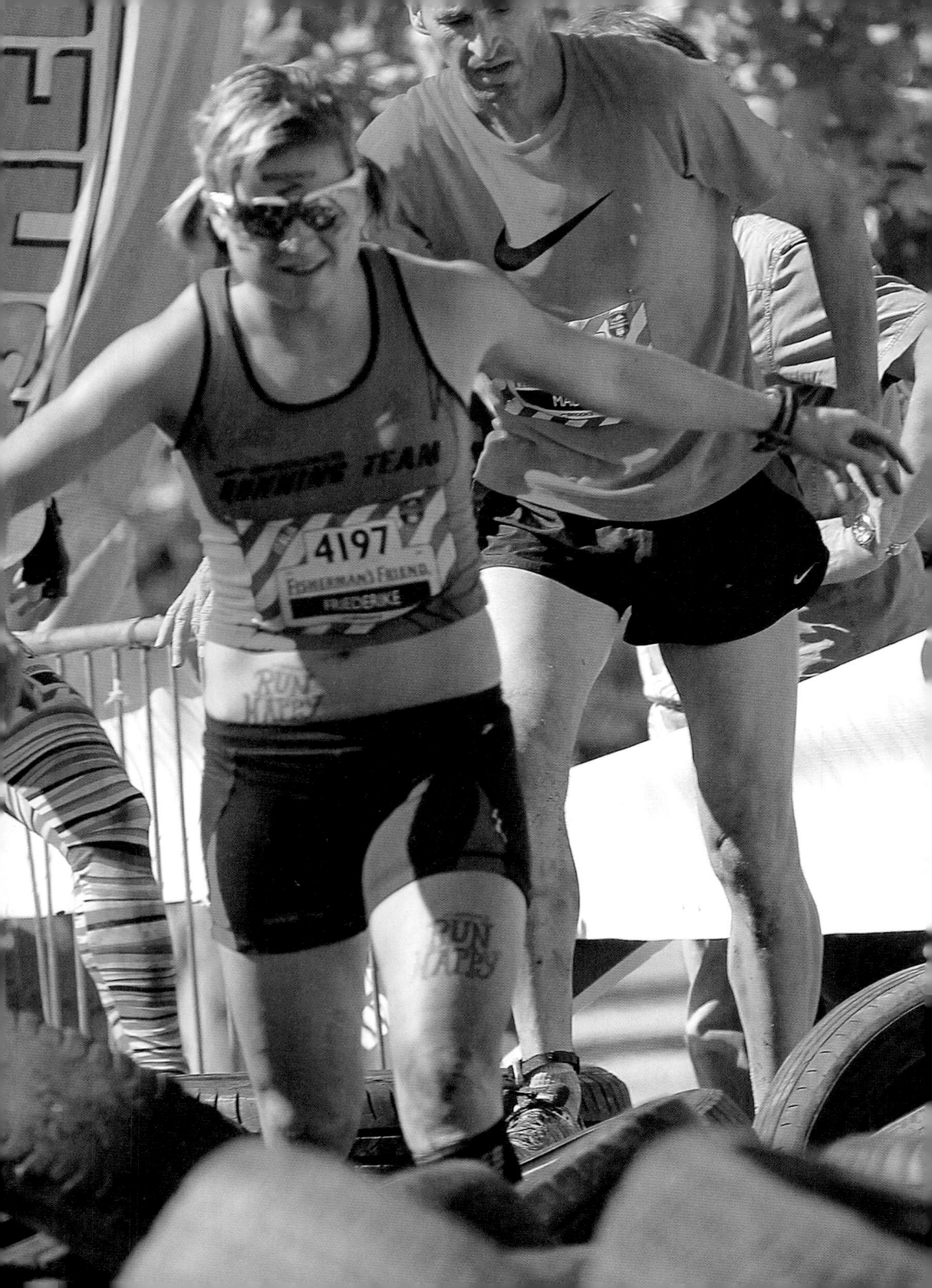

F-AS-T

ALL-GEMEINE STABILITÄT

Für deine allgemeine Stabilität solltest du immer etwas tun. Sich nur auf einen aktivierten Fettstoffwechsel zu verlassen, hat seine Tücken. Denn was nützt es dir, wenn du dein Training nicht durchziehen kannst, weil deine Sehnen oder Bänder sich entzünden, du einen Ermüdungsbruch bekommst oder dein Immunsystem schlapp macht? Dem kannst du entgegenwirken, indem du parallel zur Fettstoffwechselaktivierung deine allgemeine Stabilität stärkst.

Allgemeine Stabilität

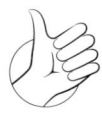 Training: Muskelgruppen aktivieren, Verklebungen lösen

Bei allen Sportarten ist es jedoch erst einmal wichtig, vor Trainingsbeginn besonders Rumpf, Schulter und Hüfte zu aktivieren. Denn alle Bewegungen werden über die Körpermitte und den Rumpf ausgeführt, und die meisten Bewegungsabläufe können nur optimal durchgeführt werden, wenn die Hüftbewegung nicht eingeschränkt ist. Wenn die Bauch-/Hüftregion nicht optimal aufgewärmt ist, dann bist du weniger stabil, deine Bewegungsabläufe sind suboptimal und dein Schritt ist weniger kraftvoll und kürzer. Auch Schultern, Arme und Beine sollte einbezogen werden, bevor diese Körperregionen die Gesamtbelastung des Körpergewichts tragen müssen, beispielsweise beim Laufen. Zu jedem Training gehört deshalb ein kurzes Aufwärmprogramm, das alle Muskelgruppen aktiviert und auch ein Flexibilitäts-Training integriert. Außerdem braucht ein gutes Training ein gutes Abwärmprogramm mit funktionellen Übungen und Massagen.

Aufwärmen

Aufwärmen ist vor dem Training wichtig, um die Durchblutung anzuregen, Gelenke zu mobilisieren und Verspannungen zu lösen. Ein gutes Aufwärmprogramm enthält daher Übungen für Rumpf, Schultern, Arme und Beine, das Aktivieren der Hüftbewegung sowie dynamische Übungen zur Förderung der Beweglichkeit (Flexibilitäts-Training).

Flexibilitäts-Training

Flexibilität oder auch Gelenkigkeit spielt eine große Rolle, wenn es um gute sportliche Leistung und zur Vorbeugung von Verletzungen geht. Ist die Gelenkigkeit eingeschränkt, sind wir auch in unseren Bewegungen eingeschränkt. So wird zum

Training: Muskelgruppen aktivieren, Verklebungen lösen

Beispiel unser Schritt beim Laufen kürzer oder der Armzug beim Schwimmen schwächer. Darüber hinaus kommt es zu Dysbalancen und Fehlbelastungen einzelner Körperteile. Deshalb ist es sinnvoll, vor dem Training immer ein dynamisches Beweglichkeitsprogramm zu absolvieren, welches aus der Bewegung heraus durchgeführt wird und gleichzeitig die Koordination schult.

Abwärmen

Ein Abwärmtraining ist wichtig, um im Training aufgebaute Stoffwechselprodukte wie das Ermüdungsmolekül Ammoniak sowie Säuren abzutransportieren. Das klassische Abwärmtraining wäre moderates Auslaufen. Modernes Abwärmtraining besteht hingegen nur aus kurzem Auslaufen, aus Kaltwasser Wechselduschen, Selbstmassagen und zusätzlichen funktionellen Übungen.

Kaltwasser Wechselduschen

Die Ausleitung von Stoffwechselprodukten kann zusätzlich durch kalte Duschen oder Kalt-Warm-Wechselduschen erzielt werden. Kalte Duschen oder Kalt-Warm-Wechselduschen dienen nicht nur zum Abtransport von Stoffwechselprodukten, sondern fördern auch die Mitochondrienbildung, senken Entzündungen und stärken das Immunsystem. In den USA ist es üblich, nach dem Training in einen Eispott zu springen und für 10 Minuten drin zu bleiben. Hier tun es auch ein bis zwei Minuten unter der kalten Dusche. Das ist Kopfsache, und du kannst dir das wirklich gut antrainieren.

Selbstmassage

Zum systematischen Abwärmen gehört auch das Lösen von Verspannungen und Verklebungen im Bereich Muskulatur und Bindegewebe durch zusätzliche Massageeinheiten (Selbstmassage durch Schaumstoff-Rollen oder physiotherapeutische Massagen oder Fußmassagen), die die fasziale Kommunikation im Körper wiederherstellt.

Das Bindegewebe umfasst alle kollagenen Fasern, Bänder, Sehnen und Gelenkkapseln sowie Bindegewebehüllen, die sogenannte Faszien, die all unsere Muskelfaserbündel und Organe umgeben. Dieses systematische Abwärmen schützt dich vor Verletzungen und reguliert Entzündungsreaktionen im Körper, wodurch die Regeneration früher eingeleitet wird und du schneller wieder fit bist fürs nächste Training. Deine Bewegungsabläufe werden lockerer und leichter, und dir macht das Training mehr Spaß. Deshalb solltest du selbst als Hobbysportler regelmäßig etwas für deine Faszien tun. Gönn dir deshalb bei hohem Trainingsumfang eine Massage pro Woche und mach mindestens 3-mal pro Woche die Schaumstoff

Allgemeine Stabilität

-Rollen-Routine nach dem Training. Da im Sport ebenso die Füße stark beansprucht werden, empfehlen wir dir, auch deine Füße mit Fußstabilisationsprogrammen zu verwöhnen.

Ausrollen mit der Schaumstoff-Rolle

Geh mit der Schaumstoffrolle über die schmerzenden Muskelgruppen. An den verspannten und schmerzhaften Punkten stoppst du kurz und rollst danach vorsichtig weiter. Wenn du mehr Druck auf die Rolle bringen willst, dann musst du möglichst viel Gewicht auf die Rolle verlagern. Durch ein Abstützen auf Armen oder Beinen reduzierst du den Druck auf die Rolle.

Je gesünder die Faszie, desto weniger Schmerzen wird die Schaumstoff-Routine machen. Besonders zu Beginn kann das Rollen schmerzhaft sein, da die Faszien meist verklebt sind. Die Beschaffenheit von Muskeln und Bindegewebe wird aber nach regelmäßiger Anwendung deutlich besser. Die Massage mit der Schaumstoff-Rolle kann auch als Morgenroutine nach dem Aufstehen gemacht werden oder einfach zur Entspannung am Abend vor dem Ins-Bett-Gehen.
Zusammengefasst: Beweg die Schaumstoff-Rolle je 20-mal über die betreffenden Körperteile hin und her, bei schmerzenden Stellen langsamer rollen und auf dem Schmerzpunkt kurz verharren, bis sich der Knoten löst.

Funktionelles Training

Funktionelles Training ergänzt das Ausdauer- und Krafttraining und kann ins Auf- und Abwärmprogramm eingebaut oder als eigenständige Einheit gesehen werden. Das Training aktiviert die gesamten Muskelketten, und zwar vorwiegend die, die für deine spezifische Sportart wichtig sind. Bist du zum Beispiel Läufer, dann bewirkt das funktionelle Training, dass du deine Schritte länger ziehen kannst und sie kraftvoller werden. Außerdem verbesserst du deine Bauchmuskelkette. So wirst du nicht nur stabiler, sondern aktivierst obendrein Muskelgruppen, die durch viel Sitzen im Alltag möglicherweise nicht mehr optimal funktionieren. Mit anderen Worten: Deine neuromuskuläre Ansteuerung wird verbessert und du wirst weniger verletzungsanfällig.

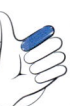

Ernährung: Iss dich stabil

Die kohlenhydratreduzierte Ernährung mit der verstärkten Zufuhr von Fettsäuren wie Olivenöl, Butter, Kokosöl und Speiseleinöl fördert, wie schon gehört, den Fettstoffwechsel. Darüber hinaus verringert sie chronische Entzündungen und stärkt das Immunsystem. Dennoch ist es wichtig, weitere Stabilisatoren im Bereich der Ernährung einzusetzen, um so Entzündungsreaktionen mittels entzündungssenkender Ernährung weiter herunterzuregulieren, den Darm zu stabilisieren sowie Eisenmangel zu verhindern und zu überwinden. Im hinteren Teil des Buches haben wir dir ein paar Grundrezepte für unsere Ernährung zusammengestellt (s. S. 122–123).

Entzündungssenkende Ernährung

Kleinere Entzündungsreaktionen nach dem Training gehören generell zum Reparaturprozess des Körpers. Ein reizwirksames Training verursacht nämlich Mikrorisse in der Muskulatur, die durch die Entzündungsreaktionen wieder repariert werden. Diese klingen normalerweise innerhalb weniger Tage ab. Ein Problem entsteht erst dann, wenn die akuten Entzündungen – in unserem Fall nach dem Training – nicht wieder ausgeschaltet werden, wir uns nicht mehr vom Training erholen können und deshalb anfälliger werden für Ermüdungsbrüche, Bänderrisse, Infektionskrankheiten oder andere Sportverletzungen. Um akute Entzündungen zu regulieren, sollte die Ernährung deshalb zum einen kohlenhydratarm, fettschlau und eiweißbetont sein und zum anderen viele Pflanzenstoffe aus Salat und Gemüse sowie Gewürze und Kräuter (siehe S. 37) enthalten.
Diese Pflanzenstoffe wirken nicht nur entzündungssenkend, sondern unterstützen auch die Bildung von Mitochondrien. Deshalb sollte besonders deine erste Mahlzeit nach dem Training kohlenhydratreduziert, fettschlau und eiweißbetont sein und besonders viele Kräuter und Gewürze enthalten. Die entzündungssenkenden Wirkstoffe von Kräutern und Gewürzen können übrigens, neben der Aufnahme über die Ernährung, auch von außen, in Form von Lotionen, über die Haut aufgenommen werden.

Allgemeine Stabilität

Kräuter und Gewürze

Kräuter und Gewürze haben zahlreiche positive Eigenschaften. So treiben Kräuter und Gewürze den Fettstoffwechsel an, senken Entzündungsreaktionen nach dem Training, fördern die Regeneration und stärken gleichzeitig die Mitochondrien. Zudem unterstützen Kräuter die Leber bei der Entgiftungsleistung und kräftigen deinen Knochen. Gewürze stärken zudem dein Immunsystem. Auch deshalb solltest du täglich viele Kräuter und Gewürze zu dir nehmen.

Frische grüne Kräuter

Frische grüne Kräuter sind besonders wertvoll, weil sie auf natürliche Weise Entzündungen senken und schmerzstillend wirken. Die Lippenblütler Minze, Thymian, Majoran, Oregano, Basilikum, Rosmarin enthalten als entzündungssenkende Stoffe Urolsäure, d-Limonen, Luteolin. Die Doldenblütler Petersilie, Koriander, Kreuzkümmel, Anis, Kerbel, Fenchel sorgen mit Anethol, Apigenin und Polyacetylen für eine positive Wirkung. Verfeinere deshalb alle deine Mahlzeiten mit einem Teelöffel frischer Kräuter. Verwende dabei eine möglichst bunte Mischung, denn die Wirkweisen der einzelnen Kräuter sind unterschiedlich und vielfältig. Wenn du im Winter keine frischen Kräuter zur Verfügung hast, sind tiefgefrorene Kräuter die nächstbeste Alternative.

Die 5 Top-Gewürze für Sportler

Die fünf Top-Gewürze für Sportler sind Ingwer, Chili, Kurkuma, Zimt und Pfeffer, denn diese ergänzen sich optimal. Alle besitzen ein hohes entzündungssenkendes Potenzial. Dazu hat jedes noch besondere Eigenschaften, die die Gesundheit und Leistung fördern: Ingwer stärkt deinen Magen und reduziert Muskelkater, Chili lässt Fettpölsterchen schwinden und bekämpft Schmerzen, Zimt stabilisiert den Blutzucker und Kurkuma erhöht die Bildung von Kollagen im Körper und beugt so Verletzungen vor. Pfeffer verbessert die Aufnahme von Nährstoffen bei jeder Mahlzeit, macht den Geschmack der Speisen intensiver und erhöht die Wirksamkeit der sekundären Pflanzenstoffe von Kräutern, Gewürzen, Salat, Gemüse und Obst.

Ingwer, Chili, Kurkuma, Zimt und Pfeffer sollten ab sofort in deinem Gewürzregal in der vordersten Reihe stehen und täglich im Einsatz sein, insbesondere nach dem Training.

Um es dir zu vereinfachen, möglichst viele Gewürze aufzunehmen, haben wir einen Gewürzquark entwickelt, der alle fünf Gewürze in ausreichender Menge enthält. Iss ihn am besten als erste Mahlzeit nach dem Training oder zum Frühstück. Das Rezept findest du im Rezeptteil (s. S. 123).

SPECIAL
Die wichtigsten Sportler-Gewürze

Ingwer

Wenn du hart trainierst, ist Muskelkater oft vorprogrammiert. Ingwer kann durch das darin enthaltene Gingerol Muskelkater oder Muskelschmerzen deutlich reduzieren. Auch dein Immunsystem profitiert davon, denn Ingwer fördert die Bildung von Glutathion, dem wichtigsten wasserlöslichen Antioxidans in unserem Körper. Dieses unterstützt die Funktion der weißen Blutkörperchen und damit die Abwehr von Krankheiten. Wenn du also regelmäßig Ingwer in deinen Speiseplan einbaust, beugst du krankheits- oder trainingsbedingtem Mangel an Glutathion vor und tust deinem Immunsystem Gutes. Ingwer stabilisiert und beruhigt den Magen, deshalb ist er auch vor dem Wettkampf optimal. Am besten zwei Stunden davor ein kleines Stückchen Ingwer in etwas Quark reiben oder fein schneiden.

WANN NIMMST DU INGWER?
- täglich nach harten Trainingsphasen
- bei Verletzungen mehrmals täglich
- etwa zwei Stunden vor einem Wettkampf
- bei längeren Wettkämpfen den Sportgetränken beimischen

Chili

Wenn du Chili isst, merkst du, wie dir warm wird und du zu schwitzen beginnst, denn es werden verstärkt Katecholamine ausgeschüttet, beispielsweise Dopamin und Adrenalin. Das ist ein Zeichen, dass unser Stoffwechsel angeregt ist und mehr Kalorien verbrannt werden. Eine Studie mit Ratten konnte zeigen, dass bei einer hohen Aufnahme des Chili-Wirkstoffs Capsaicin das Körperfett bis zu acht Prozent reduziert werden kann. Wäre das nicht ein Traum für jeden Sportler?
Außerdem wirkt Chili doppelt schmerzsenkend: Das Capsaicin im Chili verhindert einerseits die Schmerzweiterleitung, andererseits deaktiviert es den Vanilloid-Rezep-

tor, der eine entscheidende Rolle bei der Entstehung von Schmerzen und Entzündungsprozessen in unserem Körper spielt. Die Folge: Wir fühlen keinen Schmerz mehr, und Entzündungen werden gesenkt. Diese hohe entzündungssenkende Kapazität von Capsaicin solltest du dir im Sport zunutze machen und Chili regelmäßig einsetzen, gemahlen oder als ganze Schote.

WANN NIMMST DU CHILI?

- 3 × täglich 2 bis 3 Chilischoten aufgebrochen zu jeder Mahlzeit schlucken
- 2 Stunden vor dem Wettkampf 3 bis 6 aufgebrochene Chilischoten schlucken
- täglich eine Prise Chili in den Regenerations-Drink, über den Nachtisch und andere Mahlzeiten
- äußerlich kann Chili als Lotion gegen Entzündungen angewendet werden

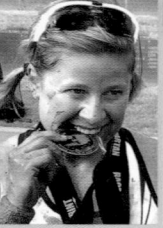

IKI: »CHILI GEGEN KOPFSCHMERZEN«

Als Experten informieren wir uns grundsätzlich darüber, was andere „Gesundheits-Gurus" so empfehlen. Dabei stieß ich vor Kurzem auf einen interessanten Artikel, in dem Chili gegen Kopfschmerzen eingesetzt wurde. Drei Teelöffel Chilipulver auf ein Glas Wasser! Kein Problem für Strong Woman Iki. Ich startete den Selbstversuch. Mir wurde heiß, mein Magen grummelte – aber es funktionierte, der Kopfschmerz war wie weggeblasen. Seither setze ich bei Kopfschmerzen immer den Chili-Cocktail ein. Wenn du im Gegensatz zu mir kein regelmäßiger Chili-Schlucker bist, reduziere die Chili-Menge am Anfang auf 1–2 Teelöffel. Und: Nimm das Chili niemals auf nüchternen Magen.

Kurkuma

Der wertvolle Inhaltsstoff in Kurkuma heißt Curcumin. Dieser kann das entzündungsfördernde Eiweiß NF-κB in unserem Körper unterdrücken und hilft so, trainingsbedingte Entzündungsreaktionen wieder in den Griff zu bekommen. Das ist wichtig, denn wenn die Entzündungsreaktionen chronisch werden, kommt es leicht zu Verletzungen (s. S. 57). Ferner fördert Kurkuma die Bildung von Kollagen im Körper und unterstützt so die Regeneration. Mit einem Teelöffel Kurkuma täglich kannst du

Verletzungen vorbeugen und optimal regenerieren. Auch bei Arthrose und Gelenkschmerzen ist Kurkuma ein wahrer Joker, denn Kurkuma hilft, die körpereigene Kollagensynthese anzukurbeln. Die Gelenkstrukturen werden stabilisiert, Gelenkschmerzen können überwunden werden. Kurkuma hat noch einen tollen Nebeneffekt: Es macht schlauer. Curcumin kann unsere Gehirnaktivität positiv beeinflussen. Der Wirkstoff steigert die Aktivität des Enyzms Acetylcholinesterase; das wird für die Übertragung von Information von einer Synapse einer Nervenzelle zur anderen benötigt.

Kurkuma ist öllöslich, deshalb solltest du es immer erst in ein bisschen Öl auflösen, bevor du es zu den Speisen gibst. Einfach 1–2 TL Speiseleinöl mit ½ TL Kurkuma vermischen.

WANN HILFT DIR KURKUMA?
- nach besonders hohen Trainingsbelastungen täglich 1 TL
- 2 Stunden vor dem Wettkampf 1 TL zum Beispiel mit Leinöl im Gewürzquark

Zimt

Im Zimt stecken gleich über hundert pflanzliche Substanzen, die sich positiv auf deine Gesundheit auswirken und dir helfen, dein sportliches Potenzial zu optimieren. Neben seiner entzündungssenkenden Eigenschaft wirkt sich Zimt auch positiv auf den Glukosestoffwechsel aus. Das Polyphenol MHCP (Methylhydroxy-Chalcone-Polymer), das direkt an den Insulinrezeptoren bindet, hilft den Blutzuckerspiegel zu senken. In einer Studie wurde gezeigt, dass der Blutzuckerspiegel nach einer Portion Milchreis mit Zimt weniger ansteigt als nach einer Portion Milchreis ohne Zimt. Auch sinkt der Blutzuckerspiegel nicht so rapide wieder ab, das heißt, man fühlt sich länger satt. Dabei muss der Körper weniger Insulin ausschütten, um dieselbe Menge Milchreis zu verarbeiten. Ein stabiler Blutzuckerspiegel ist sehr günstig, denn er erhöht die Konzentrationsfähigkeit und beugt vielen Entzündungskrankheiten vor wie Alzheimer, Arthrose, Rheuma oder Diabetes. Am Wettkampftag hilft Zimt, den Leberglykogenspeicher zu erhöhen. Der ist wichtig für lang anhaltende Leistungsfähigkeit. Nimm deshalb am Abend vor dem Wettkampf sowie zwei Stunden vor jedem Wettkampf einen Teelöffel Zimt zu dir.

WANN HILFT DIR ZIMT?
- am Vorabend vor dem Wettkampf 1 TL
- 2 Stunden vor dem Wettkampf 1 TL
- bei Verletzungen 1 bis 2 TL täglich
- bei hohen Trainingsumfängen 1 TL täglich nach dem Training

IKI: »ZIMTMANGEL IN SPANIEN«

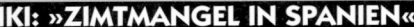

Wie jedes Jahr hatten wir uns wieder das schöne Chiclana in Spanien für unser Silvestertrainingslager ausgesucht. Dort werden wir immer gut versorgt. Abends gibt es ein großes Büffett mit den leckersten Sachen. Beim Nachtischbüfett steht auch immer eine kleine Schüssel Zimt, die am Anfang von meinen Trainingspartnern noch wenig beachtet wurde. Nach einigen Abendessen hatten sich die Vorteile von Zimt jedoch schnell herumgesprochen. Alle verfeinerten ihre Mahlzeiten mit Zimt in der Hoffnung, das Trainingslager ohne Wehwehchen durchzustehen. Es schien mir, als ob die Schüssel Zimt immer schon vor der Nachspeise leer wäre. Im Hotel wunderte man sich, als der Zimt noch vor der Eröffnung des Nachtischbüfett wieder aufgefüllt werden musste.

Pfeffer

Nicht zuletzt sollte man als Läufer regelmäßig Pfeffer verwenden. Wer seine Mahlzeiten pfeffert, kann mehr entzündungssenkende Pflanzenstoffe aus Gemüse, Salat und Obst verwerten. Der Pfeffer-Inhaltsstoff Piperin kann die Aufnahmefähigkeit und Wirkung von Nährstoffen aus der Nahrung um 1000 Prozent erhöhen. Das bedeutet: Ein gut gepfefferter Salat wirkt so stark wie 10 ungepfefferte Salate. Daher solltst du besonders deine gesunden Mahlzeiten immer gut pfeffern. Pfeffer erhöht nicht nur die Wirkung der Pflanzenstoffe in den Mahlzeiten, sondern verstärkt auch den Geschmack. Spitzenköche nutzen diese Eigenschaft schon lange. Auch Süßspeisen werden oft gepfeffert, um den Geschmack zu intensivieren. Ideal ist frisch gemahlener Pfeffer, er trägt am besten zur optimalen Wirkung der entzündungssenkenden Pflanzenstoffe bei. Nur Magenempfindliche und Personen mit Dünndarmerkrankungen (z. B. Morbus Crohn oder Colitis Ulcerosa) sollten mit Pfeffer etwas vorsichtiger sein.

WANN HILFT DIR PFEFFER?

- **zu jedem Essen eine ordentliche Menge frisch gemahlener Pfeffer aus der Pfeffermühle (mindestens 0,5 g)**
- **regelmäßig gut würzen – täglich Gewürzquark**

Immunsystem

Um gesund durch das Jahr zu kommen und keine immunbedingten Trainingspausen machen zu müssen, ist es wichtig, das Immunsystem zu stärken. Das klappt mit der kalten Dusche und der Wechseldusche aus dem Abwärmprogramm und den Gewürzen aus der entzündungssenkenden Ernährung. Außerdem solltest du vor allem darauf achten, dass dein Darm gesund bleibt. Das gelingt durch Kräftigung der Darmschleimhäute und der Darmflora und durch ein gutes Stressmanagement.

Darmgesundheit

Ein gesunder Darm bedeutet eine gut funktionierende Abwehr und ein gutes Wohlbefinden. Krankheiten oder Infekte lassen sich mit einem gesunden Darm wesentlich schneller überwinden oder sogar im Vorfeld vermeiden. Achte deshalb auf deine Darmgesundheit. Das ist nicht immer einfach, denn äußere Einflüsse wie Stress können den Darm stark belasten und die gesunden Laktobakterien verringern. Auch intensives Training bedeutet höheren Stress, deshalb sind Sportler anfälliger für Infekte. Wenn noch mehr zum Sportalltag dazukommt, klappt das Immunsystem buchstäblich zusammen. Überleg mal, wann dein letzter grippaler Infekt aufgetreten ist: Wahrscheinlich zu einem Zeitpunkt, an dem du zusätzlich zum Training auch noch in der Familie, in der Schule oder im Beruf besonders beansprucht warst. Wer also ständig kränkelt, sollte von Zeit zu Zeit eine umfassende Darmsanierung durchführen. Umfassend bedeutet, dass sowohl Darmschleimhaut als auch Darmflora stabilisiert und gekräftigt werden. Zusätzlich solltest du Wege finden, stressfrei durchs Leben zu gehen.

Kräftigung der Darmschleimhaut

Sowohl Dick- als auch Dünndarm sind mit Schleimhäuten ausgekleidet, die eine Fläche von ungefähr 500 m^2 ausmachen. Sie stehen in Verbindung mit den Schleimhäuten im Bereich Hals-Nasen-Rachen-Raum und mit der Haut. Sind die Darmschleimhäute entzündet, steigt die Neigung zu Allergien, das Hautbild wird schlecht, Durchfälle treten auf, und Blähungen können sich einstellen. Um diese Symptome zu vermeiden, sollte man die Schleimhäute in Dünndarm und Dickdarm stärken. Besonders glutaminreiche Lebensmittel wie Eier, Käse, Milch oder Molkeneiweißprodukte stärken die Schleimhäute im Dünndarm und damit das Immunsystem. Für die Stärkung der

Allgemeine Stabilität

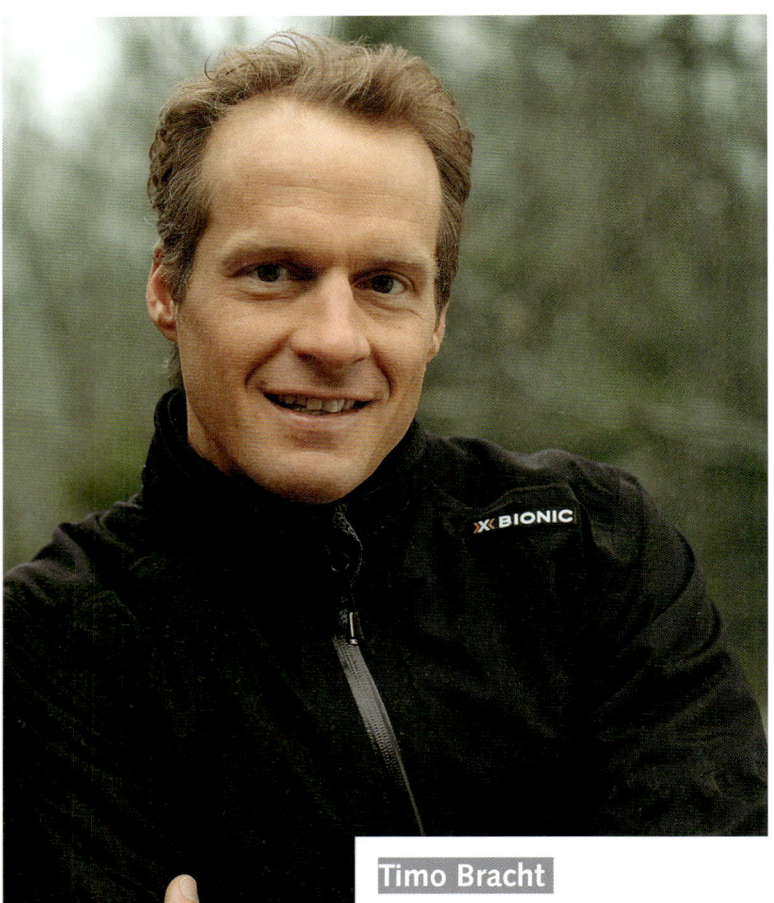

Timo Bracht

(dreimaliger Europameister Triathlon-Langdistanz, 2007, 2009, 2012, dazu 7 Ironman-Siege): Dr. Feil berät mich seit vielen Jahren im Bereich der Ernährungssteuerung. Besonders mit dem Laktobakterien-Tipp habe ich sehr gute Erfahrungen gemacht. Laktobakterien nehme ich deshalb immer zur Stärkung des Immunsystems vor und nach harten Wettkämpfen.

Ernährung: Iss dich stabil

Dickdarmschleimhäute solltest du dagegen besonders auf eine gute Versorgung mit Oligofruktose achten, die besonders in Gemüse und Salat enthalten ist. Ein weiterer Nährstoff für die Dickdarmschleimhaut ist die in Butter vorkommende Buttersäure. Gedünstetes Gemüse mit zerlassener Butter ist somit ein Segen für die Dickdarmschleimhäute.

Kräftigung der Darmflora

Im menschlichen Körper leben 140 000 Milliarden Bakterien aus verschiedenen Bakteriengruppen, die meisten davon im Darm. Es wird geschätzt, dass dort mehr als 500 verschiedene Bakterienarten wohnen, die zusammen ganze zwei Kilogramm wiegen. Die Lakto- und Bifidobakterien produzieren Milch- und Essigsäure, wodurch sich der ph-Wert im Dünn- und Dickdarm absenkt, ebenso werden überschießende Entzündungen verringert. Wenn zu wenige von diesen beiden Bakteriengruppen in der Darmflora vorhanden sind, können sich krank machende Bakterien wie Salmonellen oder Clostridien ausbreiten.
Um die Darmflora gesund zu halten, solltest du regelmäßig fermentiertes Gemüse essen (Rezept s. S. 124). Regelmäßig eine Portion fermentiertes Gemüse reicht aus, um dich ausreichend mit guten Bakterien zu versorgen.
Wenn du dies nicht immer schaffst, raten wir dir, auf Laktobakterien- oder Bifidobakterien-Präparate zurückzugreifen. Die sollten 10 Milliarden gesunde Keime pro Tagesanwendung enthalten und

sind damit etwa 100-mal effektiver als ein probiotischer Joghurt. Besonders nach Antibiotika-Kuren ist eine Darmflora-Kräftigung mit einem Lakto- oder Bifidobakterien-Präparat oder mit täglich milchsaurem Gemüse wichtig, um die darniederliegende Darmflora wieder aufzubauen.

Stressmanagement

Die Darmflora reagiert sehr sensibel: Bei Stress nehmen die Lakto- und Bifidobakterien rapide ab, krank machende Keime können sich schneller ausbreiten. Achte daher auf ein gutes Stressmanagement neben deinem Sport. Besonders Yoga oder auch Entspannungs-CDs können hier helfen.
Fazit: Ein gesunder Darm schützt vor Infektionen und kann auch mehr Nährstoffe aufnehmen, die dann zu den Gelenken und zur beanspruchten Muskulatur transportiert werden. So regenerierst du schneller und steckst harte Trainingseinheiten leichter weg.

TIPPS ZUR STÄRKUNG DES IMMUNSYSTEMS

- **iss viele Gewürze, regelmäßig Knoblauch, Zwiebeln, Senf und Meerrettich**
- **gönne dir regelmäßig ein Molkeneiweiß-Getränk nach der Belastung (siehe S. 87 Regeneration)**
- **reduziere den Konsum von Weizenprodukten**

Allgemeine Stabilität

- dusche immer kalt nach dem Training, mindestens 30 Sekunden lang
- plane gezielt deine Wochen – mit Pufferzeiten – damit du nicht in Stress kommst

Was tun, wenn sich trotzdem eine Erkältung ansagt?

Aufgrund erhöhter Stress- und Arbeitsbelastung, Übertraining oder anderen immunschwächenden Gegebenheiten, kann es dennoch mal sein, dass sich das Immunsystem bemerkbar macht. Wichtig ist das sofortige Handeln in der ersten Phase. Um dein Immunsystem zu stärken, solltest du jetzt folgende Maßnahmen ergreifen.

- nimm sofort fünf Tage lang jeweils 60 mg Zink (am besten in Form einer Trinklösung)
- nimm täglich 10 Mrd. Lakto- oder Bifidobakterien
- iss täglich 50–100 g frischen Ingwer
- trink täglich eine Feuerschokolade mit Kokosmilch
- mach dir eine dampfende Gemüsesuppe
- trainiere ganz moderat oder mache eine Trainingspause
- erhöhe deine Trinkmenge auf 3–4 Liter, bevorzugt Grüntee

Eisenmangel verhindern und überwinden

Häufig leiden Sportler, insbesondere Läuferinnen, an Eisenmangel. Das liegt daran, dass Eisen über den Schweiß, über die Niere und auch im Training – aufgrund mechanischer Verletzungen der roten Blutkörperchen bei hohen Kilometerleistungen – verloren geht. Eisen ist das Zentralatom des roten Blutfarbstoffes, das den Sauerstoff bindet und zur Muskulatur transportiert, wo er für die aerobe Energiegewinnung benötigt wird. Wenn du zu niedrige Eisenwerte hast, dann produzieren deine Mitochondrien weniger Energie. Maßstab für die Eisenversorgung ist dabei der Ferritin-Spiegel. Dieser sollte bei Frauen nicht unter 60 µg/l und bei Männern nicht unter 100 µg/l liegen.

Sechs Erfolgsstrategien für gute Versorgung mit Eisen

Um einen Eisenmangel zu überwinden, solltest du auf folgende sechs Erfolgsstrategien setzen:

1. **Eisenreiche Lebensmittel wählen**
   Sportler sollten sich generell eisenreich ernähren und mindestens ein Drittel mehr Eisen aufnehmen (ca. 20 mg Eisen täglich) als Nichtsportler (ca. 14 mg Eisen). Eisenspender sind auf Seite 68 aufgeführt.

Ernährung: Iss dich stabil

Übrigens Eisen aus Fleisch und Fisch wird deutlich besser aufgenommen als Eisen aus pflanzlichen Lebensmitteln. Die Empfehlung für Spitzensportler lautet, zweimal pro Woche Fleisch und dreimal pro Woche Fisch zu essen.

2. **Mit Vitamin C die Eisenverwertbarkeit im Darm erhöhen**
   In pflanzlichen Lebensmitteln kommt Eisen in der dreiwertigen Form vor. Um im Darm aufgenommen zu werden, muss Eisen zunächst in die zweiwertige Form überführt werden. Dafür sind Vitamin C oder Fruchtsäuren nötig. Wenn du also zu jeder Mahlzeit ein Glas Wasser mit Zitronensaft oder Vitamin C trinkst oder eine Orange isst, kommen die Eisenwerte meist wieder ins Lot.

3. **Weniger Getreide essen**
   Getreide enthält den Hemmstoff für die Eisenaufnahme, die Phytinsäure: Phytinsäure kommt in den Randschichten des Getreides vor. Sauerteigbakterien bauen Phytinsäure ab. Deshalb kann der Darm wesentlich mehr Eisen aus einem Vollkornbrot mit Sauerteig aufnehmen als aus einem Vollkornbrot ohne Sauerteig. Als Sportler solltest du daher Brot nur auf Sauerteigbasis essen. Und wenn du dein Frischkornmüsli über Nacht einweichst, vermindert sich ebenfalls die Phytinsäure des Getreides. Meist hilft auch schon eine generelle Reduktion von Nudeln und Brot, um die Eisenwerte zu verbessern.

4. **Kaffee, schwarzen und grünen Tee zu und nach den Mahlzeiten weglassen**
   Die in Kaffee sowie in Schwarz- und Grüntee enthaltene Gerbsäure ist, wie die Phytinsäure, gut für das Immunsystem. Allerdings ist sie auch ein Hemmfaktor für die Eisenaufnahme. Trink deshalb keine gerbstoffhaltigen Getränke direkt vor, während oder nach dem Essen, wenn du niedrige Ferritin-Werte hast. Genieße ungesüßten Kaffee, Schwarz- oder Grüntee immer zwischen den Mahlzeiten. Wenn du unbedingt grünen oder schwarzen Tee zum Essen trinken willst, dann lass ihn nur eine Minute ziehen, denn so ist der Gerbsäuregehalt geringer.

5. **Hemmfaktor Phosphate ausschalten – kein Cola zum Essen**
   Cola enthält Phosphate, die eine hohe Eisenbindungskapazität haben. Daher sollte man Cola, nicht zum Essen trinken. Besser noch, man trinkt es gar nicht.

6. **Milchprodukte und Fleisch trennen**
   Kalzium bindet Eisen. Deshalb sollten bei Eisenmangel kalziumreiche Lebensmittel wie Milch und Käse nicht mit Fleisch kombiniert werden. Ebenso sollten Nahrungsergänzungen mit Kalzium nicht zu einer Mahlzeit genommen werden, sondern ausschließlich zwischen den Mahlzeiten, ergänzt mit etwas Beeren oder Gemüse, um die Aufnahme im Darm zu verbessern. In der Regel brauchen Sportler keine Nahrungsergänzung mit Kalzium.

Allgemeine Stabilität

Alle sechs Erfolgsstrategien sollten parallel angewendet werden. Dennoch kann es, wie schon gesagt, besonders bei Sportlerinnen zu Eisenmangel kommen. In diesem Fall gilt es, Eisen zu ergänzen. Eisenpräparate sollten aber wirklich nur genommen werden, wenn der Mangel diagnostiziert wurde, das heißt, wenn der Eisenspeicherwert (Ferritin-Wert) zu niedrig ist. Werden sie über den Bedarf genommen, dann ist die Bildung freier Radikale erhöht. Dies kann zu Entzündungen und vielfältigen Schädigungen von Muskulatur, Blutgefäßen und Knorpelstrukturen führen. Viele Menschen vertragen die verschriebenen hoch dosierten Präparate jedoch nicht. Besser verträglich sind eisenhaltige Pflanzensäfte aus Apotheken, Reformhäusern oder Bioläden.

Sehr gut verträglich und hoch wirksam ist Laktoferrin, ein „Eisentransporter", bei dem Eisen an ein Protein gebunden ist. Eine italienische Studie aus dem Jahre 2006 bei Schwangeren hat gezeigt, dass Laktoferrin in Kombination mit einer niedrigen Eisengabe deutlich besser verwertet wird als herkömmliche Eisenpräparate: Knapp 9 mg Eisen in Kombination mit Laktoferrin brachte bessere Eisenwerte als ein handelsübliches, hoch dosiertes Eisenpräparat mit 150 mg Eisen. Das niedrig dosierte Eisenpräparat mit Laktoferrin hat keinerlei Nebenwirkungen im Vergleich zu einem hoch dosierten Eisenpräparat, das häufig zu Blähungen und Verstopfungen führt.

Tipp Eisenpräparate sollten immer vor dem Zubettgehen genommen werden, 3–4 Stunden nach der letzten Mahlzeit. So kann Eisen die Aufnahme anderer Spurenelemente wie Zink nicht stören.

Ärztliche Vorsicht Bei chronischem Eisenmangel sollte ärztlich abgeklärt werden, ob kein schleichender Blutverlust über eine chronische Infektion, etwa mit Heliobacter pylori, vorhanden ist. Ebenso sollte bedacht werden, dass ständige Einnahme von Aspirin und anderen nichtsteroidalen Schmerzmitteln zu Magenblutungen führen kann und, infolgedessen, zu schlechten Eisenwerten.

AUSWAHL EISENSPENDER
(Angaben in mg/100 g)

Amaranth	15,0 mg
Aprikosen, getrocknet	4,5 mg
Blütenpollen	13,0 mg
Bohnen, weiß	6,1 mg
Fisch	1 mg
Fleisch	2 mg
Haferflocken	6,0 mg
Hefeflocken	18,0 mg
Hirsekorn	9,0 mg
Kakaopulver	12,5 mg
Käse	4,6 mg
Linsen	6,9 mg
Petersilie	8,0 mg
Pistazienkerne	7,3 mg
Sonnenblumenkerne	7,0 mg
Zimt, Kurkuma	28 mg

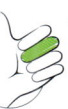

Nährstoffe: So sorgst du für stabiles Bindegewebe und starke Knochen

Damit dein Körper Trainingsbelastungen verarbeiten und Verletzungen vermeiden kann, brauchst du ein stabiles Bindegewebe. Mit einem systematischen Auf- und Abwärmprogramm und einer salat- und gemüsereichen Ernährung mit vielen Kräutern hast du hier bereits den Grundbaustein gelegt. Dennoch ist das Bindegewebe ein kritischer Faktor, da es im Gegensatz zur Muskulatur schwach durchblutet ist. Dies bedeutet, dass die Muskulatur sich schneller an Trainingsreize anpasst und stärker wird, das Bindegewebe aber noch nicht. Dadurch kommt es zu Imbalancen, Sehnen und Bänder entzünden sich. Deshalb ist es wichtig, Bindegewebestrukturen im Vorfeld mit zusätzlichen Nährstoffen zu kräftigen, und sich so vor Verletzungen zu schützen. Diese Nährstoffe sind pflanzliche Kieselsäure, Vitamin D3, Vitamin K2, Glucosamin, Chondroitin und Kollagen-Hydrolysat.

Pflanzliche Kieselsäure

Damit deine Sehnen und Bänder gestärkt werden, solltest du dich kieselsäurehaltig ernähren. Kieselsäure liefert den Baustein Silizium; dieser fördert die Kollagenbildung und ist deshalb ein wichtiger Nährstoff für Haut, Haare und Fingernägel. Ebenso regt Kieselsäure die körpereigene Produktion der Grundsubstanz für Knorpel, Sehnen und Bänder an und ist der Hauptnährstoff der knochenbildenden Osteoblasten. Aus diesen Gründen kräftigen kieselsäurereiche Lebensmittel alle Bindegewebs-, Knorpel- und Knochenstrukturen, einschließlich der Hüllgewebe rund um die Organe. Da das Bindegewebe den gesamten Körper vernetzt, verbessert sich dadurch die interzelluläre Kommunikation im Körper.

Deshalb sollte deine Ernährung generell kieselsäurereiche Lebensmittel wie Hirse, Bananen, Naturreis oder Haferflocken enthalten. Trotz des hohen Kieselsäuregehalts sollten diese Lebensmittel nicht in Massen verzehrt werden, da es reine Kohlenhydratquellen sind (siehe TRAIN-LOW S. 18).

Allgemeine Stabilität

Herkömmliche Kieselsäure-Präparate sind schlecht verwertbar
Ob Kieselsäure wirkt, hängt davon ab, wie sie im Darm resorbiert wird. Handelsübliche Präparate, etwa weißes Kieselerde-Pulver, -Tabletten oder -Kapseln können vom Darm kaum verwertet werden. Die Resorption liegt hier bei weniger als einem Prozent. Wesentlich wirkungsvoller ist Kieselsäure aus Kieselsäure-Gel (z. B. Silicea-Gel) mit einer Resorption von ca. 30 Prozent. Am wirksamsten aber sind wasserlösliche Extrakte von Ackerschachtelhalm oder Brennnessel: Die Resorption liegt hier bei über 95 Prozent. Deshalb arbeiten wir in Phasen hoher Belastung, zur Verletzungsvorbeugung und zur schnelleren Überwindung von Verletzungen mit Ackerschachtelhalm (s. S. 156) und Brennnessel.
Bei Sportlern, die Ackerschachtelhalmextrakt regelmäßig einnehmen, reduziert sich die Ausfallzeit nach Verletzungen. Und nicht nur das – danach sind sie deutlich stabiler.

Ackerschachtelhalm und Brennnessel – die Pflanzen mit dem höchsten Kieselsäurewert
Keine Pflanze enthält auch nur annähernd so viel Kieselsäure wie der Ackerschachtelhalm. Er hat einen Anteil von fast 10 Prozent bezogen auf die pflanzlichen Trockenmasse. Ein weiterer hochwertiger Kieselsäurespender ist die Brennnessel. Beide Pflanzen enthalten weitere gut verwertbare Inhaltsstoffe wie Querzetin und Kämpferol; diese wirken entzündungssenkend und beugen so Verletzungen vor. Deshalb reicht auch schon die kleine Menge von nur einem Teelöffel flüssigem Extrakt oder ½ Teelöffel Extraktpulver pro Tag aus, um Bindegewebestrukturen zu kräftigen.
Alternativ gäbe es auch die Möglichkeit, aus Ackerschachtelhalm einen Tee zu kochen, der dabei mindestens eine Stunde leicht vor sich hinköcheln, anschließend über Nacht ziehen und dann ausgepresst werden muss, um die Kieselsäure aus der Pflanze zu lösen; ein kurzer Teeaufguss reicht hier leider nicht.

Vitamin D

Da Vitamin D bei fast allen Vorgängen im Körper beteiligt ist, solltest du deinen Vitamin-D-Spiegel im Lot halten. Vitamin D ist vor allem für den Knochenstoffwechsel von Bedeutung, da es die Resorption von Kalzium im Darm erhöht. Deshalb wundert es nicht, dass bei Vitamin-D-Mangel die Knochen brüchig werden und die Verletzungsanfälligkeit erhöht ist. Vitamin-D-Mangel erhöht darüber hinaus das Risiko für Krebserkrankungen und Alzheimer. Auch wichtig für Sportler: Ein guter Vitamin-D-Spiegel wirkt entzündungssenkend und schmerzlindernd.

Nährstoffe: So sorgst du für stabiles Bindegewebe und starke Knochen

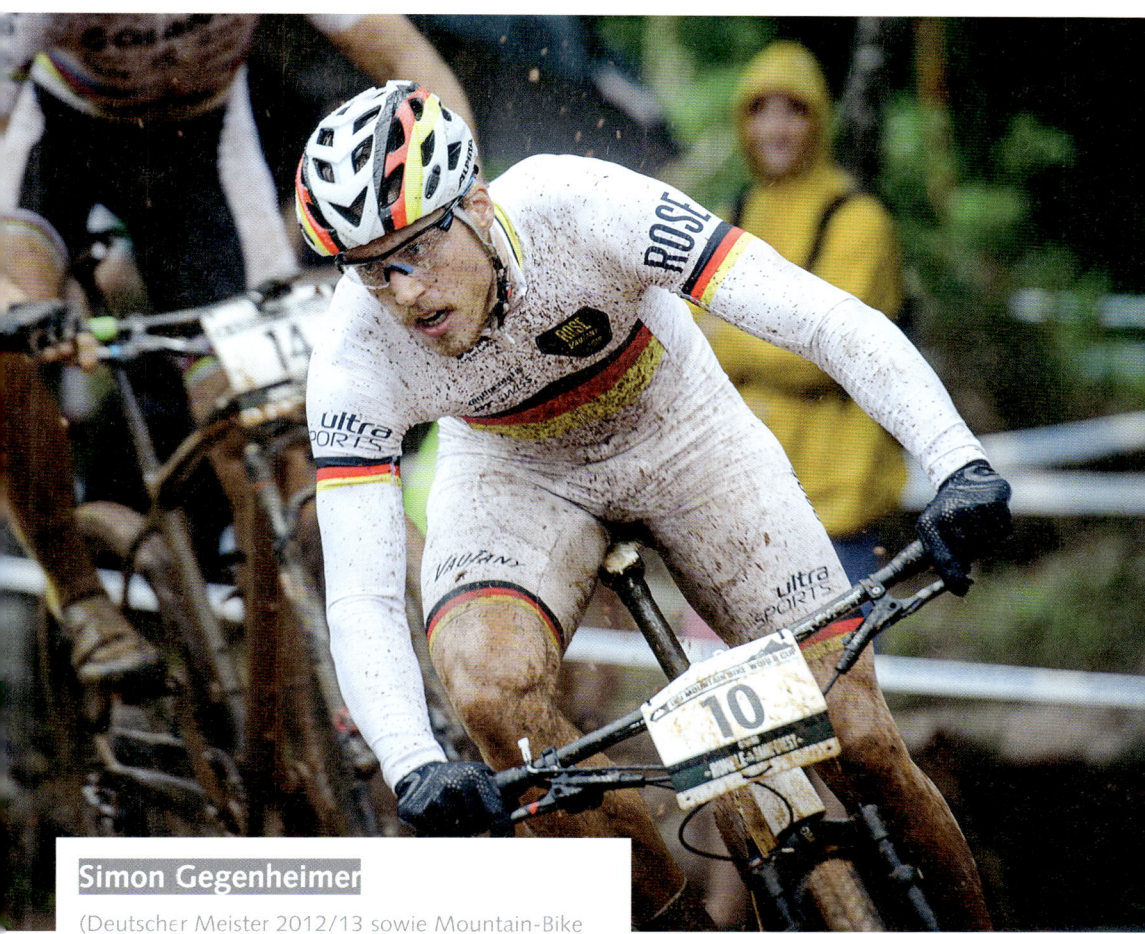

Simon Gegenheimer

(Deutscher Meister 2012/13 sowie Mountain-Bike Sprint-Weltcup-Sieger, 25 Jahre): Die Mountain-Bike-Sprint-Wettkämpfe dauern je nach Gelände nur 100–200 Sekunden. Dabei geht es um maximale Beschleunigungen – Mann gegen Mann im Gelände. Starke Sehnen und Bänder sind hier mein Kapital. Seit meinem 16. Lebensjahr bin ich bei Dr. Feil in der Nährstoffsteuerung, und seither nehme ich Ackerschachtelhalm.

Allgemeine Stabilität

Vitamin-D-Bildung

Vitamin D kann der Körper durch die Ultraviolett-B-Sonnenstrahlen (UVB) bilden. Allerdings steht die Sonne in unseren Breitengraden in den Wintermonaten November bis April so tief, dass keine UVB-Strahlen auf der Haut ankommen können. Der Körper kann deshalb in dieser Jahreszeit Vitamin D nicht selbst herstellen. Erst ab April steht die Sonne so hoch, dass UVB-Strahlen auf der Haut gelangen und die körpereigene Vitamin-D-Bildung einleiten können. Vitamin D sollte daher im Winter über eine Nahrungsergänzung aufgenommen werden, um einen dauerhaften Vitamin-D-Wert im Blut (25 OH-Wert) zwischen $50\,\mu g/ml$ und $80\,\mu g/ml$ zu gewährleisten.
Aus der Erfahrung mit vielen Athleten und Patienten wissen wir, dass die meisten Sportler im Winter eine zusätzliche Vitamin-D3-Ergänzung von circa $75\,\mu g$ – $150\,\mu g$ (3000–6000 I. E.) brauchen, um auf die oben genannten Werte zu kommen. Willst du herausfinden, ob deine Vitamin-D-Werte stimmen, solltest du als Sportler im Mai und im September deinen Vitamin-D-Spiegel messen lassen. Im Mai hast du meistens die niedrigsten und im September die höchsten Werte. Um sicherzustellen, dass das Kalzium-Magnesium-Verhältnis ausgeglichen bleibt, solltest du außerdem auf eine magnesiumreiche Ernährung achten (Kakao, Nüsse, Salat) und ggf. Magnesium ergänzen. Ein funktionierender Knochenstoffwechsel braucht nämlich nicht nur Kalzium, sondern auch ausreichend Magnesium.

Nimm bei sehr niedrigen Vitamin-D-Werten (kleiner $30\,\mu g/ml$) über mehrere Wochen hoch dosiertes Vitamin D im Bereich von täglich $250\,\mu g$ (oder 10 000 I. E.) Diese Hochdosierung ist völlig bedenkenlos, wenn du zusätzlich Vitamin K2 in der täglichen Dosierung von $180–500\,\mu g$ zur Balancierung nimmst (Präparate-Empfehlung siehe Anhang). Die Erklärung für die Notwendigkeit von Vitamin K2 bei Vitamin-D3-Hochdosierungen erfährst du im nächsten Kapitel (s. S. 73).

Sonnenstudios Alternativ stehen im Winter Sonnenbänke zur Verfügung. Hierbei gilt es zu beachten, dass man Bänke nutzt, die ein natürliches Sonnenlichtspektrum, also mit UVB-Licht, haben. Sonnenbänke mit reinen UVA-Strahlen sind nicht zu empfehlen, da diese keine Vitamin-D-Bildung erzeugen und für die Haut schädlich sind. Wir empfehlen, nicht mehr als einmal pro Woche für acht bis zehn Minuten in ein gutes Sonnenstudio mit UVB-Anteil zu gehen. Die Bestrahlung läuft über Quecksilberlampen, was nicht optimal ist, denn der Körper nimmt die Quecksilberschwingung der Sonnenlampen auf. Das schwächt sensible Sportler in der Leistung.

Übrigens Schon eine Sonnencreme mit dem Lichtschutzfaktor 15 blockiert die Bildung von Vitamin D zu 99 Prozent. Geh daher immer erst 10 bis 15 Minuten ohne Sonnenschutz in die Sonne, damit dein Körper Vitamin D bilden kann.

Vitamin K2

Vitamin K2 ist ein Vitamin, auf das man erst vor Kurzem aufmerksam wurde. Vitamin K2 ist nur in wenigen Lebensmitteln enthalten, die wir in Deutschland essen. Es entsteht durch Bakterien und ist vermehrt in Rohmilchkäse und gesäuerten Milchprodukten enthalten. Die beste Vitamin-K2-Quelle ist jedoch Natto, fermentiertes Soja aus Japan, das circa 40-mal mehr Vitamin K2 enthält als Rohmilchkäse, für unseren westlichen Gaumen aber kaum genießbar ist. Wenn du einen gesunden Darm hast und wenig Weizenprodukte isst, dann ist sogar deine Darmflora in der Lage, kleine Mengen an Vitamin K2 selbst zu bilden.

Vitamin K2 transportiert Kalzium zu den Knochen und hat die Kapazität, bereits abgelagertes Kalzium wieder aus den Blutgefäßen zu lösen. Deshalb ist Vitamin K2 ein wichtiges neues Vitamin zum Schutz vor Herzinfarkt und Hirnschlag. Ebenso schützt Vitamin K2 vor Stressfrakturen. Deshalb sollten Personen, die schon häufiger eine Stressfraktur erlitten haben, unbedingt ihre Knochen mit Vitamin K2 stärken und zweimal pro Woche gesäuertes Gemüse essen. Nach einer Stressfraktur sollte man zudem für mindestens sechs Monate zusätzlich Vitamin K2 in Kapselform und einer Dosierung von 180 μg täglich zu sich nehmen. Dadurch werden Stressfrakturen verhindert oder schneller überwunden.

Vitamin D hilft, Kalzium vermehrt aufzunehmen. Um sicherzustellen, dass es auch in die Knochen transportiert und nicht in den Blutgefäßen eingelagert wird, solltest du deine Vitamin-K-Einnahme mit den hoch dosierten Vitamin-D-Anwendungen kombinieren. Bei einer täglichen Vitamin-D-Aufnahme von 250 μg (bzw. 10 000 I.E.) solltest du deshalb täglich mindestens 180 μg Vitamin K2 zusätzlich aufnehmen. Bei noch höheren kurzzeitigen Dosierungen von Vitamin D3 wird mit 1 mg Vitamin K2 pro 10 000 I.E. Vitamin D gearbeitet.

Das wirksamste Vitamin K2 ist die MK-7-Form, sie wirkt deutlich stärker als die MK-4-Form.

Verletzungen schneller überwinden mit den richtigen Nährstoffen

Wenn du dich entzündungssenkend ernährst, deine Aufwärm- und Abwärmübungen machst, deine Vitamin-D-Werte und außerdem Vitamin K2 optimal sind und du regelmäßig pflanzliche Kieselsäure zu dir nimmst, bist du vor Verlet-

Allgemeine Stabilität

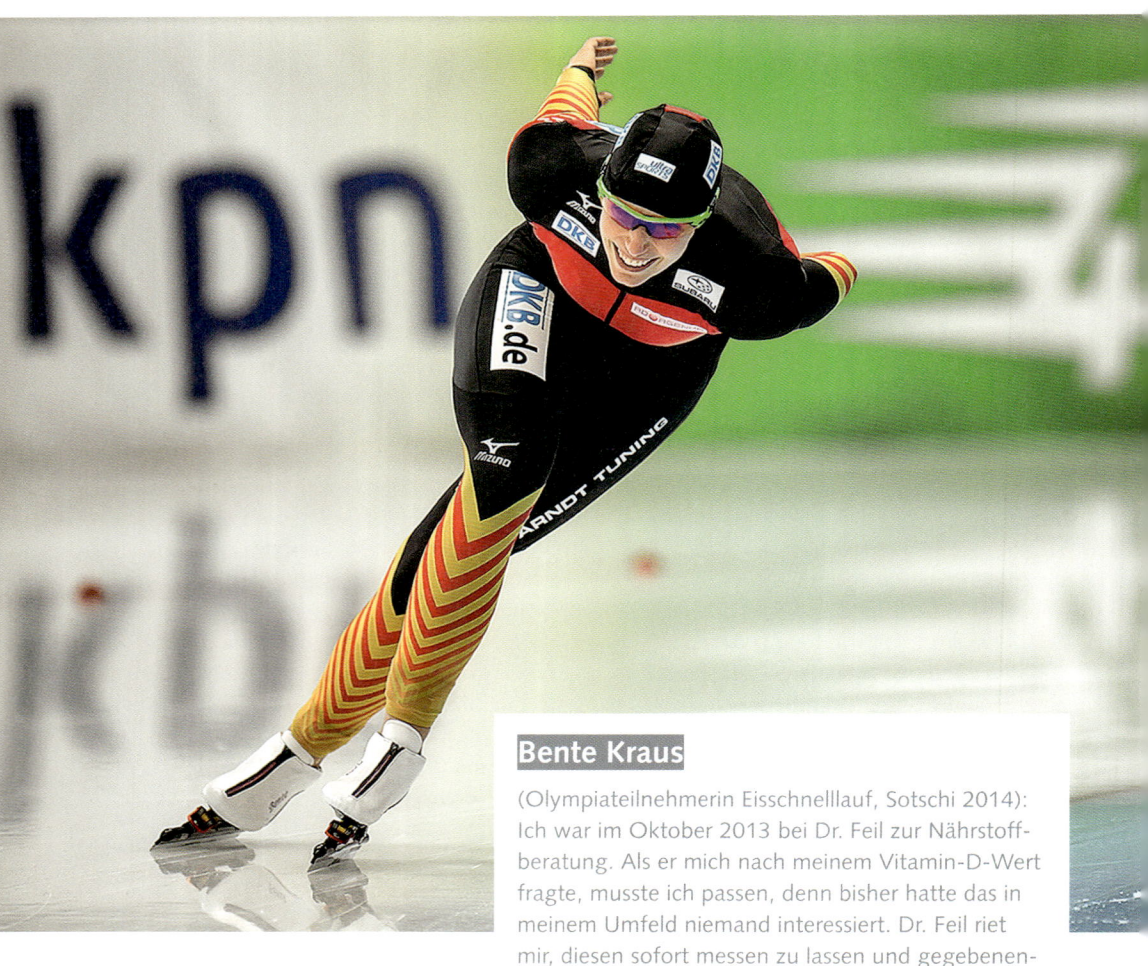

Bente Kraus

(Olympiateilnehmerin Eisschnelllauf, Sotschi 2014): Ich war im Oktober 2013 bei Dr. Feil zur Nährstoffberatung. Als er mich nach meinem Vitamin-D-Wert fragte, musste ich passen, denn bisher hatte das in meinem Umfeld niemand interessiert. Dr. Feil riet mir, diesen sofort messen zu lassen und gegebenenfalls zu optimieren, um bestmöglich in die Qualifizierungsrennen für Olympia zu gehen und auch die Gefahr einer Grippe im Vorfeld zur Olympiade zu minimieren. Die Messung Anfang November bestätigte Dr. Feils Vermutung, dass der Wert unter 30 liegen wird (29 µg/l). Mit der von Dr. Feil empfohlenen Hochdosierung von Vitamin D in Kombination mit Vitamin K2 bekam ich meine Vitamin-D-Werte kurzfristig in Griff, qualifizierte mich im Dezember 2013 für Sotschi und konnte ohne Erkältung durchtrainieren.

zungen gut geschützt. Da es im Sport immer mal „dumm laufen" kann, können trotz bester Versorgung Verletzungen auftreten. Um diese schneller auszukurieren, kannst du zusätzlich im Bindegewebe- und Knochenbereich mit Glucosamin, Chondroitin und Kollagen-Hydrolysat arbeiten.

Glucosamin und Chondroitin

Glucosaminsulfat ist ein wesentlicher Baustein von Knorpelstrukturen. Unser Körper kann Glucosamin selbst bilden. Um Verletzungen schneller zu überwinden, bedarf es meist einer höheren Menge, als der Körper selbst bilden kann. Ebenso kann Glucosamin den Knorpel stabilisieren, wobei verstärkt Schwefelbrücken in die Knorpelgrundsubstanz eingebaut werden. Wie Ackerschachtelhalm und Brennnessel zeigt Glucosamin darüber hinaus auch eine entzündungssenkende Kapazität. Stark glucosaminhaltig sind Muttermilch und Krabbenschalen. Nun ist es etwas schwierig, mehr Muttermilch zu trinken und täglich vier Krabben mit Schale zu essen. Deshalb gibt es eine Vielzahl von Glucosaminpräparaten in Kapselform, oft in Kombination mit Chondroitinsulfat, einer weiteren Hauptkomponente der Knorpelsubstanz. Es verleiht dem Knorpelgewebe Struktur und speichert Wasser. Chondroitin und Glucosamin verstärken sich gegenseitig in ihrer Wirkung: Nimmt man beide Stoffe zusammen ein, sind die Ergebnisse deutlich besser.

Glucosamin und Chondroitin – Wirkung in Studien bestätigt

Viele seriöse Studien beweisen, dass Glucosaminsulfat Schmerzen, Steifheit und Schwellungen im Gelenk reduziert und genauso wirksam ist wie ein Schmerzmittel, allerdings ohne dessen negative Nebenwirkungen. Außerdem zeigen sie, dass Glucosaminsulfat bei Arthrose das Fortschreiten der Gelenkzerstörung verlangsamt oder sogar stoppt.

Auch für Chondroitin liegen inzwischen mehrere placebo-kontrollierte Doppelblindstudien vor, die seine Wirksamkeit bei Gelenkschmerzen eindeutig belegen. Chondroitin kann die Gelenkbeweglichkeit verbessern, die Knorpelsubstanz aufbauen und wirkt bei Verletzungen schmerzlindernd.

Das Weizen-Lektin WGA (Wheat Germ Agglutinin) bindet sich an Glucosamin, das deshalb nicht mehr für deine Knorpelstrukturen genutzt werden kann. Wer immer wieder mit schwachen Knorpelstrukturen zu kämpfen hat und ein Glucosaminpräparat einnimmt, sollte auf Weizen weitgehend verzichten.

Dosierung von Glucosamin & Chondroitin

Viele Präparate auf dem Markt sind zu niedrig dosiert und können deshalb nicht das gesamte Potenzial ausschöpfen: Mindestens 1500 mg Glucosaminsulfat täglich sollte man bei Sportverletzungen zu sich nehmen – denn die richtige Dosierung ist entscheidend für den Erfolg. Die positive Wirkung von Chondroitin wurde ab einer Dosierung von 800 mg pro Tag beobach-

Allgemeine Stabilität

Tab. 9 Überblick über die richtige tägliche Dosierung von stabilisierenden Nährstoffen fürs Bindegewebe

Für starke Sehnen und Bänder und schöne Haut	Zur Vorbeugung von Verletzungen	Bei Anfälligkeit für Stressfrakturen	Zur Überwindung von Verletzungen
▸ 1 TL Ackerschachtelhalm	▸ 1 TL Ackerschachtelhalm ▸ ca. 50–100 µg Vitamin D3 (2000–4000 I. E.)	▸ 1 TL Ackerschachtelhalm ▸ 100 µg Vitamin D3 ▸ 180 µg Vitamin K2 ▸ ß-Carotin (ca. 2 mg)	▸ 1 TL Ackerschachtelhalm ▸ 150 µg Vitamin D3 ▸ 180 µg Vitamin K2 ▸ ß-Carotin (ca. 2 mg) ▸ 1500 mg Glucosamin ▸ 800 mg Chondroitin ▸ 10 g Kollagen-Hydrolysat ▸ täglich 2 TL Kurkuma

tet. Wir empfehlen Leistungssportlern zur Vorbeugung zweimal pro Jahr für drei Monate Glucosamin- und Chondroitinsulfat in der aufgeführten Dosierung zu nehmen, am besten in den Hauptbelastungsphasen. Das schützt Leistungssportler anhaltend und sie können durchgehend gut trainieren.

Kollagen-Hydrolysat

Kollagen-Hydrolysat ist aufgespaltenes Gelatinepulver und besteht sozusagen aus Gelatinebruchstücken. Der Nährstoff unterstützt die körpereigene Kollagenbildung, wodurch Heilungsprozesse besonders bei Verletzungen spürbar beschleunigt werden. Studien mit radioaktiv markiertem Kollagen-Pulver haben gezeigt, dass diese Gelatinefragmente als ganze Bauteile in den Knorpel eingebaut werden. Gleichzeitig konnte nachgewiesen werden, dass auch die Knorpelzellen zu verstärkter Kollagenbildung angeregt werden: Bei einer guten Versorgung mit Kollagen-Hydrolysat ist die Kollagenbildung der Knorpelzellen rund 250 Prozent höher. Die tägliche Einnahme von Kollagen-Hydrolysat kann darüber hinaus Schmerzen lindern, die meistens mit einer Verletzung einhergehen.

Dosierung von Kollagen-Hydrolysat Auch beim Kollagen-Hydrolysat ist die richtige Dosierung entscheidend für den Erfolg. 10 g Kollagen-Hydrolysat führten in mehreren Studien zu einer höheren Belastbarkeit von Gelenken.

Nährstoffe: So sorgst du für stabiles Bindegewebe und starke Knochen

Hyaluronsäure-Spritzen bei Verletzungen?

Hyaluronsäure ist eine wichtige Knorpelsubstanz, die der Körper selbst herstellen kann. Dazu muss die Knorpelzelle ausreichend mit den Hyaluronsäure-Bausteinen Glucosamin und Glucuronsäure, einem Baustein von Chondroitin, versorgt werden. Hyaluronsäure-Spritzen empfehlen wir nicht, da die Glucosamin- und Chondroitinzufuhr über Kapseln deutlich preiswerter ist. Hinzu kommt, dass beim Spritzen in Gelenke immer ein Risiko für eine Gelenkinfektion besteht. Ferner ist zu bedenken, dass der Effekt von Hyaluronsäure-Spritzen nicht lange anhält, denn Knorpelstrukturen sind sehr komplex aufgebaut und ein einzelner Nährstoff wie Hyaluronsäure allein bringt keine langfristige, nachhaltige Verbesserung.

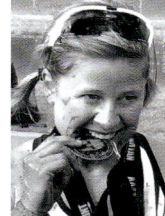

IKI: »KOFFER VOLLER NÄHRSTOFFE STATT KLAMOTTEN«

Mein erstes Höhentrainingslager fand in Flagstaff Arizona statt. So ein Höhentrainingslager dauert in der Regel drei bis vier Wochen. Über einen so langen Zeitraum war ich noch nie in der Höhe gewesen und auch noch nie in einem Trainingslager. 10 der 23 Kilogramm Freigepäck füllten meine Nährstoffe, Gewürze, Ingwerreibe und so weiter. Am Anfang wurde ich noch etwas belächelt, weil knapp die Hälfte meines Koffers mit Nährstoffen gefüllt war, während ich mit Klamotten eher spärlich ausgestattet war. Das verringerte sich aber täglich. Besonders, als ich auch noch in der dritten Woche volle Kanne trainieren konnte und keine Einheit verpasst hatte, überlegten sich andere, das nächste Mal auf eine zusätzliche Hose zu verzichten und etwas mehr Nährstoffe und Gewürze einzupacken.

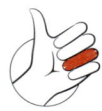

Trainingsversorgung: So schützt du deinen Körper bei Belastung

Damit dein Immunsystem und deine Sehnen und Bänder während trainingsbedingter Belastung nicht angegriffen werden und du keine Muskelkrämpfe bekommst, brauchst du bei Einheiten, die länger als zwei Stunden oder härter sind, verdünnte, hochwertige Sportgetränke oder Gels. Welche Inhaltsstoffe müssen in solchen hochwertigen Sportgetränken oder Gels sein, um dich in der Balance zu halten?

Was muss ein hochwertiges Sportgetränk enthalten?

Dass in Sportgetränken Kohlenhydrate sein müssen, ist klar, denn Kohlenhydrate liefern dir schnelle Energie während des Trainings. Stärker leistungssteigernd wirken sie, wenn zusätzlich Eiweiß enthalten ist. Das Verhältnis Kohlenhydrate zu Eiweiß sollte in etwa 3:1 sein. Wenn in einem Liter Sportgetränk 60 g Kohlenhydrate drin sind, wären das zusätzlich 20 Gramm Eiweiß pro Liter. Einen Hauptanteil des Eiweißes sollten dabei die verzweigtkettigen Aminosäuren (BCAA) liefern, da diese die Muskulatur vor Abbau schützen und vom Körper bei Bedarf auch zu Energie umgewandelt werden können. Hochwertige Sportgetränke sollten auch mindestens 1000 mg/l Hydrogenkarbonat oder Bikarbonat enthalten. Dieser Rohstoff wirkt basisch und beruhigt dadurch den Magen. Der dritte Nährstoff, den ein wirksames Sportgetränk braucht, ist ein hoher Gehalt an Natrium, da man dieses Mineral über den Schweiß am stärksten verliert. Besonders bei langer oder sehr intensiver Belastung solltest du ausreichend Natrium zu dir nehmen, damit du geschützt bist vor Krämpfen und Leistungseinbrüchen. Pro Liter Sportgetränk sollten mindestens 800 mg Natrium enthalten sein. Natrium schützt nicht nur vor belastungsbedingten Krämpfen, sondern beschleunigt darüber hinaus auch die Wasser- und Kohlenhydrataufnahme im Darm: Wenn Wasser und Kohlenhy-

Trainingsversorgung: So schützt du deinen Körper bei Belastung

drate während der Belastung schneller ankommen sollen, ist immer eine Portion Natrium (in Form von Natriumchlorid = Salz oder Natriumbikarbonat) notwendig. Da in der Fettstoffwechsel-Strategie die Sportgetränke doppelt oder dreifach mit Wasser verdünnt werden, wird der Natriumanteil entsprechend zu gering. Reichere deshalb deine verdünnten Sportgetränke mit einem Gramm Kochsalz pro Liter an (dies entspricht 400 Milligramm Natrium). Leitungswasser hingegen musst du mit zwei Gramm Kochsalz anreichern, um auf 800 Milligramm Natrium pro Liter zu kommen. Das ist circa ½ Teelöffel.

Was müssen hochwertige Energie-Gels enthalten?

Ebenso wie ein hochwertiges Sportgetränk sollte dein Gel neben Kohlenhydraten auch Eiweiß und viel Natrium enthalten. Pro 100 Gramm sollte der Natriumanteil dabei mindestens 600 Milligramm und der Eiweißgehalt mindestens drei Gramm betragen. Leistungssteigernd bei Gels wirken Pflanzenextrakte wie Guarana oder Rhodiola. Auch gibt es in den meisten Gels, die zur Steigerung der Leistungsfähigkeit dienen, Koffein. Damit Rhodiola wirkt, sollten in einem Gel mindestens 200 mg enthalten sein, beim Koffein 25–30 mg.

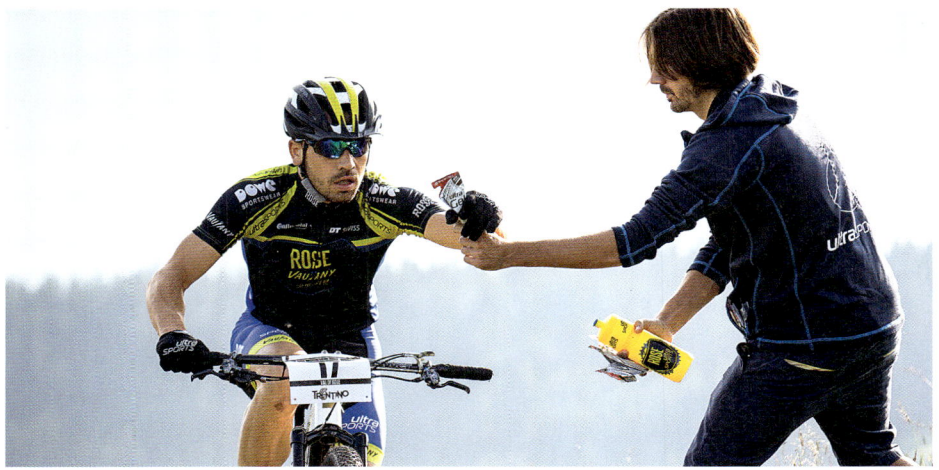

Allgemeine Stabilität

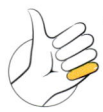

Regeneration: Mach deine Leistungsentwicklung planbar

Eine gute Regeneration ist der Schlüssel für eine planbare Leistungsentwicklung. In der Regenerationsphase bereitet sich der erschöpfte Körper darauf vor, bei der nächsten Belastung nicht nur genauso viel, sondern von nun an noch mehr zu leisten. Dieses Phänomen nennt man Superkompensation. Wer dieses bessere Ausgangsniveau für das nächste Training nutzt, kann seine Leistung steigern. Ohne ausreichende Regeneration gibt es also keine Leistungssteigerung. Es ist kein Geheimnis: Wer gut regeneriert, bringt mehr Leistung im Wettkampf, schützt sich vor Verletzungen und hat mehr Energie bei der Arbeit und in der Freizeit.

Weil du dich im Training sehr sparsam mit Energie versorgst und gleichzeitig deinen Körper herausforderst, ist es in der Regenerationsphase umso wichtiger, den Versorgungsschwerpunkt zu setzen. In der Regeneration unterscheiden wir dabei zwischen der hormonellen, der strukturellen und der mitochondrialen Regeneration. Alle drei Regenerationssysteme sollten berücksichtigt werden.

Hormonelle Regeneration

Eine gute hormonelle Regeneration bringt den Körper wieder in die Balance und sorgt dafür, dass das Immunsystem fit bleibt. Muskeln, Gelenke und Knochen werden aufgrund der körpereigenen Hormonausschüttung stärker und belastbarer. Positiver Nebeneffekt: Auch die Stimmung wird positiv beeinflusst. Die wichtigsten Regenerationshormone, die der Körper produziert, sind Wachstumshormon, Testosteron und Insulin. Generell werden durch den Trainingsreiz diese körpereigenen Regenerationshormone verstärkt ausgeschüttet.

Während man beim Testosteron und auch beim Insulin schon vor Jahren wusste, dass durch eine gezielte Eiweißversorgung nach dem Sport eine verstärkte Ausschüttung erfolgt, dachte man beim Insulin lange, dass hier auch zusätzlich große Kohlenhydratmengen notwendig wären. Heute weiß man, dass allein der Trainingsreiz ausreicht, um nach dem Training einen kurzfristigen Insulinan-

Regeneration: Mach deine Leistungsentwicklung planbar

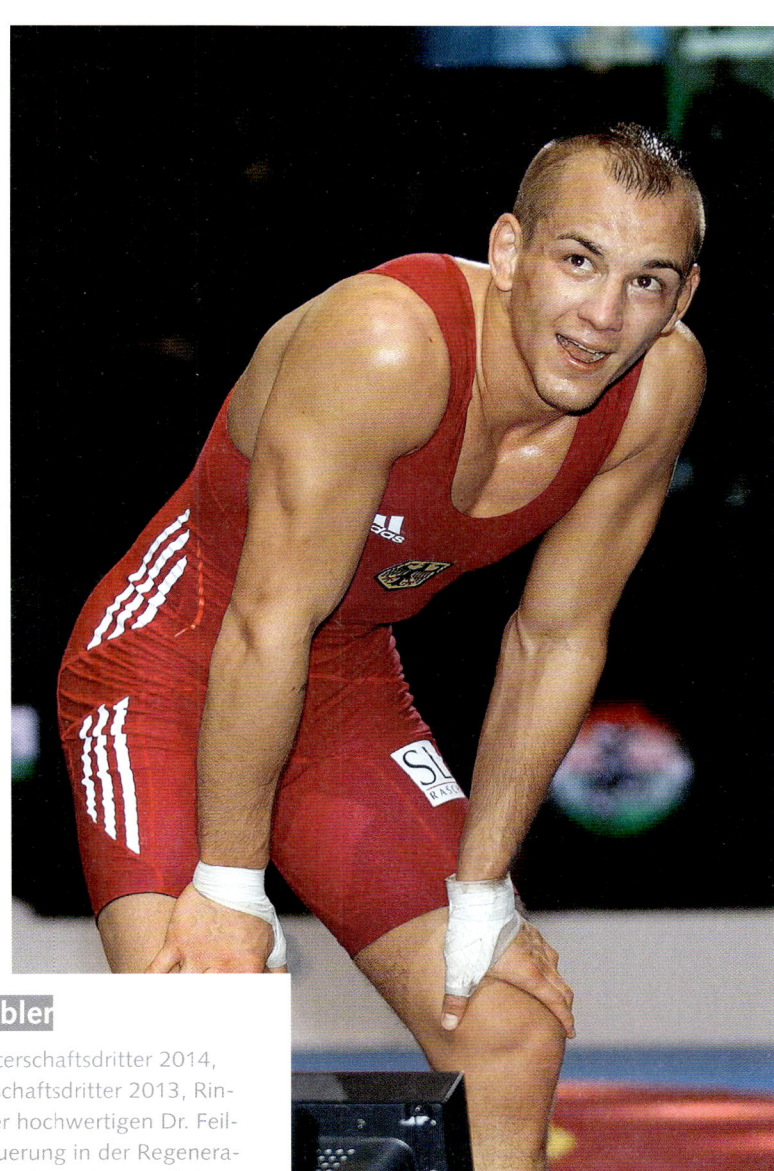

Frank Stäbler

(Europameisterschaftsdritter 2014, Weltmeisterschaftsdritter 2013, Ringen): Von der hochwertigen Dr. Feil-Nährstoffsteuerung in der Regeneration profitiere ich spürbar. Nach hartem Training fühle ich mich viel schneller wieder fit, was bei meiner hohen Trainingsintensität ein entscheidender Vorteil ist.

Allgemeine Stabilität

stieg zu haben. Dieser trainingsbedingte Insulinanstieg entspricht in etwa der Kohlenhydratmenge von 50 g Nudeln. Allein durch den Trainingsreiz wird zudem eine verbesserte Wirksamkeit des Insulins festgestellt. Für eine starke hormonelle Regeneration empfehlen wir dir deshalb, nach dem Training generell hochwertiges Eiweiß aufzunehmen, dich kohlenhydratarm zu ernähren (d. h. moderat im Bereich bis maximal 30 Gramm) und dich mit Zink, Magnesium, Selen und Bor zu versorgen. Diese Mineralien und Spurenelemente sind wichtig für die körpereigene Bildung der Regenerationshormone.

Hochwertiges Eiweiß

Zur Unterstützung der körpereigenen Hormonproduktion braucht der Körper also hochwertiges Eiweiß und ein paar Gramm Kohlenhydrate. Besonders hochwertig, weil biologisch gut verwertbar, ist Molkeneiweiß, das neben der hormonellen Regeneration auch die Bildung von Glutathion fördert. Dieses Antioxidans ist für ein gut funktionierendes Immunsystem unerlässlich.

Früher wurde zur Unterstützung der hormonellen Regeneration 0,2–0,4 g Eiweiß pro Kilo Körpergewicht nach dem Training je nach Intensität empfohlen. Bei einem 70 kg schweren Sportler bedeutete dies nach moderatem Training 14 g Eiweiß und nach intensivem Training 28 g Eiweiß. Auch heute gilt die gleiche Empfehlung – allerdings empfehlen wir, nach hartem Training zusätzlich ausreichend Arginin einzunehmen. Diese Aminosäure haben wir im Bereich des Fettstoffwechsels als Aminosäure kennengelernt, die das Ermüdungsmolekül Ammoniak abpuffert. In der Regeneration bewirkt Arginin, dass die Regenerationshormone Human Growth Hormon (Wachstumshormon HGH) und Testosteron verstärkt ausgeschüttet werden. Damit du diesen Regenerationseffekt spürst, sollte Arginin einen Anteil von fünf bis sechs Gramm deiner Gesamteiweißaufnahme nach einem anstrengenden Training ausmachen.

Mineralien: Magnesium und Zink

Mineralien wie Magnesium und Zink spielen bei weit über 300 Stoffwechsel-Reaktionen im Körper eine wichtige Rolle. Um die hormonelle Regeneration schnell einzuleiten, solltest du nach dem Training Magnesium und Zink zu dir nehmen. Besonders viel Magnesium und Zink ist in Kakao und Nüssen enthalten; die Nährstoffe reichen jedoch nicht aus, dir die benötigten Mengen zuzuführen. Deshalb solltest du direkt nach dem Training ein hochwertiges Regenerationsgetränk mit 100–300 mg Magnesium und 10–20 mg Zink zu dir nehmen.

Spurenelemente: Selen und Bor

Das Spurenelement Selen stimuliert die Schilddrüsenhormone und ist damit an der Regulation deines Grundumsatzes beteiligt. Außerdem aktiviert Selen dein Immunsystem. Deshalb ist besonders in

Regeneration: Mach deine Leistungsentwicklung planbar

Abb. 7 **Hitliste magnesiumhaltiger Lebensmittel (in mg pro 100 g)**

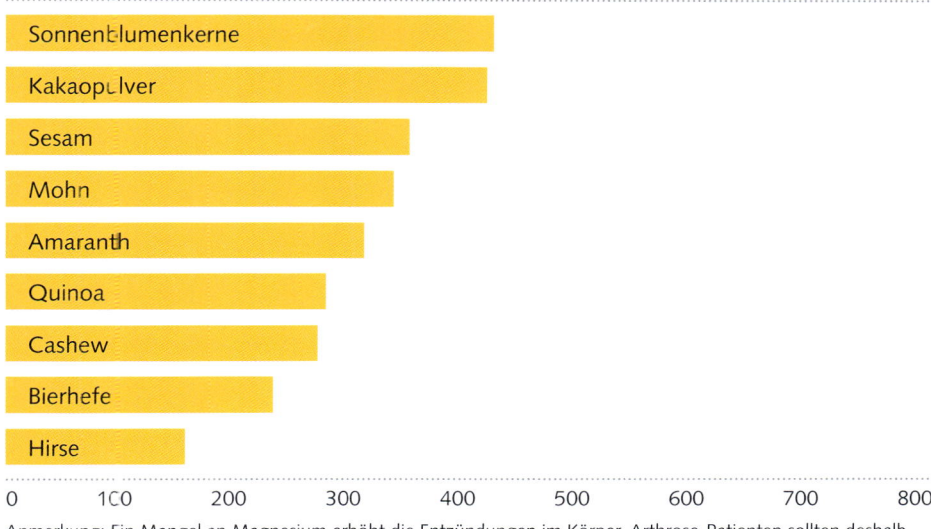

Anmerkung: Ein Mangel an Magnesium erhöht die Entzündungen im Körper. Arthrose-Patienten sollten deshalb ausreichend (mindestens täglich 500 mg) Magnesium aufnehmen.

Abb. 8 **Hitliste zinkreicher Lebensmittel (in mg pro 100 g)**

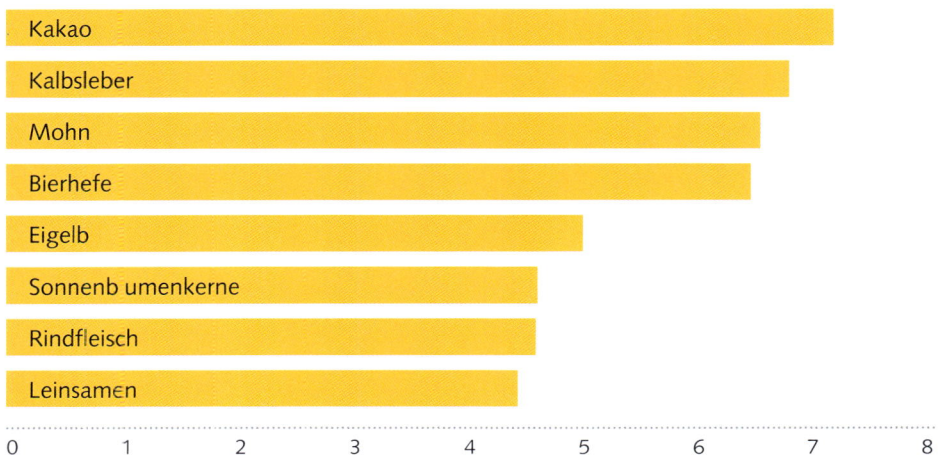

Allgemeine Stabilität

Phasen hoher Belastung ein guter Selenhaushalt wichtig. Selenreich sind vor allem Kokosprodukte wie Kokosflocken oder Kokosmilch. Ein weiteres Spurenelement mit hormoneller Wirkung ist Bor. Bor unterstützt die Wirkung des Regenerationshormones Testosteron. Borreiche Lebensmittel sind Pfirsich, Gurke, Kakao, Rettich, Rote Bete und Rotwein.

HORMONELLE REGENERATION

- **0,2–0,4 g Eiweiß pro Kilogramm Körpergewicht, davon 6 g Arginin**
- **100–300 mg Magnesium**
- **10–20 mg Zink**
- **mindestens 50 µg Selen**
- **mindestens 6–9 mg Bor**

Strukturelle Regeneration

Strukturell regenerieren bedeutet, die Mikrorisse der Körperstrukturen, die – besonders in der Muskulatur – nach jeder harten Belastung entstehen, wieder zu reparieren (s. S. 57). Um Verletzungen vorzubeugen und Muskelkater zu reduzieren, ist es wichtig, diese Mikrorisse schnell zu beheben. Dies bedeutet, dass geschädigte Strukturen durch neue, leistungsstärkere Elemente ersetzt werden, wodurch die Leistungsfähigkeit erhöht wird. Dabei braucht der Körper Eiweiß: 0,4 g Eiweiß pro Kilogramm Körpergewicht ist die Eiweißmenge, die nach hartem, intensivem Training sowie nach Krafttraining, Tempobelastung oder Intervalltraining benötigt wird.

Für die Reparatur der trainingsbedingten Muskelschädigung ist dabei die Aminosäure Leuzin der wichtigste Eiweißbaustein, weswegen die Eiweißzufuhr nach dem Training 3000 mg Leuzin enthalten sollte für eine optimale strukturelle Regeneration.

Optimal wäre es, die strukturelle und hormonelle Regeneration nach einem harten Training zu kombinieren. Hierfür brauchst du also 0,4 g Eiweiß pro Kilogramm Körpergewicht, bestehend aus 3000 mg Leuzin und 6 g Arginin sowie Magnesium, Zink, Selen und Bor. Diese Nährstoffe sollten ungefähr 30 Minuten danach zum Beispiel in Form eines Eiweiß-Shakes zugeführt werden.

Um die strukturelle Erholung weiter zu unterstützen, kannst du zudem Pflanzenstoffe aufnehmen. Besonders gut sind Kakao, Ingwer, Kurkuma, Chili, Zwiebeln, Beeren und Granatapfel. Sie vermindern deutlich deinen Muskelkater und du bist schneller wieder fit für den Alltag oder für dein nächstes Training.

Regeneration: Mach deine Leistungsentwicklung planbar

Abb. 9 **Hitliste selenreiche Lebensmittel (in μg pro 100 g)**

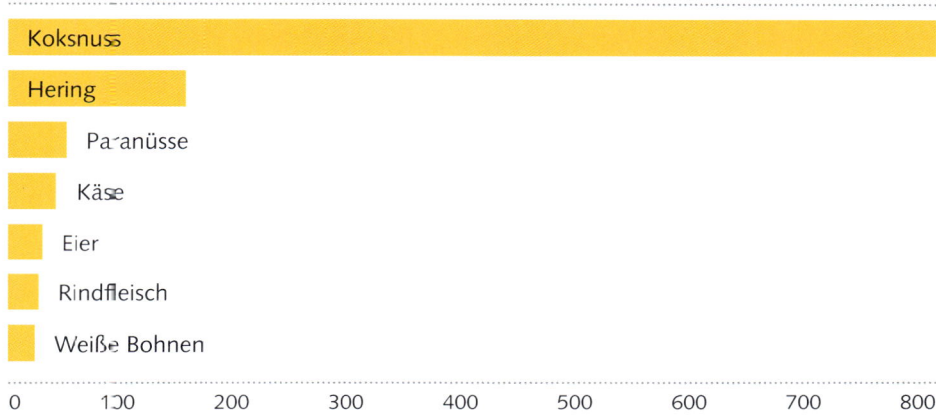

Abb. 10 **Hitliste borreicher Lebensmittel (in mg pro 100 g)**

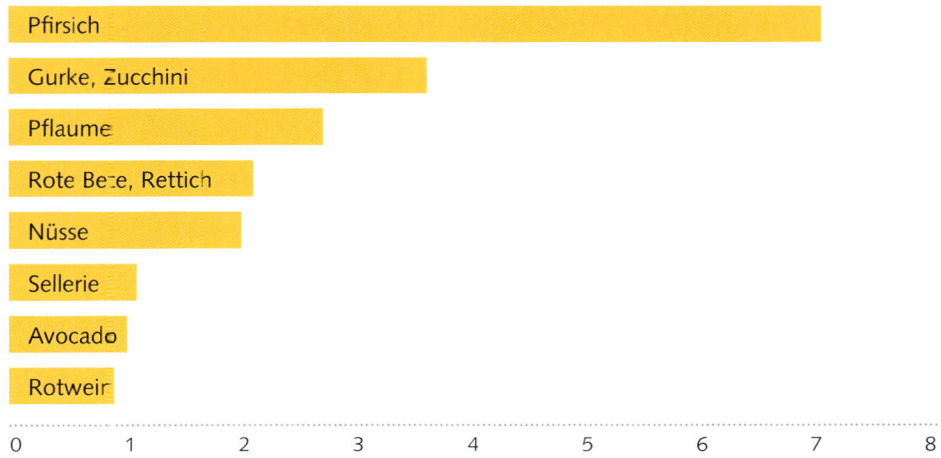

Allgemeine Stabilität

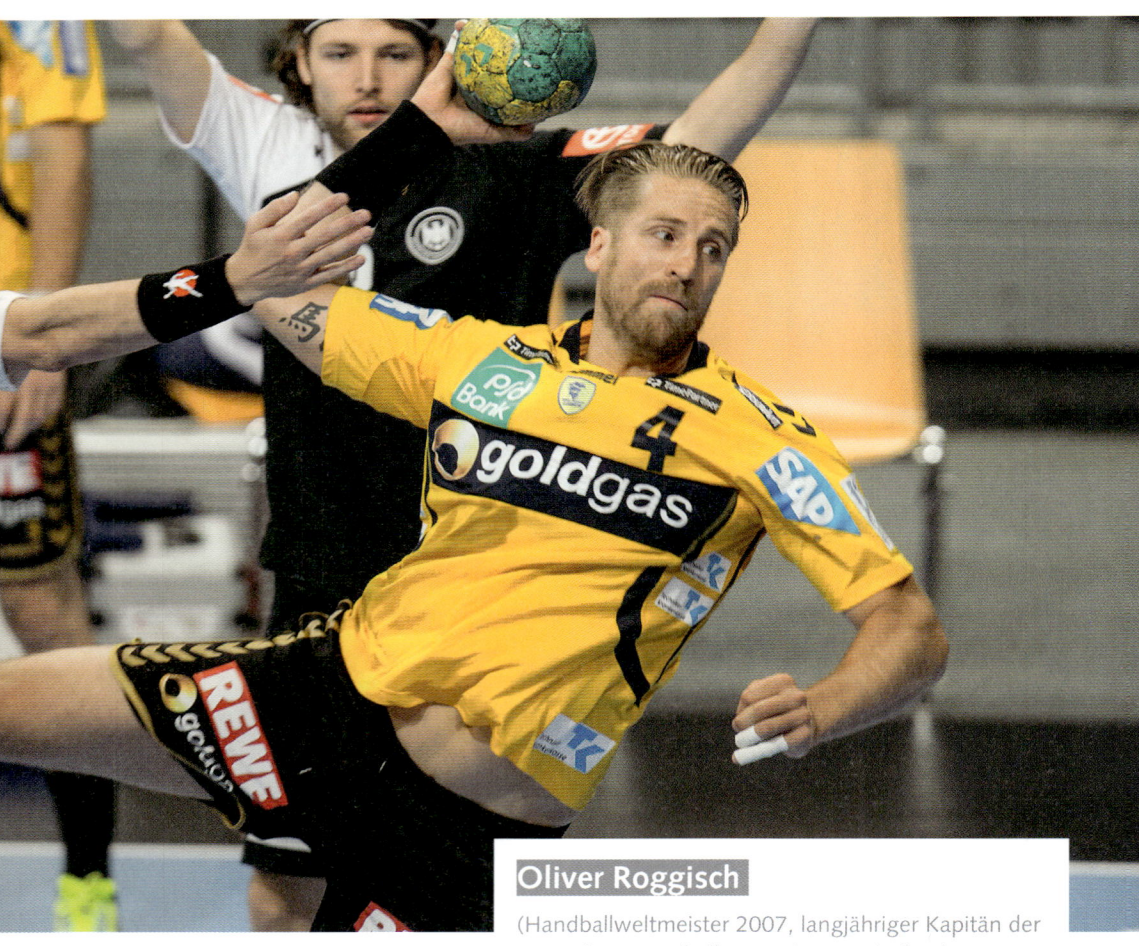

Oliver Roggisch

(Handballweltmeister 2007, langjähriger Kapitän der Deutschen Handballnationalmannschaft, über 200 Länderspiele): Mein Ziel war es, auch mit 35 Jahren noch in der Handballnationalmannschaft spielen zu können. Damit ich in einem so körperbetonten Sport, wie es der Handball ist, dies auch schaffen konnte, habe ich mich seit 2005 von Dr. Feil ernährungs- und nährstoffmäßig betreuen lassen. Ohne ihn hätte ich meine Karriere früher beenden müssen.

Regeneration: Mach deine Leistungsentwicklung planbar

Eiweiß-Shakes: Molke, Soja, Weizen oder Casein?

Setzt man einen Eiweiß-Shake für die Regeneration ein, sollte dieser möglichst hochwertig sein. Gib lieber ein paar Euro mehr dafür aus und nimm ihn dann, wenn du ihn wirklich benötigst. Achte gut auf die Qualität des Eiweißes. Molkeneiweiß unterstützt die Regeneration am effektivsten und schnellsten. Es enthält eine hohe Konzentration an Leuzin und anderen verzweigtkettigen Aminosäuren, die für die effektive Einleitung der strukturellen Regeneration benötigt werden. Außerdem enthält es die für das Immunsystem wichtigen Immunglobuline und kann vom Körper am besten verwertet werden, wodurch die Regenerationsphase sofort eingeleitet wird. Casein (das Eiweiß vom Quark oder Käse) wird dagegen vom Körper langsamer verwertet, weshalb es in der unmittelbaren Nach-Trainings-Phase weniger geeignet ist. Caseinhaltige Eiweißquellen solltest du deshalb abends einsetzen; dann kann der Körper auch über Nacht Strukturen reparieren und aufbauen.

Weizen- und Sojaeiweiß-Präparate solltest du dagegen möglichst meiden. Sie sind zwar deutlich preiswerter, erhöhen aber die Entzündungsreaktionen im Körper. Außerdem stört Soja den Hormonstoffwechsel (s. S. 35).

HORMONELLE UND STRUKTURELLE REGENERATION KOMBINIERT

- 0,4 g Eiweiß pro Kilogramm Körpergewicht, davon 6 g Arginin und 3000 mg Leuzin
- 100–300 mg Magnesium
- 10–20 mg Zink
- mindestens 50 µg Selen
- mindestens 6–9 mg Bor
- zusätzlich am Abend: 1 Stück Rohmilchkäse oder eine Portion Quark (hoher Caseingehalt) als Regenerationsjoker sowie einen Gewürzkakao

Mitochondriale Regeneration

Die Kapazität der Mitochondrien setzt sich zusammen aus der Anzahl der Mitochondrien und deren Leistungsfähigkeit. Die Mitochondrienkapazität ist erhöht, wenn in der Regenerationsphase Arginin genommen wird. Ebenso wird die Mitochondrienkapazität durch Pflanzenstoffe erhöht. Deshalb empfehlen wir dir für eine verbesserte mitochondriale Regeneration nach einem harten Training die gleiche Strategie wie bei der hormonellen Regeneration. Wie bei dem Thema Fettstoffwechsel schon ausgeführt, verringert eine Kohlenhydrataufnahme ab ca. 40 g die Mitochondrienbildung nach dem Training. Du solltest direkt danach generell nur wenig Kohlenhydrate aufnehmen, etwa im Bereich von 30 g.

Allgemeine Stabilität

Regeneration bei verschiedenen sportlichen Belastungen: Wann brauche ich was?

Nachdem du nun den theoretischen Hintergrund kennst, geben wir dir jetzt praktische Tipps, damit du alles gut umsetzen kannst. Zur Erinnerung: Die erste Mahlzeit in der Ernährung nach dem Training sollte immer kohlenhydratreduziert und fettschlau sein sowie qualitativ hochwertiges Eiweiß, viele Kräuter und Gewürze und große Mengen an Salat und Gemüse enthalten.

Krafttraining

- Molke-Eiweiß-Shake (0,4 g Eiweiß pro Kilogramm Körpergewicht, davon 3 g Leuzin und 6 g Arginin, 100–300 mg Magnesium, 10 mg Zink) angemischt mit Milch (bevorzugt Rohmilch, nicht homogenisierte Milch, Buttermilch oder verdünnte Kokosmilch) ergänzt mit Ingwer und Zimt.
Optional Mische den Eiweiß-Shake mit Beeren, einer reifen Banane, Kakao, Ingwer und Zimt, Gesamtkohlenhydrataufnahme: ca. 30 g

Intensives Training/High-Intervall-Training/Tabata-Training

Auch nach intensivem Training ist es wichtig, die Strukturen schnellstmöglich zu reparieren und die körpereigene Proteinsynthese zu aktivieren. Aus diesem Grund sind die Empfehlungen für die Regenerationsversorgung die gleichen wie beim Krafttraining.
- Molke-Eiweiß-Shake (0,4 g Eiweiß pro Kilogramm Körpergewicht, davon 3 g Leuzin und 6 g Arginin, 100–300 mg Magnesium, 10 mg Zink) angemischt mit Milch (bevorzugt Rohmilch, nicht homogenisierte Milch, Buttermilch oder verdünnte Kokosmilch) ergänzt mit Ingwer und Zimt.
Optional Mische den Eiweiß-Shake mit Beeren, einer reifen Banane, Kakao, Ingwer und Zimt, Gesamtkohlenhydrataufnahme: ca. 30 g

Langes Ausdauertraining (2 bis 3 Stunden)

Je länger die Trainingseinheit, desto leerer die Kohlenhydratspeicher. Vom sofortigen Füllen dieser Glykogenspeicher raten wir dennoch ab, da das die Anpassungserscheinungen im Bereich der Mitochondrien reduziert und den gesundheitlichen Vorteil des Trainings schmälert. Wichtig ist nach einem langen Ausdauertraining, alle Regenerationsprozesse einzuleiten: Die Stärkung des Immunsystems, die Reparatur der Strukturen und die Bildung der Mitochondrien. Gleichzeitig wird dadurch das Immunsystem gestärkt.
- Hochwertiges Regenerationsgetränk (0,2 g Eiweiß pro Kilo Körpergewicht,

Regeneration: Mach deine Leistungsentwicklung planbar

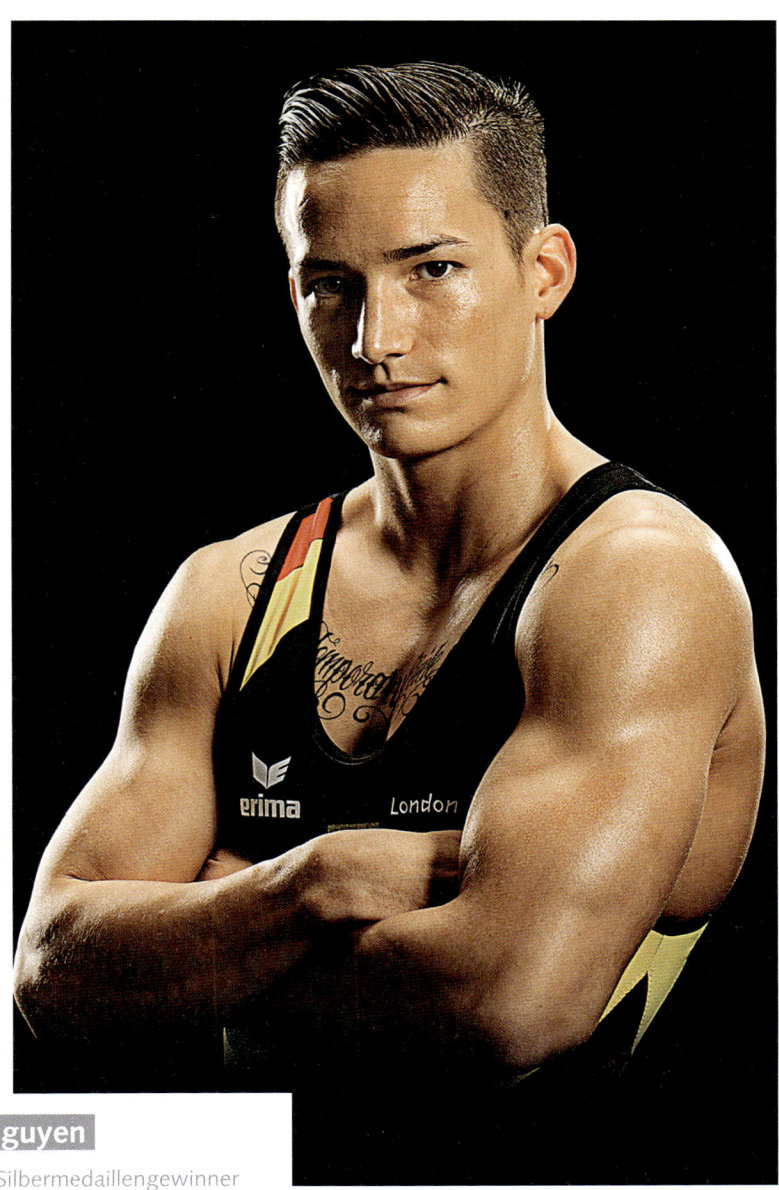

Marcel Nguyen

(zweifacher Silbermedaillengewinner Turnen, 2012): Dr. Feil ist ein hervorragender Experte, der jedem Sportler durch eine gezielte Nährstoffsteuerung weiterhelfen kann!

Allgemeine Stabilität

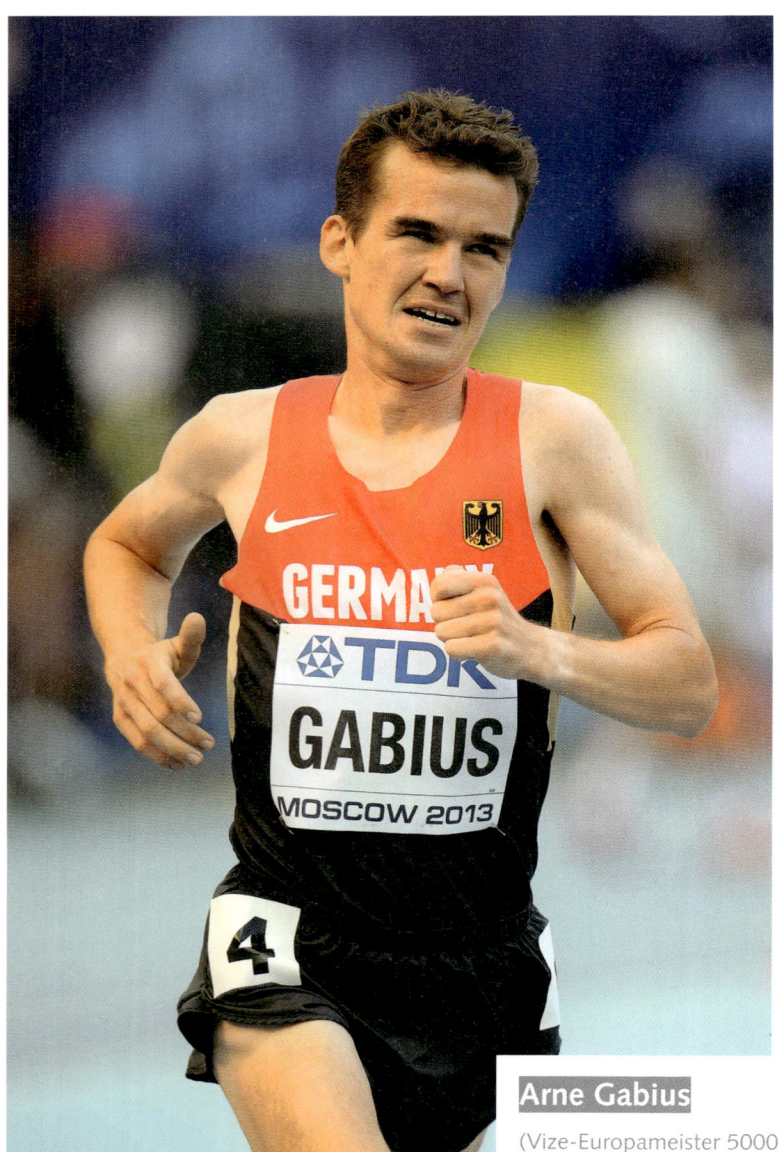

Arne Gabius

(Vize-Europameister 5000 m, 2012): Seit 2011 habe ich die intensiven Trainingseinheiten nochmals erhöht. Ohne die Regenerationsstrategie von Dr. Feil hätte ich das kräftemäßig nicht geschafft.

100–300 mg Magnesium, 10 mg Zink, 30–50 µg Selen sowie zusätzlich 6 g Arginin), Gesamtkohlenhydrataufnahme: ca. 30 g

Normales Ausdauertraining im Bereich 90 Minuten

Hier gilt die gleiche Regenerationsstrategie wie beim Langen Ausdauertraining. Zusätzliches Arginin wird jedoch nur benötigt, wenn man sich innerhalb der Trainingswoche ausgebrannt fühlt.

- Hochwertiges Regenerationsgetränk (0,2 g Eiweiß pro Kilogramm Körpergewicht, 100–300 mg Magnesium, 10 mg Zink, 30–50 µg Selen), Gesamtkohlenhydrataufnahme: max. 30 g

Kurzes Ausdauertraining unter 60 Minuten

Bei kurzen, lockeren Ausdauerbelastungen unter 60 Minuten brauchst du weder ein Regenerationsgetränk noch eine zusätzliche Eiweißversorgung. Nach einem kurzen Ausdauertraining kannst du auch gern ein kaltes alkoholfreies Bier trinken. Ein halber Liter alkoholfreies Bier enthält circa 25 g Kohlenhydrate, was noch gut ins TRAIN-LOW-Konzept passt, wenn nicht zusätzlich Obstsaftschorle oder eine andere Kohlenhydratquelle eingesetzt wird.

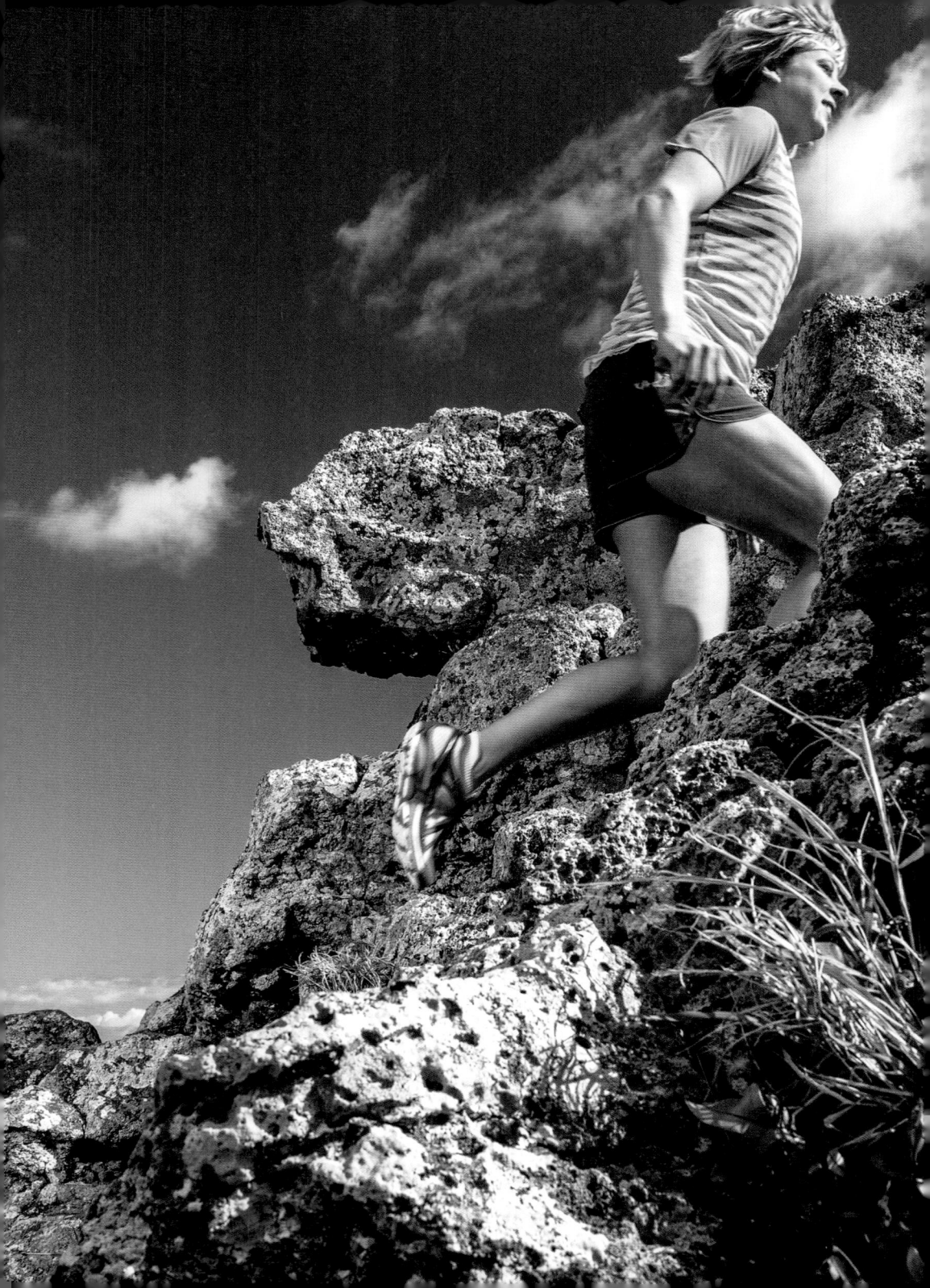

F-AS-T

TOP-LEISTUNG IM WETTKAMPF

Topleistung am Wettkampftag zu erbringen, ist immer eine Herausforderung, denn du trimmst deinen Körper auf Hochleistung und willst ihn zu 100 % belasten. Unsere Tipps und Strategien werden dir helfen, dein individuelles Ziel zu erreichen und dich optimal zu versorgen. Für den Wettkampf zeigen wir dir, wie du deinen Magen stabil halten kannst und wie du deine Muskulatur zur Höchstleistung bringst. Ebenso zeigen wir dir, wie du Ermüdungsfaktoren abbauen kannst, sodass du auch bei fortgeschrittener Wettkampfdauer frisch bleibst.

Top-Leistung im Wettkampf

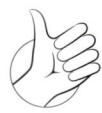

Training: Tapering vor dem Wettkampf

Die letzten Wochen hast du hart trainiert, um topfit für deinen Wettkampf oder für deine wichtigen Spiele zu sein. Doch kurz vor dem bedeutenden Event ist oftmals die eigene Motivation so groß, dass viele Sportler den Fehler machen, in den letzten Tagen viel zu viel zu trainieren. Um am Wettkampftag jedoch seine Leistung abrufen zu können, ist eine sogenannte Tapering-Phase nötig.

Was bedeutet Tapering?
Tapering übersetzt man ins Deutsche mit „Reduktion". Die Tapering-Phase umfasst die langsame, gut organisierte Reduktion des Trainingsumfangs in den Tagen bzw. Wochen vor dem Wettkampf oder dem Spiel.

Warum ist Tapering wichtig?
Die Tapering-Phase unterstützt zum einen deine Regeneration, sodass du erholter an den Wettkampf herangehen kannst, zum anderen beginnt der Körper wieder, vermehrt Fettsäuren in die Muskulatur einzubauen. Dieser Prozess schützt im Wettkampf deine Glykogenspeicher, wodurch du mehr Leistung bringen kannst.

Wie lange sollte man vorher tapern?
Die Tapering-Phase hängt immer von der Länge der Wettkämpfe und auch von der Häufigkeit ab. Vor einem Marathon, auf den man sich lange vorbereitet hat, sollte man schon zwei Wochen vorher beginnen, den Trainingsumfang zu reduzieren. Wer sehr viele Wettkämpfe oder Spiele hat, der kann keine zwei Wochen lang tapern. Für einen Ballspieler gilt generell in der Spielsaison: weniger Umfang.

Umfang oder Intensität tapern?
Generell ist es wichtig, dass man beim Tapern eher den Umfang reduziert, die Intensität aber beibehält. Intensivere Einheiten aktivieren dein Herz-Kreislaufsystem und deine Muskulatur, sodass du deine Leistungsfähigkeit lange aufrecht erhalten kannst.

TIPP In der Tapering-Phase solltest du vermehrt zur Muskellockerung die Schaumstoffrolle verwenden und dich immer wieder gut ausrollen.

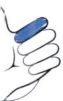

Ernährung: Speicher füllen mit COMPETE-HIGH

Ab jetzt geht es um das Thema COMPETE-HIGH. Das heißt, dass es drei Tage vor dem Wettkampf gilt, die Kohlenhydratspeicher zu füllen, um so im Wettkampf alle Register ziehen zu können. Hierfür brauchst du vor allem hochwertige Kohlenhydrate und weiterhin ausreichend Eiweiß. Fett sollte in dieser Phase etwas reduziert werden, damit der Kalorienhaushalt im Lot bleibt. Hochwertige Kohlenhydrate sind:

Rote Bete, Süßkartoffeln, Kartoffeln, Haferflocken, Hirse, Buchweizen, Dinkelbrot, Dinkelnudeln, Naturreis, Amaranth und Quinoa. Zum Nachtisch empfehlen wir kohlenhydratreiche Lebensmittel wie Datteln, getrocknete Pflaumen, Bananen oder Birnen. Weizenprodukte sollten dagegen nicht konsumiert werden, da diese gleichzeitig Entzündungen im Körper erhöhen und das Immunsystem schwächen (vgl. S. 20–22).

Noch 7 Tage

7 Tage vorher brauchst du die Kohlenhydratzufuhr noch nicht erhöhen. Trinke aber ab heute täglich 250 ml bis 500 ml Rote-Bete-Saft mit 6 g Arginin. Diese Kombination wirkt gefäßerweiternd und fördert die Regeneration. Zusätzlich weiß man, dass die tägliche Einnahme von Rote-Bete-Saft über einen Zeitraum von mindestens 6 Tagen die Leistungsfähigkeit im Wettkampf erhöht.

CHECK
- **täglich 250–500 ml Rote-Bete-Saft**
- **täglich 6 g Arginin**

Top-Leistung im Wettkampf

Noch 3 Tage

Ab heute solltest du deine Kohlenhydrataufnahme stark erhöhen, denn dein Ziel ist, in drei Tagen mit komplett gefüllten Kohlenhydratspeichern an den Start zu gehen.
Besonders wichtig ist, dass sich deine Speicher in den letzten Tagen nicht mehr vollkommen leeren, weil du sie sonst nicht mehr zu 100 Pozent gefüllt bekommst. Auch deshalb solltest du in den letzten Tagen vor einem Wettkampf nicht mehr erschöpfend trainieren. Vor allem solltest du nach jedem Training ein Regenerationsgetränk mit Kohlenhydraten oder eventuell auch ein Glas Rote-Bete-Saft und ein paar Trockenfrüchte zu dir nehmen, um die Speicher sofort wieder aufzufüllen.

CHECK
- **nimm viele Kohlenhydrate in Form von Hirse, Hafer, Quinoa, Amaranth, Buchweizen, Rote Bete, Süßkartoffeln und Beeren zu dir.**
- **nach dem Training: Regenerationsgetränk mit Kohlenhydraten, Rote-Bete-Saft**
- **generell sollte jede Kohlenhydrat-Mahlzeit immer auch etwas Eiweiß und etwas Fett enthalten**

Noch 1 Tag

Heute solltest du nichts Ungewohntes mehr essen. Am besten sind Nahrungsmittel, die du kennst und von denen du weißt, dass sie deinen Magen und deinen Darm nicht belasten. Die Mahlzeiten vor dem Wettkampf, etwa einem Marathon, sollten zwar viele Kohlenhydrate enthalten, aber immer auch einen Anteil Eiweiß und Fett, damit der Blutzuckerspiegel schön stabil bleibt.

CHECK
- **Pellkartoffeln mit Quark, Leinöl und Kräutern**
- **Dinkelnudeln mit Lachssoße und Gemüse**
- **Dinkel- oder Buchweizen-Pizza mit Salat**
- **Omelett mit Kartoffeln und Kräutern**
- **Süßkartoffeln, Spiegelei und Rote-Bete-Salat**
- **Buchweizenpfannkuchen mit Salat oder Gemüse**
- **Quinoa mit Tomatensoße und Käse**

Ernährung: Speicher füllen mit COMPETE-HIGH

Der Wettkampftag

Generell solltest du am Wettkampftag nichts Neues ausprobieren, sondern alle Strategien vorher im Training getestet haben. Da der Magen schon ziemlich angespannt ist, solltest du ihm jetzt nichts Schwerverdauliches mehr zuführen. Vollkornprodukte oder fettige Mahlzeiten solltest du meiden, weil sie den Magen belasten. Da Nüsse 3–5 Stunden brauchen, bis sie optimal verdaut sind, solltest du Nüsse vor dem Wettkampf ebenfalls meiden. Als letzte Mahlzeit vor dem Wettkampf solltest du etwas Magenfreundliches essen, das neben Kohlenhydraten auch etwas Eiweiß und etwas Fett enthält, um den Blutzuckerspiegel stabil zu halten.

Vorwettkampf-Frühstück (ca. 3–4 h vorher)

Besonders magenfreundlich sind Hirse oder Hafer. Mit einem Stückchen Ingwer kannst du deinen Magen zusätzlich beruhigen. Um den Blutzuckerspiegel stabil zu halten und dich vor Verletzungen im Wettkampf zu schützen, solltest du zudem noch einen Teelöffel Zimt und eine Reihe dunkle Schokolade (70 Prozent Kakaobestandteile) zu dir nehmen, eine Tasse grünen Tee und ein Glas Rote-Bete-Saft trinken.

CHECK
- **Dinkelbrötchen und Gewürzquark (Quark, Leinöl, Ingwer, Zimt) mit Banane**
- **Süßkartoffeln mit Hüttenkäse und Zimt**
- **Hirsebrei mit Banane und Gewürzquark**
- **Buchweizen- oder Dinkelpfannkuchen mit Banane und Gewürzen**
- **über Nacht eingeweichte Haferflocken mit Quark und Gewürzen**
- **dunkle Schokolade**

2 Stunden vorher

Gib 6 g Arginin in ein verdünntes gutes Sportgetränk. Arginin puffert das Ermüdungsmolekül Ammoniak ab, das nachher im Wettkampf verstärkt gebildet wird. Außerdem verbessert Arginin die Durchblutung der Muskulatur und erhöht so deine Leistungsfähigkeit.

CHECK
- **6 g Arginin, in 250 ml verdünntes Sportgetränk**

> **TIPP Für Vielschwitzer**
>
> Wenn du viel Schweiß verlierst, und der Wettkampf länger als zwei Stunden dauert, empfehlen wir dir, zum Frühstück noch einen viertel bis einen halben Teelöffel Salz aufzunehmen. Auch im Wettkampf sollte dein Sportgetränk natriumreich sein (mindestens 800 mg/l). Zudem kannst du bei Belastungen über fünf Stunden zusätzliche Salzsticks nehmen, wenn dein natriumreiches Sportgetränk nicht über die ganze Wettkampfdauer verfügbar ist.

Kaffee und Grüntee im Wettkampf

Kaffee und Grüntee verbessern deine Leistungsfähigkeit im Wettkampf; beide Getränke enthalten Koffein, wertvolle Polyphenole und Antioxidantien. Diese Kombination macht Kaffee und Grüntee zum wahren Zaubertrank vor dem Wettkampf. Zwei doppelte Espressi (200–300 mg Koffein) sind nötig, um das leistungssteigernde Potenzial zu nutzen. Vom normalen Filterkaffee brauchst du etwa 300–400 ml für einen leistungssteigernden Effekt, weil darin nur 80 mg Koffein pro 100 ml enthalten sind.

Noch besser ist Grüntee, denn er hat eine längere Wirkzeit. Der Koffeinspiegel steigt im Blut kontinuierlich an und schießt nicht so rasant nach oben wie beim Kaffee. Je nach Teesorte braucht man etwa zehn Gramm grünen Tee, um eine Koffeinkonzentration von 200–300 mg zu erreichen. Hierfür brühst du einfach fünf bis acht Teebeutel in einer Tasse auf und lässt sie mindestens zwei Minuten ziehen. Es schmeckt etwas bitter, verpasst dir aber definitiv einen Anschub im Wettkampf.

Um die Wirkung von Kaffee oder Grüntee noch zu verstärken, solltest du an den Tagen vor dem Wettkampf deinen Koffeinkonsum reduzieren. Wenn du regelmäßiger Kaffee-, Cola- oder Teekonsument bist, musst du die Koffeinmenge nicht vollkommen auf null herabsetzen, denn das kann zu Entzugserscheinungen und schlechter Laune führen. Besser ist es, die Koffeinmenge stark zu reduzieren; anstatt vier Tassen am Tag, gibt es dann in der Woche vor dem Wettkampf nur noch ein bis zwei. Wenn du die Koffeinmenge in der Vorwoche nicht reduzieren möchtest, solltest du sie am Wettkampftag auf 300–500 mg erhöhen, um eine leistungssteigernde Wirkung zu verspüren.

CHECK
- **Espresso solltest du direkt vor dem Wettkampf trinken**
- **Grüntee oder Grünteepräparat etwa zwei Stunden vor dem Wettkampf**

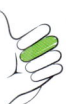

Nährstoffe: Mit Chili, Ingwer und Rhodiola zur Bestzeit

Im Wettkampf ist dein Magen sensibler, weswegen du ihn mit Ingwer und Chili kräftigen solltest. Um dein Immunsystem zu stärken, Laktat abzupuffern und mental gestärkt zu sein, solltest du zudem Rhodiola zu dir nehmen.

Ingwer

Ingwer eignet sich optimal, die Magenschleimhäute vor dem Wettkampf zu beruhigen. Nachdem du schon zum Frühstück ein Stück Ingwer gegessen hast, solltest du bei längeren Belastungen auch immer Ingwerpulver in dein Sportgetränk mischen, damit die magenstabilisierende Wirkung während der Belastung voll zur Geltung kommt. Nimm dazu pro Flasche einen halben Teelöffel Ingwerpulver.

Chili

Wie du bereits beim Fettstoffwechsel gelernt hast, belastet Chili nicht deinen Magen, sondern hat vielmehr eine schleimhautschützende Wirkung. Wer deshalb genügend Chili in der Ernährung verwendet und mit Chilipulver auch schon vor einem Tempotraining gute Erfahrungen gemacht hat, kann zusätzlich eine Prise Chili in die Wettkampfflasche mischen, um so die Magenschleimhäute zu kräftigen. Wichtig ist, dass dir deine ingwer- und chilihaltigen Sportgetränke immer schmecken. Also lieber ein bisschen an den Gewürzen sparen, als die Getränke ungenießbar zu machen.

Rhodiola

Ein weiterer unterstützender Nährstoff in der Wettkampfversorgung ist Rhodiola (Rosenwurz). Er kann deine Leistung deutlich steigern, dein Immunsystem stabilisieren und dein mentales Potenzial erhöhen. Die Dosierung für den leistungssteigernden Effekt liegt bei 200 mg Rhodiola. Manche Gels sind mit dieser Rhodiola-Menge ausgestattet und sollten deshalb direkt vor oder während des Wettkampfes Verwendung finden.

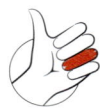

Wettkampfversorgung: Mit der richtigen Strategie zum Ziel

Jetzt werden wir die wichtigsten Aspekte rund um die Versorgung im Wettkampf beleuchten. Wie du dich während deiner individuellen Disziplin im Wettkampf insgesamt versorgen sollst, findest du am Ende des Kapitels. Generell gilt: Je intensiver die Belastung, desto weniger wird der Magen-Darm durchblutet, desto weniger kannst du an Energie und Flüssigkeit aufnehmen. Denk daran: Alles, was du im Wettkampf verwenden willst, solltest du im Training schon einmal getestet haben. Das gilt für Klamotten ebenso wie für die Nährstoffaufnahme.

Noch 10 Minuten

Trink 10 Minuten vor dem Start noch ein paar Schluck Wasser. Bei allen Wettkampfbelastungen über 90 Minuten nimm nochmals 250–500 ml von deinem bisher im Training verwendeten Sportgetränk in verdünnter Form auf. Bei längeren Belastungen, etwa einem Marathon, solltest du zudem zusätzlich noch ein Gel oder einen Riegel zu dir nehmen. Mit dieser zusätzlichen Versorgung vor einer langen Belastung erhöhst du deine Reserve für den Wettkampf.

Im Wettkampf selbst

Bei einer Dauer bis 60 Minuten brauchst du im Wettkampf keine Energie aufzunehmen, denn du hast dich vor dem Wettkampf ausreichend versorgt. Was das Trinken betrifft, solltest du bei Belastungen über 90 Minuten nach Durstgefühl trinken. Verspürst du keinen Durst, reicht es, im Ziel wieder ausreichend zu trinken. Gezielte zusätzliche Energiezufuhr ist erst sinnvoll bei Belastungen von über 60 Minuten. Wenn du nach der TRAIN-LOW-Strategie trainiert hast, brauchst du möglicherweise gar keine zusätzliche Energiezufuhr bei Wettkämpfen, die nicht länger als zwei Stunden sind. Du siehst, die Versorgung während eines Wettkampfes hängt vom Trainingszustand und von der Dauer der Belastung ab.

Sportgetränke

Versorgst du dich mit Sportgetränken, dann sollten diese hochwertig sein und neben Kohlenhydraten auch Eiweiß enthalten. Das Verhältnis zwischen Kohlenhydraten und Eiweiß sollte dabei etwa 3:1 betragen. Außerdem brauchen hochwertige Sportgetränke, um dich vor Muskelkrämpfen zu schützen, einen hohen Natriumanteil von 800 mg pro Liter. Um Ermüdung abzubauen, kannst du zudem auf die Aminosäure Arginin setzen.

Arginin

Arginin ist eine Aminosäure, die den muskulär und mental wirkenden Ermüdungsfaktor Ammoniak abpuffern kann (s. S. 158). Ebenso fördert Arginin die Durchblutung, wodurch mehr Sauerstoff und Nährstoffe zur Muskulatur gebracht werden. Dies steigert deine Leistungsfähigkeit. Bei sehr langen oder intensiven Belastungen solltest du deshalb 6 g Arginin zwei Stunden vor dem Wettkampf einnehmen. Mische außerdem alle drei Stunden 6 g von dieser ermüdungshemmenden Aminosäure in deine Getränkeflasche.

Energie-Gele

Energie-Gele sollten neben vielen schnell verfügbaren Kohlenhydraten auch ausreichend Natrium liefern, ebenfalls etwas Eiweiß. Damit ist gewährleistet, dass du am Wettkampftag eine hohe Leistung abrufen kannst. Der Kohlenhydratgehalt eines wirksamen Gels sollte dabei mindestens 60 g pro 100 g Gel betragen, der vor Krämpfen schützende Natriumanteil mindestens 600 mg pro 100 g. Nur im Eiweißbereich können die Energie-Gele aufgrund der kleinen Verpackung keine ausreichenden Mengen liefern. Top-Energie-Gele erreichen ca. 4 g Eiweiß pro 100 g.

Sport-Riegel

Je länger die Belastung, desto eher empfehlen wir dir, auch einen gut verträglichen Sport-Riegel zu dir zu nehmen. Wenn du dich mehrere Stunden lang nur mit Sportgetränken und Energie-Gelen versorgst, dann will der Magen häufig auch „etwas Festes, aber Leichtes". Wenn der Sport-Riegel gut verträglich ist, wie zum Beispiel ein Molkenriegel, wenig Ballaststoffe enthält und außerdem ein ausgewogenes Kohlenhydrat-Eiweiß-Verhältnis von 3:1 hat, dann sollte er bei einem Marathon nach ungefähr der Hälfte der Zeit genommen werden.

Übrigens Weil Bananen sehr viele Ballaststoffe enthalten, wirken sie im Wettkampf belastend. Bis die Energie einer Banane vom Körper verwertet werden kann,

Top-Leistung im Wettkampf

dauert es zwei Stunden; bis dahin verringern sie die Durchblutung in Magen und Darm. Deshalb: Bananen nur 2–3 Stunden vor einem Wettkampf essen.

Gel-Chips

Gel-Chips oder Sporternährungsprodukte, die über die Mundschleimhaut aufgenommen werden können, versorgen das Gehirn innerhalb von wenigen Sekunden mit Energie. Ein Sprichwort heißt: „Gewonnen wird im Kopf". Wenn also das Gehirn meldet: „Heute ist es hart!" oder „Warum habe ich mich zu diesem Wettkampf angemeldet?", dann ist es höchste Zeit für einen Gel-Chip.

Der wird nicht geschluckt, sondern nur gelutscht, und die Energie geht über die Mundschleimhaut sofort ins Gehirn. Das meldet dann schon nach 20 Sekunden „Alles im Lot! Ein toller Wettkampf heute".

Bei Wettkämpfen, die länger als 60 Minuten dauern, empfehlen wir deshalb immer, ein Sporternährungsprodukt dabeizuhaben, das über die Mundschleimhaut aufgenommen werden kann.

SPECIAL
Trinken im Wettkampf

Trinken ist immer ein heiß diskutiertes Thema im Sport. Trinkt man zu viel, schleppt man das Extragewicht mit sich herum. Zusätzlich kann es zu einem Elektrolyt-Ungleichgewicht kommen, wenn man nur Wasser getrunken hat. Trinkt man jedoch zu wenig, kann es zur Dehydrierung kommen. Egal ob ich zu viel oder zu wenig trinke, die Leistung nimmt beide Male ab. Wie kann man herausfinden, wie viel Flüssigkeit man benötigt? Warum kann man keine Trinkmenge pauschal empfehlen? Und warum sind Wasser und Apfelschorle nicht geeignet für lange Belastungen? Leider kann man keine pauschale Trinkempfehlung für einen Wettkampf aussprechen. Die Studienlage ist hier nicht eindeutig. Das könnte daran liegen, dass die benötigte Trinkmenge von vielen Faktoren abhängt: vom Wetter, vom Trainingszustand und auch davon, wie viel man vor dem Wettkampf schon getrunken hat. Generell weiß man, dass nicht mehr als 600 ml Flüssigkeit pro Stunde (bei Radfahrern aufgrund eines ruhigeren Magens 800 ml pro Stunde) durch den Magen gehen, daher lohnt es sich auch nicht, mehr als diese Menge pro Stunde zu trinken.

Nach Durstgefühl trinken

Neueste Studien zeigen, dass das Trinken nach Durstgefühl die beste Lösung ist. Das heißt, wer in seinen Körper hört, der spürt, wie viel er trinken sollte. An sehr kalten Tagen kann es sein, dass man im Wettkampf gar nichts benötigt. An sehr heißen Tagen kann der Körper dir signalisieren, dass er viel mehr benötigt. Achte hier einfach auf deinen Körper.

Leichte Dehydrierung wird ausgeglichen

Die Leistungsfähigkeit nimmt übrigens erst bei einer Dehydrierung von 3–5 Prozent Flüssigkeitsverlust ab. Bei 80 kg wäre dies ein Köpergewichtsverlust von 2,5–4 kg. Kleinere Flüssigkeitsverluste gleicht der Körper aus.

Vorsicht vor Leitungswasser in großen Mengen

Wusstest du, dass reines Wassertrinken gefährlich werden kann? Wenn du einen langen Wettkampf läufst (z. B. einen Marathon) und trinkst nur Wasser, so wird dein Elektrolythaushalt immer schlechter: Du verlierst ständig über den Schweiß Mineralien wie z. B. Natrium. Große Mengen an mineralarmem Leitungswasser (5–6 Liter auf einmal oder im Laufe eines Wettkampfes), überwässern deinen Körper. Das kann lebensgefährlich werden, da das viele Wasser ins Gehirn strömt und hier zur Überwässerung und zum Tod führen kann. Bei hohem Schweißverlust ist es deshalb wichtig, dass Mineralien besonders in Form von Natrium im Getränk enthalten sind.

Apfelschorle im Sport führt zu Magenkrämpfen und Durchfall

Apfelsaftschorle galt jahrelang als das Volksgetränk für Sportler. Man sagte, sie enthielte alles, was ein Sportler während der Belastung brauchen würde: wichtige Vitamine, Mineralien und Kohlenhydrate. Doch leider stimmt das so nicht. Apfelschorle und andere Fruchtsaftgetränke sollten weder im Alltag noch in Training und Wettkampf eingesetzt werden: Im Alltag getrunken stören die zusätzlichen Kohlenhydrate das TRAIN-LOW-Prinzip und verursachen eine Achterbahnfahrt des Blutzuckerspiegels. In Training und Wettkampf belasten solche Getränke das Magen-Darm-System, das während der Belastung kaum durchblutet ist. Magenkrämpfe und Durchfälle sind häufig die Folge. Außerdem enthält Apfelschorle viel zu wenig Natrium und es fehlt das notwendige Eiweiß, um Muskulatur und Immunsystem vor Abbau zu schützen. Aus all diesen Gründen ist Apfelschorle als Sport- und als Alltagsgetränk ungeeignet.

Versorgungsstrategien im Überblick

Eine zusammenfassende Darstellung der Versorgungsstrategien für die einzelnen Sportarten in den letzten Tagen vor dem Wettkampf, am Wettkampftag sowie im Wettkampf selbst zeigen dir die folgenden Übersichten:

Tab. 10 Läufer: Versorgung vor und während des Wettkampfs

Läufer	10 km	Halbmarathon	Marathon	Ultra-Marathon
die letzten 7 Tage vorher	täglich 250 ml Rote-Bete-Saft, 6 g Arginin	täglich 250 ml Rote-Beete-Saft, 6 g Arginin	täglich 250 ml Rote-Bete-Saft, 6 g Arginin	täglich 250 ml Rote-Bete-Saft, 6 g Arginin
die letzten 3 Tage vorher	vermehrte Aufnahme von Kohlenhydraten bei 10 km 1 Tag davor	vermehrte Aufnahme von Kohlenhydraten	vermehrte Aufnahme von Kohlenhydraten	vermehrte Aufnahme von Kohlenhydraten
2–3 h vorher	Kohlenhydrate + Eiweiß + 1 TL Zimt (z. B. Hirsebrei, Dinkelbrötchen mit Gewürzquark), 10 g dunkle Schokolade, 6 g Arginin	Kohlenhydrate + Eiweiß + 1 TL Zimt (z. B. Hirsebrei, Dinkelbrötchen mit Gewürzquark), 10 g dunkle Schokolade, 6 g Arginin	Kohlenhydrate + Eiweiß + 1 TL Zimt (z. B. Hirsebrei, Dinkelbrötchen mit Gewürzquark), 10 g dunkle Schokolade, 6 g Arginin	Kohlenhydrate + Eiweiß + 1 TL Zimt (z. B. Hirsebrei, Dinkelbrötchen mit Gewürzquark), 10 g dunkle Schokolade, 6 g Arginin, 3 g Salz
direkt vorher	optional: Riegel (30 Minuten vorher) Gel (10 Minuten vorher)	optional: Riegel (30 Minuten vorher) Gel (10 Minuten vorher)	optional: Riegel (30 Minuten vorher) Gel (10 Minuten vorher)	optional: Riegel (30 Minuten vorher) Gel (10 Minuten vorher)
während	nichts bei sehr heißem Wetter: Wasser	bei gutem Trainingszustand ist Wasser ausreichend ansonsten Sportgetränk (250–600 ml/h) als Joker: 1 Gel Chip[1] bei KM 15 als Turbo setzen	Sportgetränk (250–600 ml/h) mit insgesamt 6 g Arginin. Natriumaufnahme: 400–800 mg/h 1 Gel pro h Gel-Chip[1] bei KM 35 oder wenn man sich in einem Loch befindet	Sportgetränk (ca. 600 ml/h) 6 g Arginin pro 3 h Natriumaufnahme: 800 mg/h, Gels, Gel-Chip[1] und Riegel nach Bedarf **Tipp** Hirsebrei, Haferschleim, und Trinkmahlzeiten jeweils mit Salz eignen sich als zusätzliche Versorgung bei Belastungen, die den ganzen Tag dauern

[1] oder anderes Produkt mit Resorption über die Mundschleimhaut (z. B. Power Gel Shots von Powerbar)

Wettkampfversorgung: Mit der richtigen Strategie zum Ziel

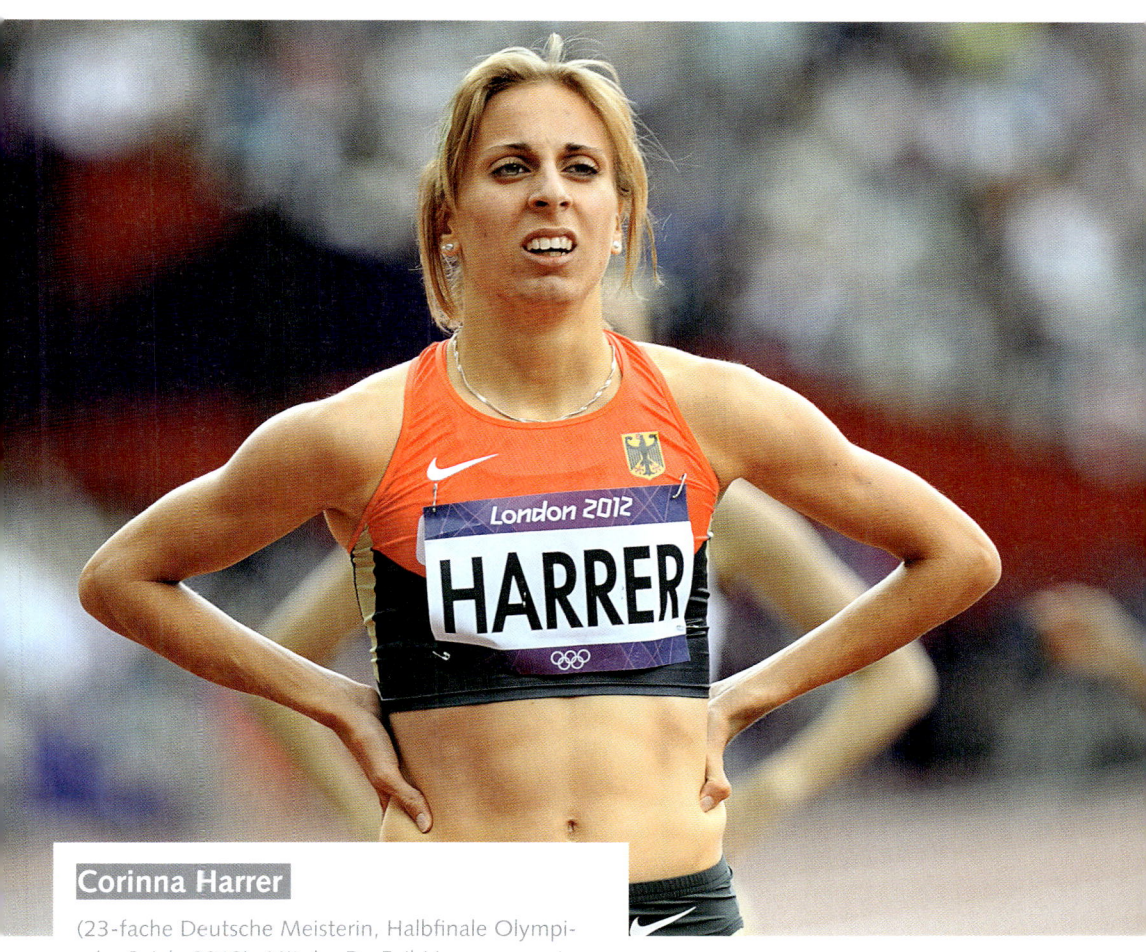

Corinna Harrer

(23-fache Deutsche Meisterin, Halbfinale Olympische Spiele 2012): Mit der Dr. Feil-Versorgungsstrategie am Wettkampftag fühle ich mich frisch, stark und immer bestens vorbereitet.

Top-Leistung im Wettkampf

Tab. 11 Radfahrer: Versorgung vor und während des Wettkampfs

Radfahrer	Kurze Radrennen (unter 2 Stunden)	Radrennen (2–4 Stunden)	Radmarathons (längere Radrennen über 4 Stunden, Tagesrennen)
die letzten 7 Tage vorher	täglich 250 ml Rote-Bete-Saft, 6 g Arginin	täglich 250 ml Rote-Bete-Saft, 6 g Arginin	täglich 250 ml Rote-Bete-Saft, 6 g Arginin
die letzten 3 Tage vorher	vermehrte Aufnahme von Kohlenhydraten	vermehrte Aufnahme von Kohlenhydraten	vermehrte Aufnahme von Kohlenhydraten
2–3 h vorher	Kohlenhydrate + Eiweiß + 1 TL Zimt (z. B. Hirsebrei, Dinkelbrötchen mit Gewürzquark), 10 g dunkle Schokolade, 6 g Arginin	Kohlenhydrate + Eiweiß + 1 TL Zimt (z. B. Hirsebrei, Dinkelbrötchen mit Gewürzquark), 10 g dunkle Schokolade, 6 g Arginin	Kohlenhydrate + Eiweiß + 1 TL Zimt (z. B. Hirsebrei, Dinkelbrötchen mit Gewürzquark), 10 g dunkle Schokolade, 6 g Arginin, 3 g Salz
direkt vorher	optional: Riegel (30 Minuten vorher) Gel (10 Minuten vorher)	optional: Riegel (30 Minuten vorher) Gel (10 Minuten vorher)	optional: Riegel (30 Minuten vorher) Gel (10 Minuten vorher)
während	Sportgetränk (250 ml–600 ml/h) 1 Gel nach der Hälfte des Rennens 1 Gel Chip[1] als Turbo setzen (5 km vor Schluss)	Sportgetränk mit insgesamt 6 g Arginin (250–600 ml/h) Natrium: 400–800 mg/h 1 Gel pro h 1 Gel-Chip[1] als Turbo setzen (5 km vor Schluss)	Sportgetränk (ca. 400–600 ml/h) 6 g Arginin pro 3 h Belastung Gels und Riegel nach Bedarf **Tipp** Hirsebrei, Haferschleim und Trinkmahlzeiten jeweils mit Salz eignen sich als zusätzliche Versorgung bei Belastungen, die den ganzen Tag dauern

[1] oder anderes Produkt mit Resorption über die Mundschleimhaut (z. B. Power Gel Shots von Powerbar)

Wettkampfversorgung: Mit der richtigen Strategie zum Ziel

Tab. 12 Schwimmer: Versorgung vor und während des Wettkampfs

Schwimmer	Kurze Wettkämpfe, eventuell auch mehrere pro Tag	Langstrecken Schwimmwettkampf (Belastung unter 90 Minuten)	Langstrecken Schwimmwettkampf (über 90 Minuten)
die letzten 7 Tage vorher	täglich 250 ml Rote-Bete-Saft, 6 g Arginin	täglich 250 ml Rote-Bete-Saft, 6 g Arginin	täglich 250 ml Rote-Bete-Saft, 6 g Arginin
die letzten 3 Tage vorher	vermehrte Aufnahme von Kohlenhydraten (für kurze Strecken 1 Tag vorher)	vermehrte Aufnahme von Kohlenhydraten	vermehrte Aufnahme von Kohlenhydraten
2–3 h vorher	Kohlenhydrate + Eiweiß + 1 TL Zimt (z. B. Hirsebrei, Dinkelbrötchen mit Gewürzquark), 10 g dunkle Schokolade, 6 g Arginin	Kohlenhydrate + Eiweiß + 1 TL Zimt (z. B. Hirsebrei, Dinkelbrötchen mit Gewürzquark), 10 g dunkle Schokolade, 6 g Arginin	Kohlenhydrate + Eiweiß + 1 TL Zimt (z. B. Hirsebrei, Dinkelbrötchen mit Gewürzquark), 10 g dunkle Schokolade, 6 g Arginin
direkt vorher	optional: Riegel (30 Minuten vorher) Gel (10 Minuten vorher)	optional: Riegel (30 Minuten vorher) Gel (10 Minuten vorher)	optional: Riegel (30 Minuten vorher) Gel (10 Minuten vorher)
während	nichts **Tipp** In den Wettkampfpausen eignen sich Riegel sehr gut **Wichtig** Nimm bei längeren Pause eine Kombination von Kohlenhydraten und Eiweiß zu dir (z. B. Hirsebrei, Dinkelbrötchen mit Gewürzquark)	nichts	Sportgetränk (ca. 250 ml–600 ml/h) mit insgesamt 6 g Arginin 1 Gel pro h (wenn möglich) Riegel, Gel-Chips[1] nach Bedarf (wenn möglich)

[1] oder anderes Produkt mit Resorption über die Mundschleimhaut (z. B. Power Gel Shots von Powerbar)

Tab. 13 Triathleten: Versorgung vor und während des Wettkampfs

Triathleten	Sprint-Triathlon/Volkstriathlon (Belastung bis 2 Stunden)	Olympische/Mitteldistanz (Belastung 2–6 Stunden)	Langdistanz/Ironman
die letzten 7 Tage vorher	täglich 250 ml Rote-Bete-Saft, 6 g Arginin	täglich 250 ml Rote-Bete-Saft, 6 g Arginin	täglich 250 ml Rote-Bete-Saft, 6 g Arginin
die letzten 3 Tage vorher	vermehrte Aufnahme von Kohlenhydraten (bei Belastungen unter 60 Minuten reicht auch ein Tag vorher)	vermehrte Aufnahme von Kohlenhydraten	vermehrte Aufnahme von Kohlenhydraten
2–3 h vorher	Kohlenhydrate + Eiweiß + 1 TL Zimt (z. B. Hirsebrei, Dinkelbrötchen mit Gewürzquark), 10 g dunkle Schokolade 6 g Arginin	Kohlenhydrate + Eiweiß + 1 TL Zimt (z. B. Hirsebrei, Dinkelbrötchen mit Gewürzquark), 10 g dunkle Schokolade, 6 g Arginin 3 g Salz	Kohlenhydrate + Eiweiß + 1 TL Zimt (z. B. Hirsebrei, Dinkelbrötchen mit Gewürzquark), 10 g dunkle Schokolade 6 g Arginin 3 g Salz
direkt vorher	optional: Riegel (30 Minuten vorher) Gel (10 Minuten vorher)	optional: Riegel (30 Minuten vorher) Gel (10 Minuten vorher)	Riegel (30 Minuten vorher) Gel (10 Minuten vorher)
während	Sportgetränk (250 ml/h) bei Bedarf 1 Gel und/oder 1 Gel-Chip[1] als Turbo setzen	Sportgetränk (250–600 ml/h) mit insgesamt 6 g Arginin. Natriumaufnahme: 400–800 mg/h 1 Gel pro h Gel-Chip[1] als Turbo setzen (5 km vor Schluss) oder wenn man sich in einem Loch befindet	Sportgetränk (ca. 600–800 ml/h) 6 g Arginin pro 3 Stunden Belastung Natriumaufnahme: 800 mg/h pro h: ca. 60–90 g Kohlenhydrate + 20 g Eiweiß Gel-Chip[1] als Turbo setzen oder wenn man sich in einem Loch befindet

[1] oder anderes Produkt mit Resorption über die Mundschleimhaut (z. B. Power Gel Shots von Powerbar)

Tab. 14 Ballsport: Versorgung vor und während des Spiels

Ballsport (Handball, Fußball etc.	
die letzten 3 Tage vor dem Spiel	vermehrte Aufnahme von Kohlenhydraten
2–3 Stunden vorher	Kohlenhydrate + Eiweiß + 1 TL Zimt (z. B. Hirsebrei, Dinkelbrötchen mit Gewürzquark oder gut verträgliche Sportriegel = Kohlenhydrat-Molkenriegel), 10 g dunkle Schokolade, 6 g Arginin
direkt vorher	Sportriegel (Kohlenhydrate-Molkenriegel ca. 30 Minuten vorher) Sportgetränk
Pause	Sportgetränk, Sportriegel, Gel oder Gel-Chip[1]

[1] oder anderes Produkt mit Resorption über die Mundschleimhaut (z. B. Power Gel Shots von Powerbar)

Wettkampfversorgung: Mit der richtigen Strategie zum Ziel

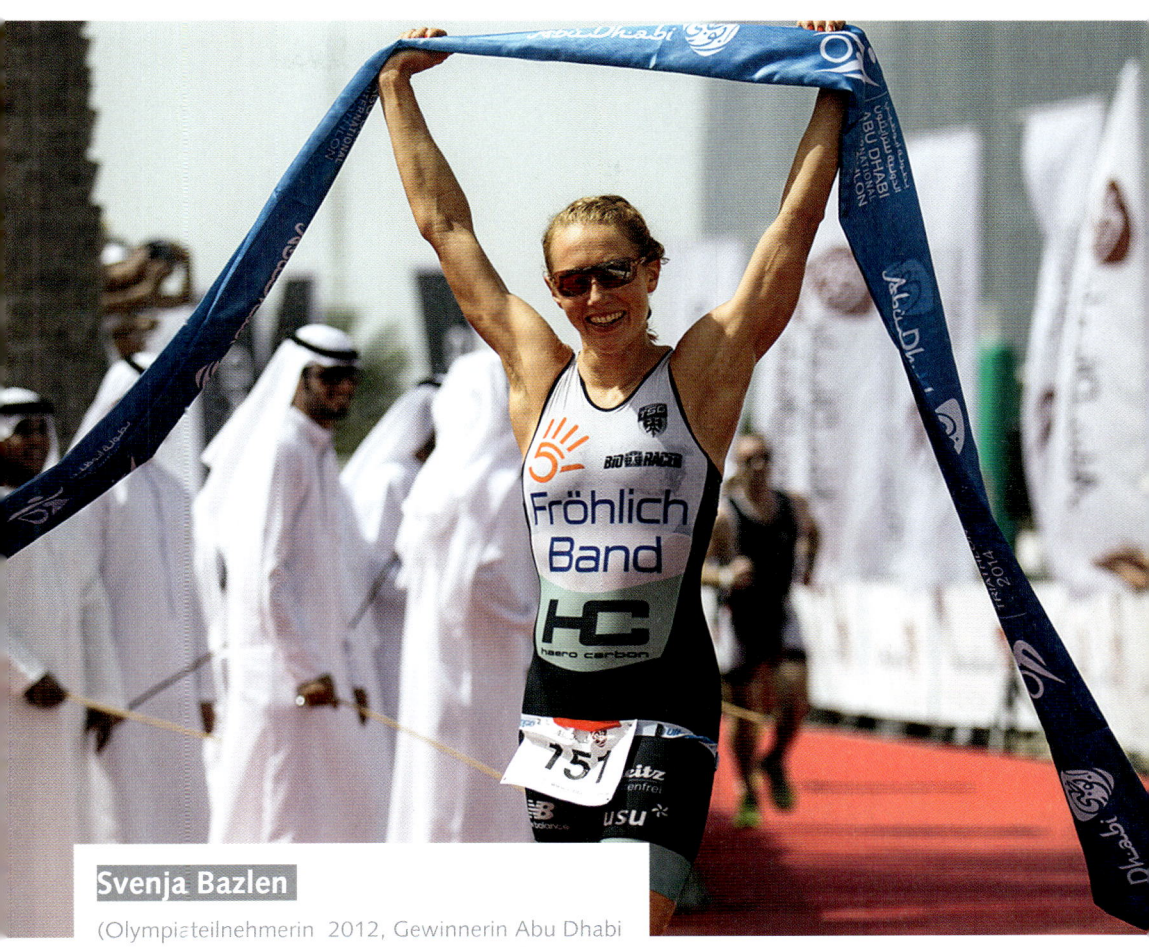

Svenja Bazlen

(Olympiateilnehmerin 2012, Gewinnerin Abu Dhabi Triathlon 2014, 5. Platz Ironman 70.3 Weltmeisterschaften 2013, Vize-Europameisterin 2013 in der 5150-Serie): Ich setze auf die Strategie von Dr. Feil, vor dem Start die Versorgung richtig hochwertig zu gestalten. Ingwer, Zimt und die dunkle Schokolade sind immer dabei – genauso wie das Arginin in der Wettkampfflasche.

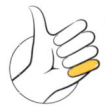 Regeneration: So erholst du dich am schnellsten

Nach dem Wettkampf ist vor dem Wettkampf. Da du beim Wettkampf alles gegeben hast, solltest du dich auch nach dem Wettkampf hochwertig versorgen, um die hormonelle und strukturelle Regeneration einzuleiten. Dabei gelten die gleichen Empfehlungen wie zuvor im Training: Zur Regeneration nach dem Wettkampf solltest du ausreichend Eiweiß, insbesondere die Aminosäuren Arginin und Leuzin, sowie die Mineralien Zink, Magnesium und Selen aufnehmen. Auch borreiche Lebensmittel sollten wieder eingesetzt werden. Selbstverständlich solltest du dir im Ziel auch etwas gönnen. Iss am besten das, auf was du schon seit Längerem Lust hast, dir aber aufgrund deiner Vorwettkampfzeit aufgespart hast.

Strategie für Etappenrennen oder mehrere Wettkämpfe hintereinander

Wenn du ein Etappenrennen absolvierst oder zwei Wettkämpfe hintereinander hast, solltest du, um schnell wieder Leistung erbringen zu können, auf die Turbo-Regenerationsstrategie setzen. Diese hilft dir dabei, deine Kohlenhydratspeicher innerhalb kürzester Zeit aufzufüllen und bereits am nächsten Tag wieder mit voller Power an den Start zu gehen. Am Abend solltest du dann den gleichen Ernährungsplan durchführen wie am Vorabend des Wettkampfs (siehe S. 96).

Turbo-Regeneration

Für die Turbo-Regeneration solltest du dich im sogenannten OPEN WINDOW strukturell und hormonell erholen. Unter OPEN WINDOW versteht man die Zeit nach einer intensiven Belastung, in der dein Körper viel anfälliger ist für Krankheitserreger. Sie kann je nachdem mehrere Stunden dauern oder bis zu drei Tagen.
Zusätzlich solltest du in den ersten 20 Minuten nach Erreichen des Ziels viele Kohlenhydrate (2 g pro Kilogramm Körpergewicht) zu dir nehmen. Diese Mengen sind

Regeneration: So erholst du dich am schnellsten

am besten über Säfte, Dinkel-Salzstangen und Malzbier zu erreichen.
Da Salz bzw. Natrium die Aufnahmegeschwindigkeit von Kohlenhydraten und Flüssigkeit im Darm erhöht, solltest du bei der schnellen Kohlenhydratspeicherauffüllung auch immer etwas Salz zu dir nehmen. Ebenso brauchst du Wasser und Kalium, da die Kohlenhydrateinlagerung in Muskulatur und Leber immer an Wasser und Kalium gebunden ist. Eine neue Studie konnte darüber hinaus zeigen, dass auch Kaffee die Kohlenhydratauffüllung nach dem Sport erhöht und zusätzlich zu einer verstärkten Ausschüttung des Regenerationshormones Insulin führt.

TURBO-REGENERATION
Aufnahme in den ersten 20 Minuten nach der Belastung
⇢ **2 g Kohlenhydrate in Form der Kaliumspender Fruchtsäfte und Rosinen und der Natriumspender Dinkel-Salzstangen**
⇢ **0,4 g Eiweiß pro Kilogramm Körpergewicht, davon 6 g Arginin und 3000 mg Leuzin**
⇢ **100–300 mg Magnesium**
⇢ **10–20 mg Zink**
⇢ **mindestens 50 µg Selen**
⇢ **mindestens 6–9 mg Bor**
⇢ **einige Tassen Kaffee**

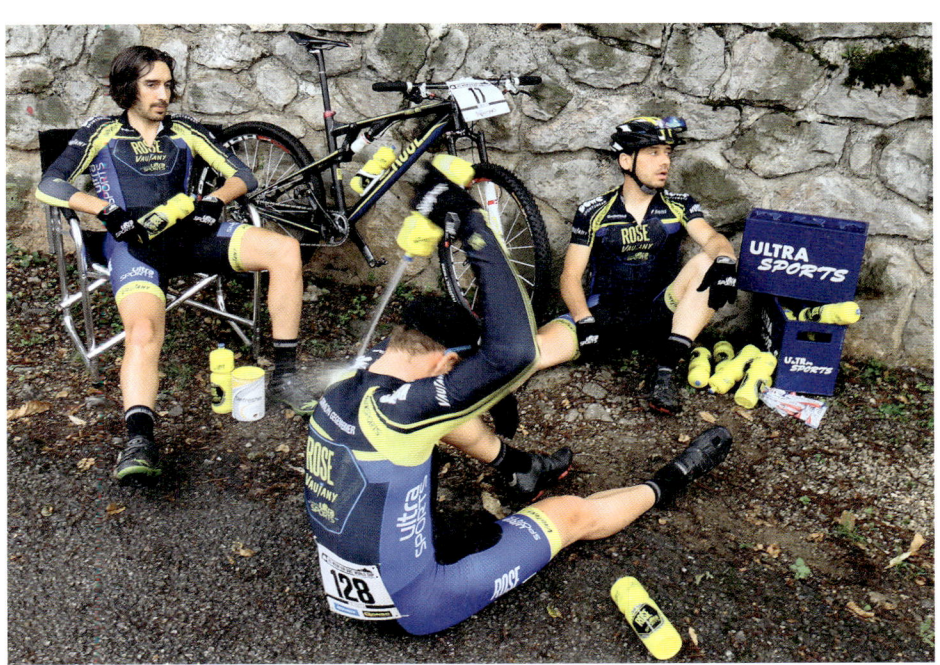

UMSETZUNG DER F-AS-T FORMEL

Wie du inzwischen weißt, besteht die F-AS-T-Formel aus mehreren wichtigen Bausteinen. Wenn es dir gelingt, möglichst viele der Tipps umzusetzen, wirst du sehen, wie du innerhalb kürzester Zeit aktiver durchs Leben gehst, überschüssige Pfunde verlierst und nicht so leicht von Verletzungen heimgesucht wirst. Da du keine verletzungs- und immunbedingten Ausfälle mehr zu befürchten hast und außerdem mehr Fett verbrennst anstelle von Kohlenhydraten, wirst du nach und nach deutlich stärker und schneller.

Die F-AS-T Formel im Überblick

Die folgende Grafik (Abb. 12) hilft dir dabei, die F-AS-T-Formel leichter zu erfassen. Schau sie dir monatlich an, um in Vergessenheit Geratenes zu entdecken.

Die F-AS-T-Strategie mit fertigen Sporternährungslösungen

Selbstverständlich kannst du die Strategie auch mit fertigen Sporternährungslösungen umsetzen (Abb. 13). So habe ich als wissenschaftlicher Leiter von ultraSPORTS über die Jahre ein umfassendes Produktsortiment entwickelt, mit dem die F-AS-T-Formel leicht umzusetzen ist. Natürlich stehen die ultraSPORTS-Produkte in der F-AS-T-Formel nur sinngebend für weitere, auf dem Markt verfügbare Produkte. In der Erklärung findest du deshalb auch sinnvolle Alternativen, wenn vorhanden.

Dopingreinheit

Da ich mit meinen Athleten verbunden bin und ihren Wettkämpfen ebenso entgegenfiebre wie sie selbst, ist für mich die Qualität, die Reinheit und Wirksamkeit der Produkte erste Priorität. Als wissenschaftlicher Leiter von ultraSPORTS achte ich deshalb schon seit Anfang an auf zertifizierte Vorlieferanten, auf ausschließliche Produktion in Deutschland sowie auf Dopingreinheit. Letztere kontrolliert ultraSPORTS seit 2001 bei allen Produkten auf Dopingfreiheit. Im Jahr 2014 fing ultraSPORTS zudem an, jede einzelne Produktion von Sportgetränken, Energiegels, Gel-Chips und sonstigen Nahrungsergänzungsmitteln einer ausführlichen dopingrechtlichen Reinheitskontrolle durchzuführen, sodass für den Anwender eine größtmögliche Sicherheit gegeben ist.

Abb. 11 Die F-AS-T-Formel im Überblick

	F Fettstoffwechsel	**AS** Allgemeine Stabilität	**T** Top Leistung im Wettkampf
Training	TRAIN LOW (niedrige Speicher), Training: lang & langsam + kurz & intensiv (HIIT)	Funktionelles Training, Ausrollen, kalt Duschen	In der letzten Woche: Training zurückfahren (Tapering)
Ernährung	wenig Kohlenhydrate, fettschlau, hochwertiges Eiweiß, Mahlzeitenhäufigkeit: 2 - 3	Kräuter & Gewürze, Darmstabilisierung, gute Eisenwerte	COMPETE HIGH (volle Speicher), Kohlenhydrate + Eiweiß, dunkle Schokolade (ab 70 %), Rote Beete, Koffein, Zimt, Arginin
schützende Nährstoffe	Vitamin D	Vitamin D, Kieselsäure, Gelenknährstoffe	Ingwer, Rhodiola
Trainings- & Wettkampfversorgung	Wasser, verdünnte Sportgetränke, Arginin, Notfall: Gel-Chip	Sportgetränke mit Kohlenhydraten und Eiweiß (3 : 1), ≥ 800 mg / l Natrium	Kohlenhydrate + Eiweiß, Arginin, Gels, Gel-Chips, Natrium, Rhodiola
Regeneration	In den ersten zwei Stunden: Kohlenhydratarme Mahlzeit mit hochwertigem Eiweiß	Molkeneiweiß, Zink, Selen, Magnesium, Arginin	Molkeneiweiß, Zink, Selen, Magnesium, Kohlenhydrate, Arginin

Abb. 12 Die F-AS-T-Formel im Überblick mit Nährstoff-Lösungen

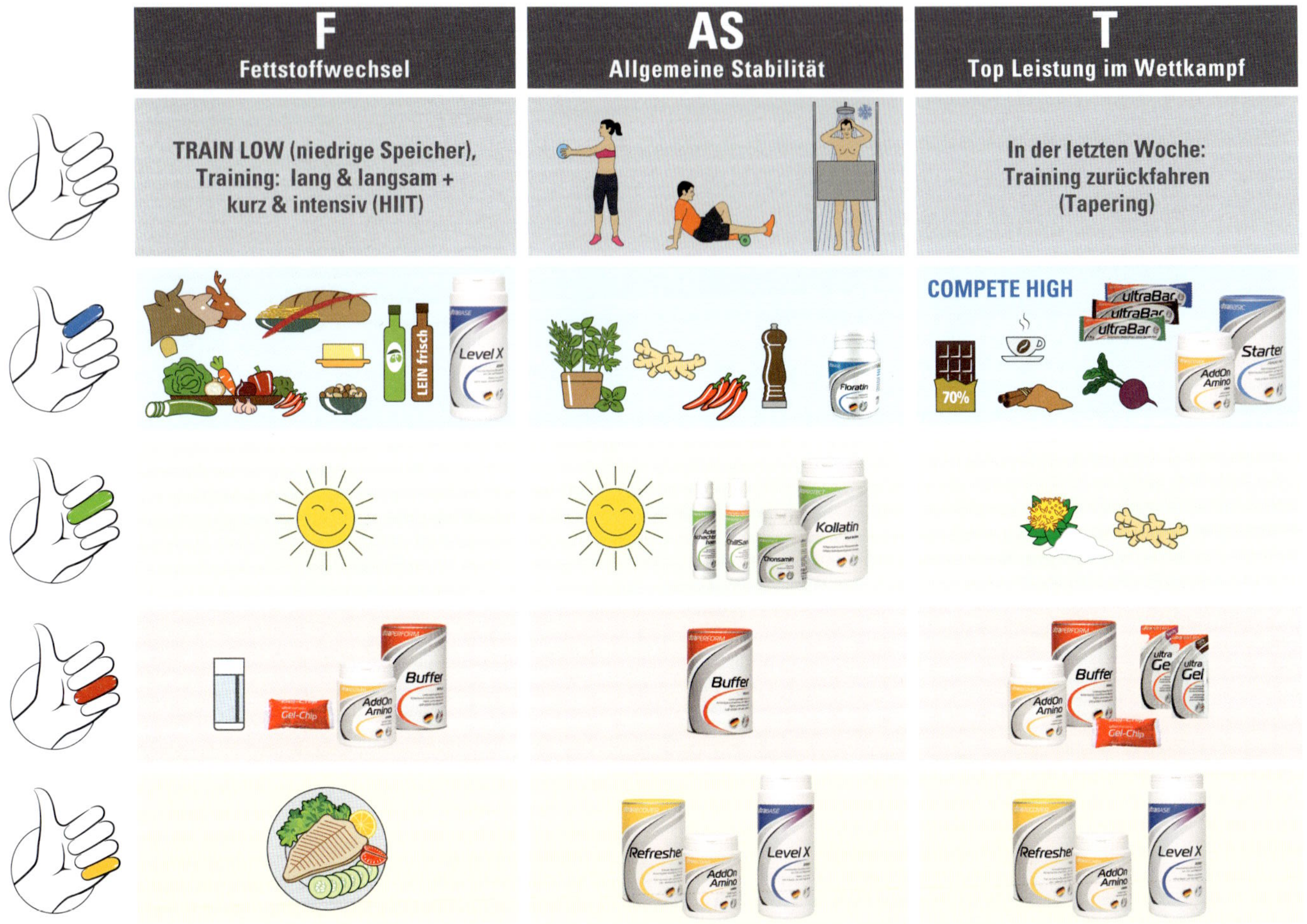

Umsetzung der F-AS-T Formel

- **Chonsamin** Glucosamin, Chondroitin, Brennnessel, Vitamin D3 und Selen zur Ergänzung von Ackerschachtelhalm bei besonders hoher sowie Überbelastung.

- **Kollatin** Kollagen-Hydrolysat, Zink, Mangan und Hagebuttenextrakt zur Ergänzung von Ackerschachtelhalm und Chonsamin.

- **Refresher** Molkeneiweiß, Zink, Selen und Magnesium – nach dem Sport zur Regeneration. Geringer Kohlenhydratgehalt bei der TRAIN-LOW Strategie. Alternative: Recovery Shake, Sponser

- **Starter** Kohlenhydrat-Eiweißgetränk auf magen-freundlicher Haferbasis – geeignet als Frühstücksmahlzeit, als Trinkmahlzeit vor intensiven Trainingsbelastungen und als Vorwettkampfmahlzeit.

- **ultraBar** Kohlenhydrat-Molkenriegel – bei langer Belastung in Training und Wettkampf sowie davor. Alternative: Carbohydrate Bar, Dextro

- **ultraGel** Kohlenhydrat-Eiweiß-Gel – mit viel Natrium, Arginin, BCAAs und Rhodiola für mentale Leistung. Geeignet für Wettkampf und intensives Training. Alternative: Powergel, Powerbar (allerdings ohne Rhodiola)

- **Level X** Molkeneiweißkonzentrat ohne Kohlenhydrate – ideal nach intensiven Trainingsbelastungen, nach Krafttraining und als kohlenhydratfreie Zwischenmahlzeit bei der TRAIN-LOW-Strategie. Alternative: whey protein, Multipower

- **Gel-Chip** Energie-Chip – mit Rhodiola für mentale Leistung. Liefert Sofortenergie über die Mundschleimhaut. Vorteil: leichtere Umsetzung des Fettstoffwechsel-Trainings und als Sofortenergie im Wettkampf. Alternative: Gel-Shots, Powerbar

- **AddOn Amino** Argininpräparat – ideal bei langen Einheiten, nach intensivem Training und vor dem Wettkampf.

- **Buffer** Sportgetränk für Training und Wettkampf: Kohlenhydrate + Eiweiß (3:1) + Natrium (1084 mg/l). Alternative: Energy-Source, High 5

- **Floratin** Laktobakterien – 10 Milliarden probiotische Keime je Tagesanwendung.

- **Ackerschachtelhalmkonzentrat** Pflanzliche Kieselsäure – besonders empfehlenswert in Phasen hoher Belastung und bei Überbelastung.

- **ChillSan** Chili- und Gewürzbalsam für die äußerliche Anwendung bei hoher Belastung.

* Die Farbe der Punkte entspricht der Farbe der Finger.

SPECIAL
Erfolgreich mit der F-AS-T Formel

Seit 25 Jahren beraten wir erfolgreiche Bundesligavereine, Nationalmannschaften und viele weitere Spitzensportler in Sachen Ernährungs- und Nährstoffsteuerung. Diese Athleten begleiten wir auf ihrem Weg, Gigantisches zu leisten. Jeder Einzelne von ihnen hat unsere Tipps akribisch umgesetzt. Die Folge: Er wurde noch leistungsfähiger, verletzte sich seltener, wurde seltener krank, regenerierte schneller und war auf den Punkt topfit am entscheidenden Tag. Und genau darauf kommt es an.

Die Erfolge unserer Athleten zeigen sich in den vielen gewonnenen Medaillen bei Weltmeisterschaften, Olympischen Spielen und Deutschen Meisterschaften, und sie beweisen, dass die Ernährungssteuerung nach der F-AS-T-Formel national und international überaus erfolgreich ist. Im Literaturteil zeigen wir zudem auf, dass die F-AS-T-Formel die neuesten wissenschaftlichen Erkenntnisse widerspiegelt und deshalb zukünftig die universitäre Lehre bereichern wird.

Und das sind sie, unsere Sportlerinnen und Sportler:

- VfR Aalen (Fußballbundesligist, Zweite Liga)
- Arthur Abele (Zehnkampf: 9. Platz bei Weltmeisterschaften, Olympiateilnehmer, Deutscher Meister)
- Lars Albert (Zehnkampf: Deutscher Meister)
- Julian Authenrieth (Segeln: Weltmeister – Klasse Optimist, Silber und Bronze bei Junioren-Weltmeisterschaften)
- HBW Balingen (Handball: Bundesligist)
- Dieter Baumann (5000-Meter-Lauf: Olympiasieger und Europameister)
- Eva Baur (200-Meter-Lauf: Deutsche U-23-Meisterin)
- Svenja Bazlen (Triathlon – Langdistanz, 70.3 und 50150: Olympiateilnehmerin, 5. Platz Ironman bei 70.3 Weltmeisterschaften, Vize-Europameisterin)
- Susan Blatt (Triathlon – Langdistanz: 4. Platz Ironman Europameisterschaft)
- Timo Bracht (Triathlon – Langdistanz: dreimaliger Europameister, 7-facher Ironman-Sieger)
- Luis Brethauer (BMX-Radsport: Bronze bei Weltmeisterschaften)

- Marius Broening (100-Meter-Lauf: dritter Platz bei Europameisterschaften)
- Boštjan Buč (3000-Meter-Hindernislauf: zweifacher Olympiateilnehmer, Slovenischer Rekordhalter)
- Falk Cierpinski (Marathonlauf: Bestzeit 2:13:30 h, Deutscher Duathlon-Meister)
- Anja Dittmer (Triathlon – Olympische Distanz: sechsfache Deutsche Meisterin, vierfache Olympiateilnehmerin, Europameisterin, Gesamtweltcup-Siegerin)
- Andrea Eskau (Handbike, Biathlon, Skilanglauf: vielfache Olympiasiegerin)
- Manuel Faißt (Nordischer Kombinierer, Dreifacher Juniorenweltmeister 2013, 1. Platz mit der Mannschaft beim Weltcup 2013 in Sotschi)
- Friederike Feil (Extrem- & 3.000-Meter-Hindernislauf: mehrfache Tough Guy, Getting Tough – The Race sowie Strongman Run Siegerin, Bronze bei Deutschen Meisterschaften)
- Christian Fetzer (Ringen: Deutscher Meister, Vizeeuropameister)
- Jan Frodeno (Triathlon – Lang- und Olympische-Distanz: Olympiasieger)
- Andreas Fuchs (Triathlon – Langdistanz: dreifacher österreichischer Staatsmeister)
- Arne Gabius (5000-Meter-Lauf: 22-facher Deutscher Meister, Vize-Europameister und seit 29 Jahren Deutschlands schnellster Marathon-Läufer, PB 2:09,32 h)
- Simon Gegenheimer (Mountainbike: Deutscher Meister sowie Sprint-Weltcup-Sieger)
- Filmon Ghirmai (3000-Meter-Hindernislauf, 10000-Meter-Lauf: sechsfacher Deutscher Meister, Hindernis-Europacupsieger)
- Michael Göhner (Triathlon – Langdistanz: Deutscher Meister)
- Goller/Ludwig (Beach-Volleyball: Europameister, Nationalmannschaft)
- FRISCH AUF! Göppingen (Handball: Bundesligist, zweifacher EHF Europa-Pokalsieger)
- Simon Greul (Tennis)
- HSV Hamburg (Handball: Bundesligist, Champions League Sieger)
- Deutsche Handball-Nationalmannschaft
- Corinna Harrer (1500-Meter-, 10000-Meter-Lauf: 23-fache deutsche Meisterin)
- Jana Hartmann (800-Meter-Lauf: mehrfache deutsche Meisterin)
- Anne Haug (Triathlon – Olympische Distanz: Vize-Weltmeisterin, Mannschafts-Weltmeisterin, Deutsche Meisterin)
- Alexander Herr (Skispringen: Team-Weltmeister)
- Ingalena Heuck (Halbmarathonlauf: dreifache U-23 Deutsche Meisterin)

- TSG 1899 Hoffenheim (Fußball: Bundesligist)
- Knut Höhler (Extrem-Hindernislauf: mehrfacher Tough Guy und Strongman-Run Sieger sowie Sieger von Getting Tough – The Race)
- Sören Kah (Marathonlauf: PB: 2:13:57 h)
- Sebastian Kienle (Triathlon – Langdistanz: Weltmeister Ironman 70.3, Vize-Europameister und Hawaii-Sieger Ironman)
- Waldemar Kliesing (Sportphysiotherapeut-Tennis: betreute Boris Becker und die Tennis-Nationalmannschaft)
- Matthias Klumpp (Europameister Triathlon-Langdistanz)
- Anja Knapp (Triathlon – Sprintdistanz: Deutsche Meisterin)
- Bastian Knittel (Tennis, Sieger Heilbronn Open – ATP Challenger Tour)
- Bente Kraus (3000-Meter-Eisschnelllauf: Olympiateilnehmerin)
- Denise Krebs (1500-Meter-Lauf: mehrfache Deutsche Meisterin)
- Meike Krebs (Triathlon – Olympische Distanz: mehrfache Triathlonsiegerin)
- TBV Lemgo (Handball: Bundesligist)
- Bayer 04 Leverkusen (Fußball: Bundesligist)
- Ricarda Lisk (Triathlon – Olympische Distanz: dreifache Deutsche Meisterin, Olympiateilnehmerin)
- SC Magdeburg (Handball: Bundesligist)
- 1. FSV Mainz 05 (Fußball: Bundesligist)
- Monika Merl (800-Meter-Lauf: siebenfache Deutsche Meisterin, zweifache Europacup-Vizesiegerin)
- TusSies Handball Metzingen (Damen 1. Bundesliga)
- Kristin Möller (Triathlon – Langdistanz: Dritte der Ironman European Championship),
- Wolfram Müller (5000-Meter-, 1500-Meter-Lauf: Junioren-Europameister, Vize-Weltmeister Junioren, Olympiateilnehmer)
- Tischtennis Nationalmannschaft
- TV 1893 Neuhausen (Handballbundesligist, Zweite Liga)
- Marcel Nguyen (Turnen – Barren und Mehrkampf: mehrfacher Europameister, zweifacher Silbermedaillengewinner bei Olympischen Spielen)
- Orientierungslauf-Nationalmannschaft
- Deutsches Paralympic Skiteam alpin
- Philipp Pflieger (10 000-Meter-Lauf: mehrfacher Deutscher Meister)
- Eduard Popp (Ringen: Deutscher Meister)
- Clemens Rapp (Schwimmen: mehrfacher Europameister, Vierter bei Olympischen Spielen)
- Tom Reichelt (Skilanglauf: Deutscher Sprintmeister)

- Rhein-Neckar-Löwen (Handball: Bundesligist, EHF Europa-Pokalsieger)
- Deutsche Ringer Nationalmannschaft
- Oliver Roggisch (Handball: 200-facher Handballnationalspieler, Weltmeister),
- Jörg Rosskopf (Tischtennis: achtmal Deutscher Meister, Weltmeister, mehrfacher Europameister, mehrfacher Medaillengewinner bei Olympischen Spielen, Tischtennisbundestrainer, mehrfacher Tischtennistrainer des Jahres)
- Johannes Rydzek (Nordische Kombination, 5 Medaillen bei Weltmeisterschaften und Olympischen Spielen)
- F.C. Hansa Rostock (Fußball: Drittligist)
- TVR 1861 Rottenburg (Volleyball: Bundesligist)
- Tobias Sauter (Marathon: Bestzeit 2:17.27 h, WM-Teilnehmer)
- FC Schalke 04 (Fußball: Bundesligist)
- Felix Schumann (Triathlon – X-Terra: Deutscher Meister und Siebter bei Weltmeisterschaften)
- Quentin Seigel (400-Meter-Hürdenlauf: Bronzemedaillengewinner bei Deutschen Meisterschaften)
- Österreichische Skisprungnationalmannschaft
- Frank Stäbler (Ringen: Bronzemedaillengewinner bei Weltmeisterschaften, Bronzemedaillengewinner bei Europameisterschaften)
- Norman Stadler (Triathlon – Langdistanz: zweifacher Ironman-Sieger Hawaii, Triathlon-Europameister)
- Benjamin Starke (Schwimmen: zweifacher Olympiateilnehmer, Silbermedaillen-Gewinner bei Weltmeisterschaften)
- VfB Stuttgart (Fußball: Bundesligist)
- SV Stuttgarter Kickers (Fußball: Drittligist),
- Steffen Thum (Mountainbike: Zweifacher Gewinner Marathon Weltserie Mountainbike)
- Thüringer HC (Damen 1. Bundesliga Handball, Deutscher Meister 2011, 2012, 2013, 2014; DHB Pokalsieger 2011, 2013)
- Walter Tigers, Tübingen (Basketball: Bundesligist)
- Deutsche Ultra-Marathon-Nationalmannschaft
- Tobias Unger (100-Meter-, 200-Meter-, 60-Meter-Lauf: 16-facher Deutscher Meister, Bronzemedaillengewinner bei Weltmeisterschaften, Europameister)
- Daniel Unger (Triathlon – Olympische Distanz: Weltmeister)
- Judith Wagner, Europameisterin Sommerbiathlon
- Robert Wimmer (Etappenlauf: Sieger Transeuropalauf – über 5036 km)

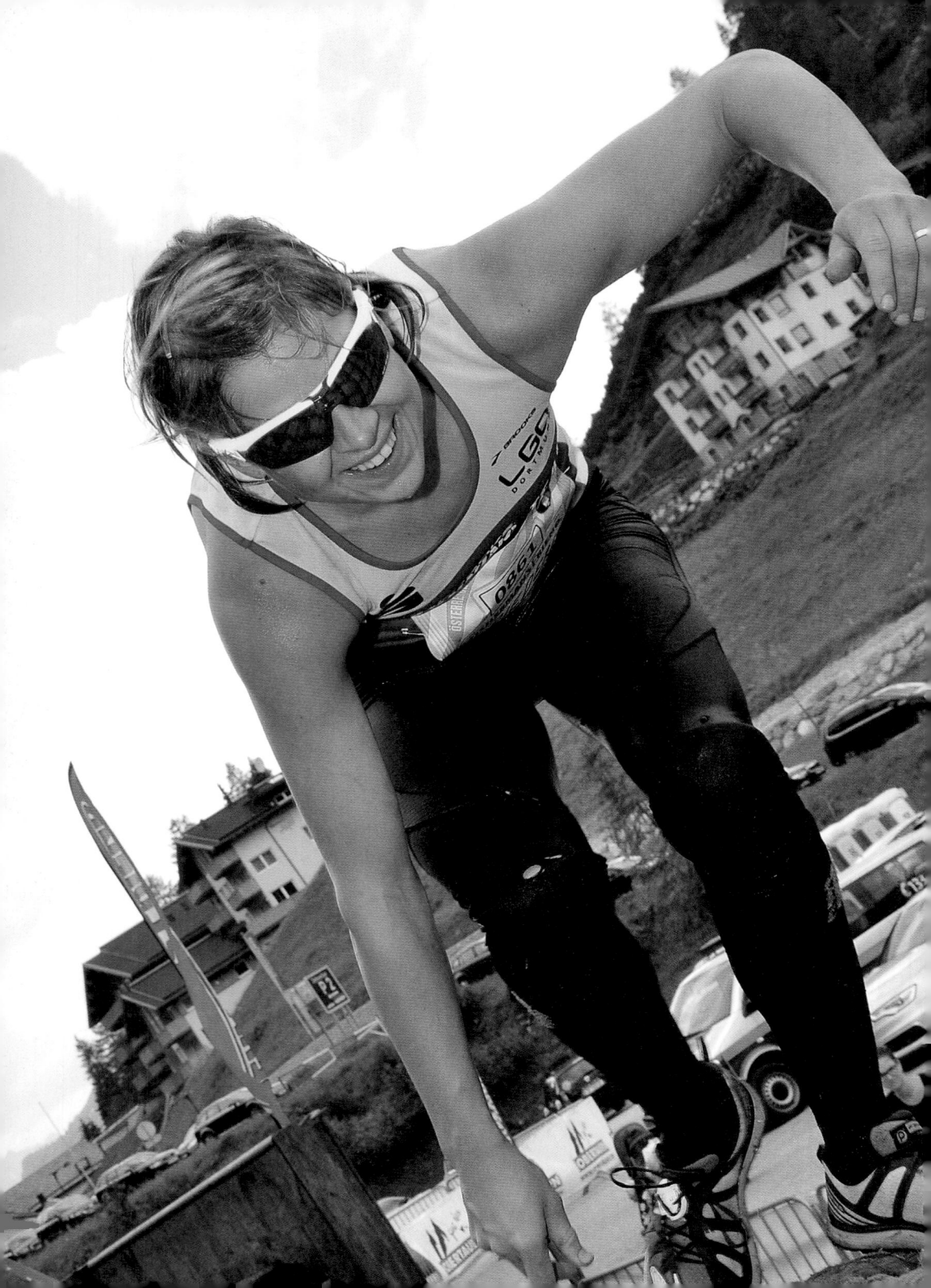

DIE F-AS-T FORMEL IN DER PRAXIS

Nun bist du gewappnet. Hast alles gelesen, was bei der F-AS-T-Formel wichtig ist, und Tipps und Anwendungsmöglichkeiten erhalten. Jetzt kommt der praktische Teil. Hier zeigen wir dir, wie du die F-A-S-T-Formel durch leckere Rezepte schmackhaft umsetzen kannst, ebenso wie die wichtigsten Übungen für deine allgemeine Stabilität.

Die F-AS-T Formel in der Praxis

Die besten Ernährungsrezepte

Mit diesen einfachen Rezepten kannst du viele unserer Tipps zur gesunden, leistungssteigernden Ernährung schnell umsetzen. Sie fördern die Regeneration, stärken dein Immunsystem, machen dich schneller, reduzieren Stress und bereiten dich auf einen energiegeladenen Alltag vor. Mehr davon findest du in den Büchern von Dr. Wolfgang Feil & Herbert Steffny: *Die Lauf-Diät* und *Die Lauf-Diät – Das Kochbuch*.

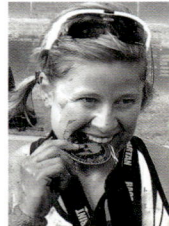

IKI: »ERNÄHRUNG IM HOTEL«

Vor einem wichtigen Wettkampf wie z. B. dem Strong Man Run am Nürburgring reist man in der Regel am Vortag an. Im Hotel ist es immer etwas schwierig, alle Ernährungsstrategien durchzuziehen, wenn man nicht optimal vorbereitet ist. Deshalb verlasse ich mich nicht darauf, was es im Hotel morgens auf dem Frühstücksbüffet gibt, sondern bringe mir zumindest die wichtigsten Sachen selber mit. Mittlerweile haben sich meine Team-Kollegen an meine Ingwerreibe, meine Ingwerknolle, meine Gewürzdöschen mit Zimt, Kurkuma und Chili gewöhnt. Diese Sachen habe ich bei jedem Wettkampf dabei, um mir meinen Gewürzquark oder in meinen Vorwettkampfdrink zu mischen. Doch am Anfang gab es schon oft schräge Blicke. Wenn man die aber ignoriert und dann sein Rennen gewinnt, sagt auf einmal niemand mehr etwas, sondern macht es nach.

Die besten Ernährungsrezepte

Gewürzquark

Zutaten (pro Portion)
1 daumengroßes Stück frischer Ingwer
½ TL Zimt
1 TL Kurkuma
2 TL Speiseleinöl
1 Prise Chilipulver
Pfeffer
125 bis 250 g Quark
etwas Milch oder Wasser
nach Belieben mit Honig, Beeren,
Nüssen oder selbst gemachter
Marmelade verfeinern

Zubereitung
- 2 TL Speiseleinöl mit 1 TL Kurkuma verrühren
- ½ TL Zimt, je 1 Messerspitze Chilipulver, Pfeffer, 1 Stück geriebenen Ingwer (1–2 cm) sowie 125–250 g Quark (20 % Fettgehalt) und etwas Milch oder Wasser dazugeben
- mit Beeren, etwas Honig oder ein paar Nüssen verfeinern

Gewürz-Schokolade

Zutaten (pro Portion)
1 Glas Rohmilch oder
100 ml Kokosmilch
150 ml Wasser
2–3 TL Kakao
2 TL Honig
1 Prise Chilipulver und Pfeffer
½ TL Zimt
1 TL Kurkuma

Zubereitung
- Milch (oder Kokosmilch) zusammen mit dem Wasser erhitzen, die anderen Zutaten hinzufügen und umrühren, bis alles vollständig aufgelöst ist

Kräuter-Kraft-Drink

Zutaten (pro Portion)
200 ml Rote-Bete-Saft
1 TL Leinöl
20 g Ingwer (geschält und klein geschnitten)
1 TL Kurkuma
30 g TK-Kräuter
1 TL Zitronensaft
frisch gemahlener Pfeffer

Zubereitung
- Alle Zutaten einen Mixer geben und gut durchmixen.

Gesäuerte Möhren im Glas

Zutaten für 1 Glas mit 720 ml Inhalt
600 bis 700 g Möhren
2 kleine Zwiebeln oder Schalotten
6 g Salz
2–3 Nelken
½ Knoblauchzehe
½ Lorbeerblatt
1½ TL Dillsamen oder Kümmel
½ TL gelbe Senfkörner
etwas Dill und Estragon, frisch oder getrocknet
½ TL Molke oder 1 Kapsel probiotische Keime

Zubereitung
- Möhren putzen und in feine Scheiben reiben
- Zwiebeln in kleine Stücke schneiden
- Möhren und Zwiebeln in eine große Schüssel geben
- Gewürze, Salz und Molke (oder 1 Kapsel probiotischer Bakterien) hinzufügen
- alles mit einem kleinen Holzstampfer oder einem Esslöffel zerstampfen oder mit der Hand fest zusammendrücken, bis aus dem Gemüse Saft austritt
- Glas bis 2 cm unter den Rand füllen und beim Gären (und auch bei der Aufbewahrung) ins Dunkle stellen
- Gemüse bei Zimmertemperatur 5 Tage ruhen lassen (abgedeckt mit einer Decke)
- Gemüse dann in den Keller stellen und für weitere 3–6 Wochen säuern

Bananen-Nuss-Kuchen

Zutaten
8 Eier
80 g Honig
50 g Butter
150 g Mandelmehl
150 g Mandeln
4 reife Bananen
Backpulver, Rum
optional: Walnüsse
optional: dunkle Schokolade, in Stücke gebrochen

Zubereitung
- Eier trennen
- Butter schmelzen, mit Eigelb, Bananen und Rum in den Mixer geben
- Eiweiß mit Honig steif schlagen
- Mandeln, Mandelmehl, Backpulver mischen
- Eiweiß mit Bananenmasse und Mandel-Gemisch vorsichtig unterheben
- Bei 160 °C ca. 40 Minuten backen

Getreidefreies Brot

Zutaten
125 g Mandelmehl
125 g Leinsamenmehl
200 ml Wasser
8 Eier
1 TL Salz
1 EL Backpulver
90 g geschmolzene Butter
Kerne und Nüsse nach Wunsch

Zubereitung
- Eigelb und Eiweiß trennen
- Eigelb und Butter mit dem Wasser mischen
- Mehle, Salz und Backpulver vermischen
- Eiweiß aufschlagen
- Eigelb-Wasser-Masse und Trockenmasse unter den Eischnee heben
- alles in eine eingefettete Form füllen
- bei 125 °C ca. 2 Std. backen

Hirseauflauf mit Pfirsichen

Zutaten (2 Personen)
50 g Hirse (gekocht)
200 ml Kokosmilch
100 ml Wasser
3 Eier
1–2 TL Zimt
3 Pfirsiche
3 EL Honig
30 g Walnüsse
30 g Kokosraspeln
15 g frischer Ingwer (gerieben)

Zubereitung
- die reifen Pfirsiche in kleine Stücke schneiden
- Eier mit Wasser, Kokosmilch, Honig, Zimt, Ingwer, Walnüssen und Kokosraspeln vermischen
- Hirse und Pfirsiche in eine Auflaufform geben
- die flüssige Masse hinzufügen
- nochmals gut umrühren
- für circa 20–30 Minuten im Ofen bei 160 °C backen

Die F-AS-T Formel in der Praxis

Kürbissuppe mit Garnelen

Zutaten (für 2 Personen)
1 kleine Zwiebel
1 EL Bio-Kokosöl
250 g Hokkaido-Kürbis
(in Würfel geschnitten)
300 ml Wasser
200 ml Kokosmilch
Pfeffer, Salz, Chili
10 g frischen Ingwer (gerieben)
25 g frische Kräuter oder
TK-Kräuter (z. B. Koriander, Schnittlauch, Petersilie …)
6 große Garnelen

Zubereitung
- Zwiebel in kleine Stückchen schneiden und 5 Minuten ruhen lassen
- Kokosöl in einem Topf erhitzen, die Zwiebel darin anbraten
- den Hokkaido-Kürbis dazugeben und weitere 5 Minuten anbraten
- Wasser hinzugeben und 15 Minuten köcheln lassen
- Kokosmilch und Gewürze hinzugeben und mit dem Stabmixer durchmixen
- Garnelen in die Suppe geben, weitere 5 Minuten köcheln lassen, bis die Garnelen durch sind
- Kräuter dazugeben

Mousse au Chocolat

Zutaten (für 4 Personen)
1 Tafel (100 g) dunkle Schokolade
(mindestens 70 %)
2 Eier
½ EL Grand Marnier (Orangenlikör)
1 Espresso
25 g weiche Butter, in Flöckchen
100 ml Sahne
1 EL Zucker
optional: 1 EL Kakaopulver

Zubereitung
- Schokolade im Wasserbad schmelzen
- Eier, Orangenlikör, Zucker, Kakaopulver und Espresso hinzufügen
- das Ganze für 5 Minuten im Wasserbad warm werden lassen
- unter ständigem Rühren die Butter hinzufügen, bis diese vollkommen aufgelöst ist
- die Masse für 20–30 Minuten kalt stellen
- Sahne aufschlagen und unter die erkaltete Schokoladenmasse heben
- die Mousse für 3 Stunden im Kühlschrank kalt stellen

Die besten Ernährungsrezepte

Quinoa-Aprikosen-Salat

Zutaten (für 4 Personen)
150 g Quinoa
1 Bund Petersilie
1 Sellerie (in feine Stücke geschnitten)
200 g Aprikosen (getrocknet)
200 g Kürbiskerne (gehackt)
1 Bund Frühlingszwiebeln
Zitronensaft
Olivenöl
Honig
Pfeffer, Salz

Zubereitung
- Quinoa nach Anleitung zubereiten und auf Zimmertemperatur abkühlen lassen
- Sellerie, Aprikosen und Frühlingszwiebeln fein schneiden
- Petersilie und Kürbiskerne hacken
- alle Zutaten in eine große Schüssel geben
- mit Zitronensaft, Olivenöl, Pfeffer, Salz und Honig abschmecken

Rote-Bete-Salat mit Rollmops

Zutaten (für 2 Personen)
Für den Salat
2–3 Karotten
2 kleine Knollen Rote Bete
½ Zwiebel
4 Rollmöpse aus dem Glas

Zutaten für die Salatsoße
2 EL Olivenöl
2 EL süße Sahne
2 EL frisch gepresster Zitronensaft
1 TL scharfer Senf
½ TL Meerrettich aus der Tube
½ Knoblauchzehe, durchgepresst
frischer Schnittlauch, gehackt
Kräutersalz, Pfeffer aus der Mühle
1 TL Quitten-Gelee
Hanfsamen

Zubereitung
- Zutaten für Salatsoße mischen
- Zwiebel in kleine Würfel schneiden und 5 Minuten ruhen lassen
- Karotten und Rote Bete raspeln
- Karotten, Rote Bete und Zwiebeln mit der Salatsoße mischen
- zum Salat je 2 Rollmöpse servieren

- **Tipp:** Der Salat schmeckt noch besser, wenn man ihn am Vortag zubereitet, weil er dann besser durchgezogen ist.

Die F-AS-T Formel in der Praxis

Spanische Tortilla

Zutaten (1 Tortilla)
1 Zwiebel
30 g Butterschmalz
200 g Kartoffeln (gekocht)
3 Eier
¼ TL Salz
Rohkost: z. B. 2 Karotten,
1 Paprika, ½ Gurke
50 g Rohmilchkäse

Zubereitung
- Zwiebel in kleine Stücke schneiden und 5 Minuten ruhen lassen
- die Hälfte des Butterschmalzes in einer Pfanne erhitzen und die Zwiebel darin gut anbraten
- Kartoffeln in dünne Scheiben schneiden
- Eier verquirlen, Kartoffeln und gedünstete Zwiebeln hinzufügen
- mit Pfeffer und Salz abschmecken
- den Rest des Butterschmalzes in der Pfanne erhitzen, die Kartoffel-Ei-Masse hinzugeben
- die Tortilla wenden, sobald sie auf der ersten Seite goldgelb gebraten ist
- von der anderen Seite anbraten
- dazu gibt es Rohkostgemüse und ein Stück Rohmilchkäse

Tipp: Wende die Tortilla mithilfe eines Tellers: Den Teller umgekehrt auf die Pfanne legen, umdrehen, sodass die Tortilla auf dem Teller liegt. Dann vorsichtig wieder in die Pfanne gleiten lassen.

Lauwarmer Amaranth-Salat

Zutaten (für 2 Personen)
80 g Amaranth
2 kleine rote Zwiebeln
3 EL Bio-Kokosöl
3 mittelgroße Karotten
150 g Erbsen
1 EL Senf
2 EL Essig
1 EL Olivenöl
25 g Walnüsse gehackt
25 g frische Petersilie, gehackt
Pfeffer

Zubereitung
- Amaranth gut waschen und nach Packungsanleitung kochen
- Zwiebeln in kleine Stücke schneiden und mindestens 5 Minuten ruhen lassen
- Karotten in Scheiben schneiden und mit den Erbsen dämpfen
- Bio-Kokosöl in einer großen Pfanne erhitzen und die Zwiebeln darin goldgelb braten
- Karotten und Erbsen zu den Zwiebeln dazugeben und das Ganze kurz anbraten
- alles unter den noch warmen Amaranth geben, die restlichen Zutaten hinzufügen, vorsichtig vermischen und noch warm genießen
- pro Person 2 hartgekochte Eier dazugeben

Tipp: Kann man auch mit Hirse oder Quinoa machen.

Zucchini-Puffer mit Joghurtsoße

Zutaten (für 2 Personen)
Für den Salat
50 g Mandelmehl
25 g Hirsemehl
2 Eier
3 Frühlingszwiebeln
500 g Zucchini (1 mittelgroße)
Pfeffer, Salz
Dill (frisch oder getrocknet)
20 g Butterschmalz (zum Anbraten)

Für die Joghurtsoße
250 g Joghurt
¼ Gurke, fein geraspelt
1 EL Schnittlauch, Pfeffer aus der Mühle, Salz
1 TL Speiseleinöl
1 Knoblauchzehe, zerdrückt

Zubereitung
- Zwiebeln in feine Stückchen schneiden und 5 Minuten ruhen lassen
- Zucchini waschen und grob schneiden
- alle Zutaten für die Zucchini-Puffer in eine Schüssel geben und zu einem Teig mischen
- alle Zutaten für die Joghurtsoße gut miteinander vermischen
- etwas Butterschmalz in einer Pfanne erhitzen
- Teig portionsweise in die Pfanne geben (ergibt ca. 8 Puffer)
- in einer großen Pfanne kannst du ca. 4 Puffer gleichzeitig backen

Mango-Avocado-Salat mit Fisch oder Garnelen

Zutaten (2 Personen)
Für den Salat
1 kleine rote Zwiebel
3 Tomaten
1 grüne Paprika
½ Mango oder eine kleine Mango
1 Avocado
150 g Ruccolablätter oder gemischte Salatblätter
frische Minzblätter

Für die Salatsoße
etwas Kräutersalz
Pfeffer
1–2 EL Olivenöl
1 TL Senf
Saft einer Limette
1 Prise frisches Chilipulver

Zubereitung
- rote Zwiebel klein würfeln und 5 Minuten ruhen lassen
- Tomaten, Paprika, Mango und Avocado klein würfeln
- Minze klein hacken
- Ruccola oder Salatblätter gut waschen
- alle Zutaten bis auf die Salatblätter in eine Schüssel geben
- Zutaten für die Salatsoße hinzufügen gut durchmischen
- auf den Ruccola- oder Salatblättern servieren
- dazu gibt es entweder Garnelen oder ein Stück Fisch (z. B. Seelachs) in Kokosöl angebraten

Die besten Aufwärm- und Flexibilitätsübungen

Ein-Bein-Ablassen

Begib dich in die Rückenlage, streck beide Beine Richtung Decke (ca. 70°). Zieh die Fußspitzen zu dir. Dann lass abwechselnd ein Bein nach dem anderen in Richtung Boden ab und führe es wieder nach oben, ohne den Boden zwischendurch zu berühren.

⇢ **10-mal pro Bein**

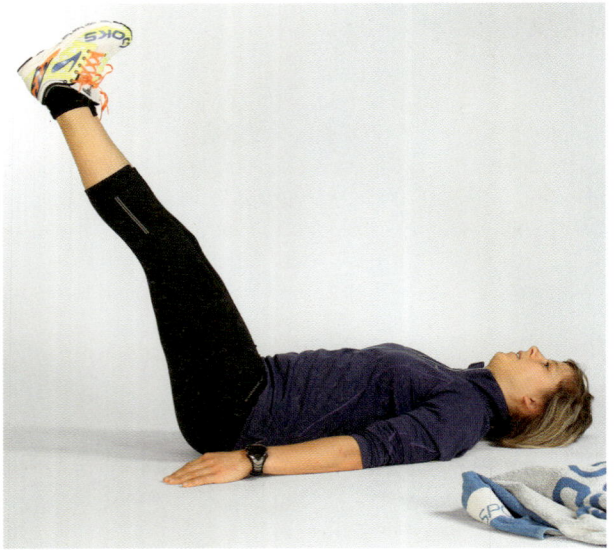
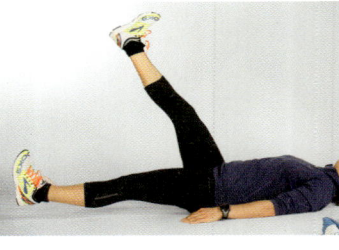
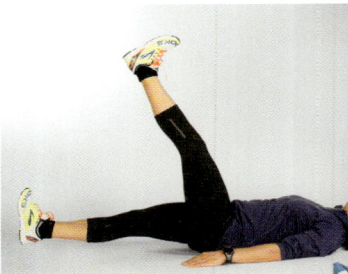

Die besten Aufwärm- und Flexibilitätsübungen

Bauch-Aktivierung auf dem Boden

Begib dich in die Rückenlage, streck die Arme in Verlängerung der Schulterachse aus, zieh den Bauchnabel ein und hock die Füße an. Dann bewege die Beine von links nach rechts.
⇢ **10-mal zu jeder Seite**

Variante für Fortgeschrittene: Mit gestreckten Beinen nach links und rechts bewegen.
⇢ **10-mal zu jeder Seite**

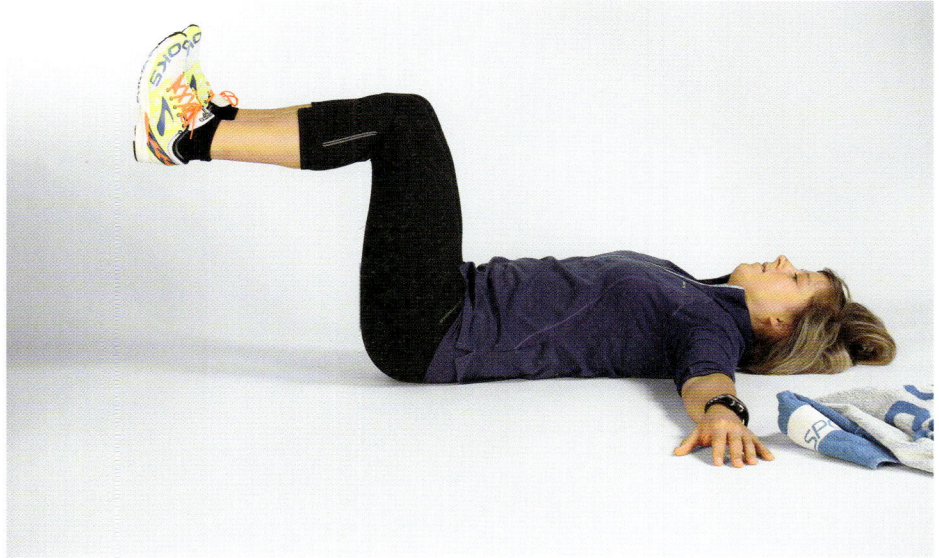

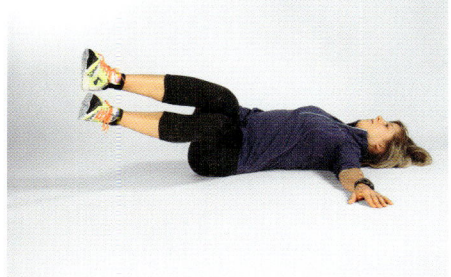

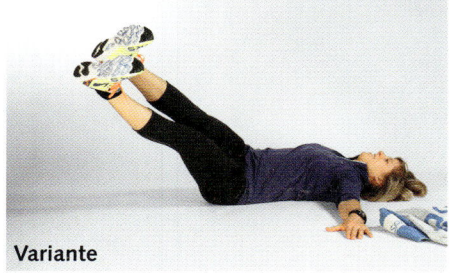

Variante

Skorpion

Begib dich in die Bauchlage und spreiz die Arme in der Verlängerung zur Schulterachse vom Körper ab. Zieh die Zehen an und führe das gestreckte Bein zur ausgestreckten Hand nach außen oben. Der Kopf dreht sich zum bewegenden Bein.
⇢ **10-mal zu jeder Seite**

Variante für Fortgeschrittene: Schultergürtel fest auf den Boden gedrückt, führe die Ferse zur diagonalen Hand.
⇢ **10-mal zu jeder Seite**

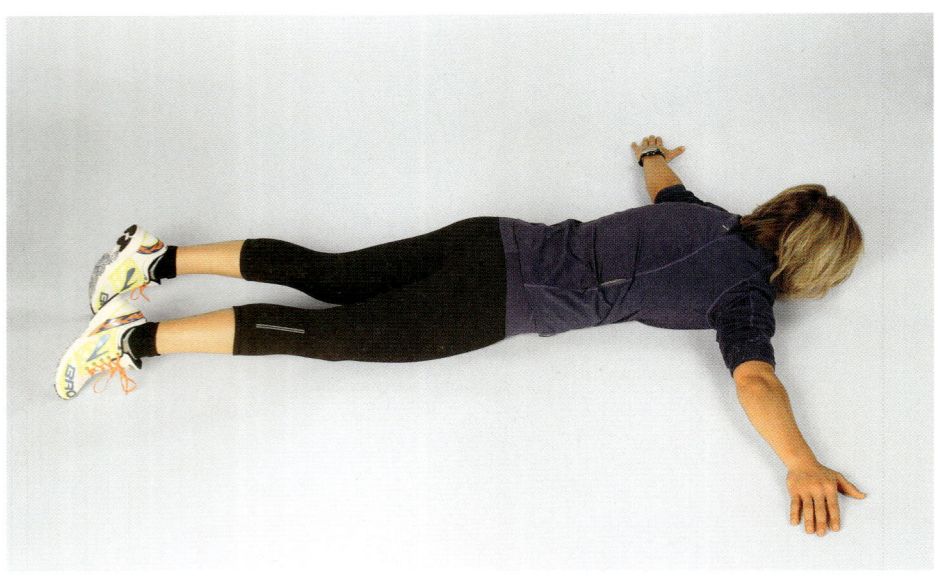

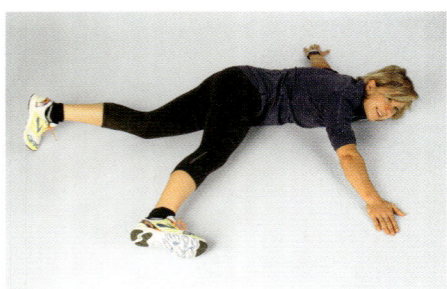

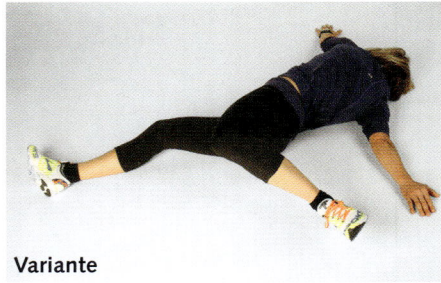

Variante

Die besten Aufwärm- und Flexibilitätsübungen

Seitliche Ausfallschritte

Stell dich gerade hin, leg die Hände an den Oberschenkel, der Oberkörper bleibt gerade. Mach einen Ausfallschritt nach rechts und leicht nach vorne. Achte darauf, dass der Oberkörper möglichst aufrecht bleibt. Das vordere Bein wird so weit gebeugt, bis im hinteren linken Bein eine Dehnung in der Innenseite zu spüren ist. Achte darauf, dass beide Füße gerade nach vorne zeigen.

⇢ **im Wechsel 10-mal**

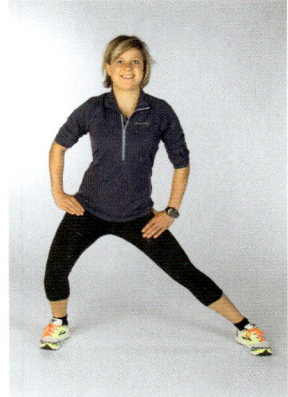

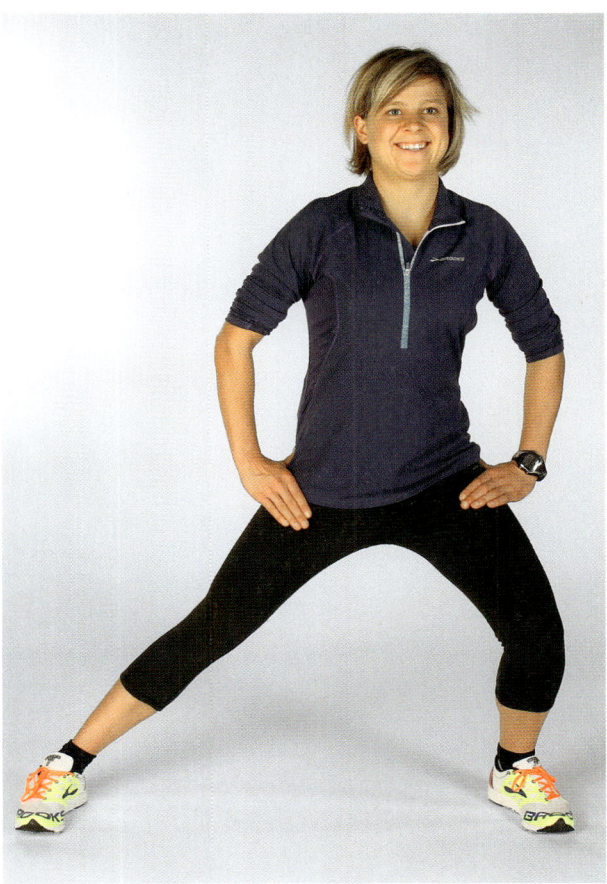

Handlauf

Stell dich hüftbreit hin, beug dich nach vorn, bis die Hände auf dem Boden sind. Die Beine bleiben dabei gestreckt. Jetzt lauf mit den Händen nach vorne bis zur Liegestützposition, d. h. bis die Arme unter den Schultern sind. Lass die Beine gestreckt. Dann lauf mit kleinen Schritten und gestreckten Knie so weit du kommst, am besten bis zu den Händen. Auch hier sind die Beine gestreckt.

⇢ **10-mal**

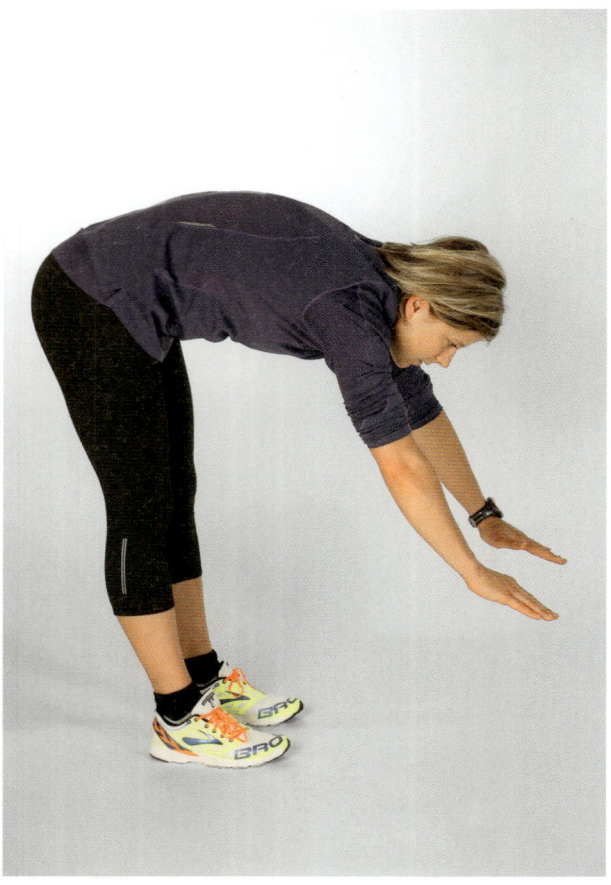
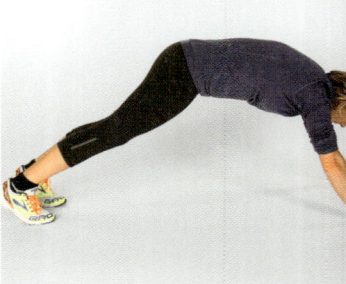
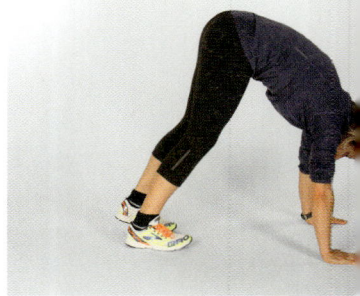

Ausfallschritte rückwärts mit Arm gestreckt nach oben

Mach aus der Standposition einen weiten Ausfallschritt mit dem rechten Bein nach hinten. Stütz dich mit dem rechten Arm auf den Boden und beweg den linken Arm nach oben. Dein Blick folgt dem Arm. Halt diese Position 2–3 Sekunden lang. Mit links wiederholen.

⇢ **10-mal**

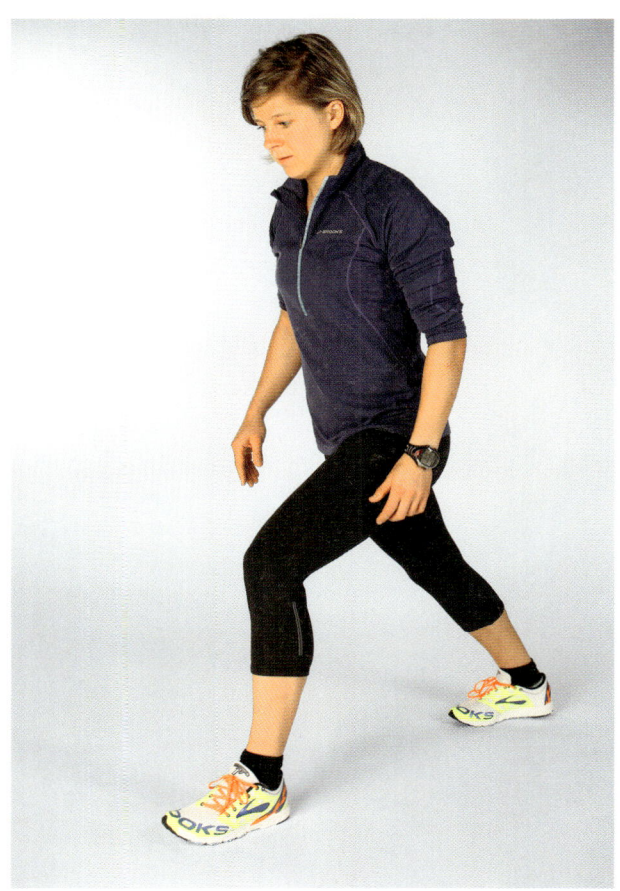
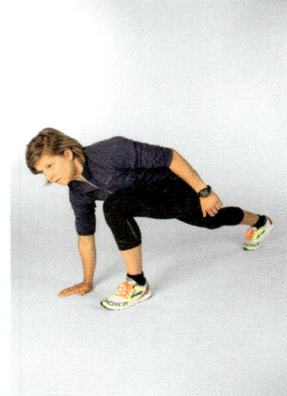
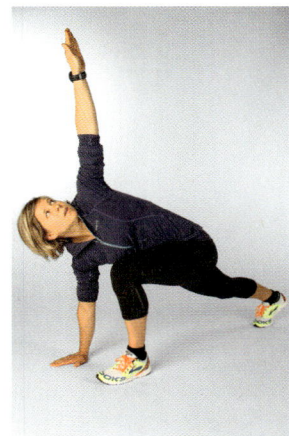

Die F-AS-T Formel in der Praxis

Tiefe Kniebeuge mit Oberschenkel-Rückseite-Dehnung

Nimm eine etwas schulterbreitere Standposition ein. Beug dich aus dieser Position nach unten und berühre, wenn möglich, mit den Händen die Zehen. Geh nun in eine tiefe Hocke. Die Arme bleiben dabei gestreckt, die Ellbogen befinden sich innerhalb der Knie, der Rücken ist möglichst gerade. Bewege deine Hüfte nach hinten oben und streck die Knie durch. Gleichzeitig lässt du deine Finger möglichst an den Zehen. Nun solltest du eine gute Dehnung in der Oberschenkel-Rückseite spüren.

⇢ **10-mal**

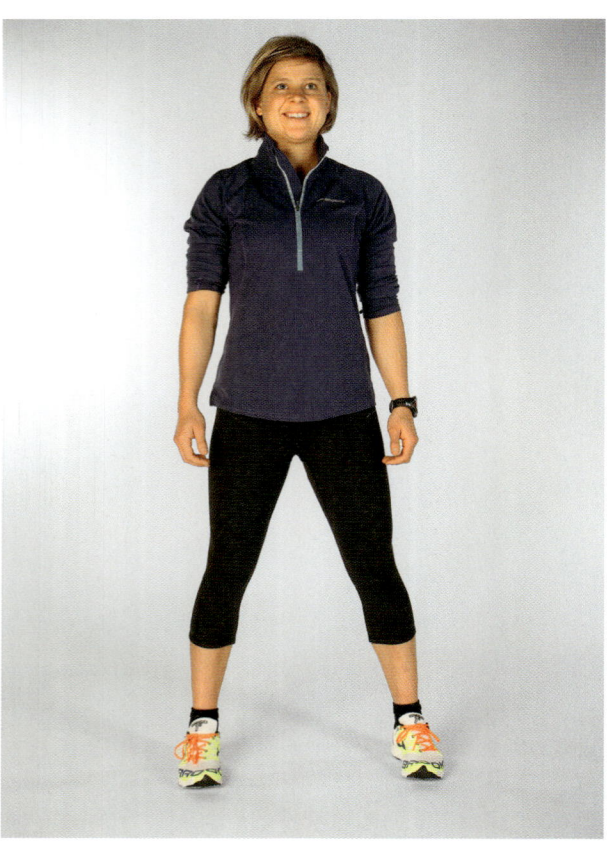
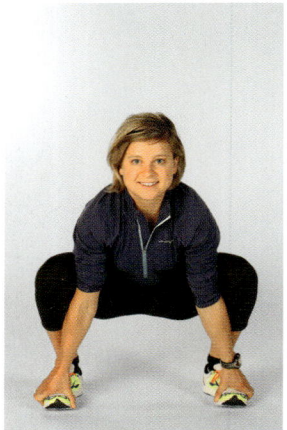
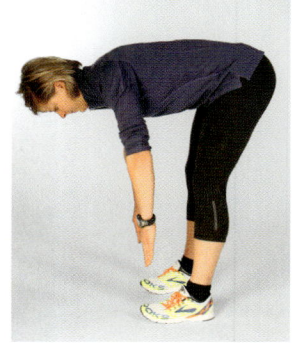

Die top-funktionellen Übungen für den Ausdauersportler

Einbeinbeuger (Anterior-Reaches)

Stell dich auf dein linkes Bein, heb das rechte Bein an und winkle deinen linken Arm an wie in der Laufposition. Beug deinen Oberkörper nach vorne, so dass du das rechte Bein nach hinten bewegst und den rechten Arm nach vorne, leicht unten.

⇢ 3 x 20-mal, links und rechts

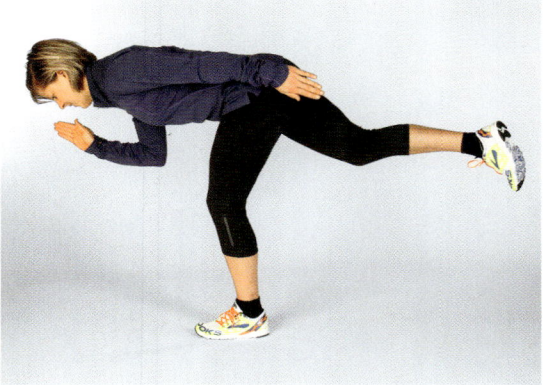
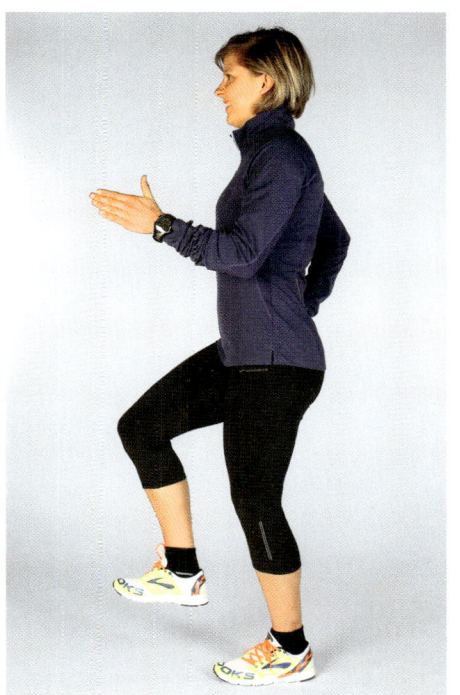

Allgemeine Stabilität

Gymnastikball-Brücke

Leg dich auf den Boden, die Ferse auf einem Gymnastikball und beweg die Hüfte auf und ab.
Variation I: Verlängere die Brücke, indem du den kompletten Fuß auf den Gymnastikball legst.

Variation II: Mach die Übung mit einem Bein.
⇢ **3 × 15-mal, 3 Sets**

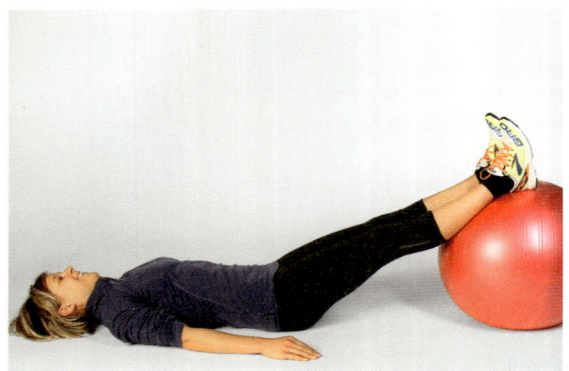
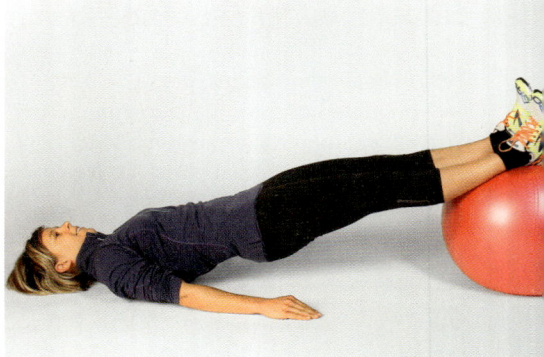

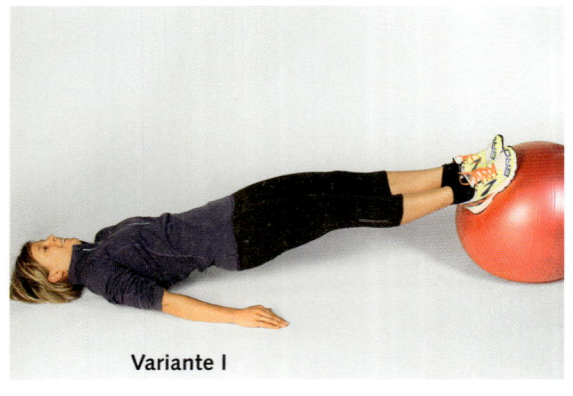
Variante I

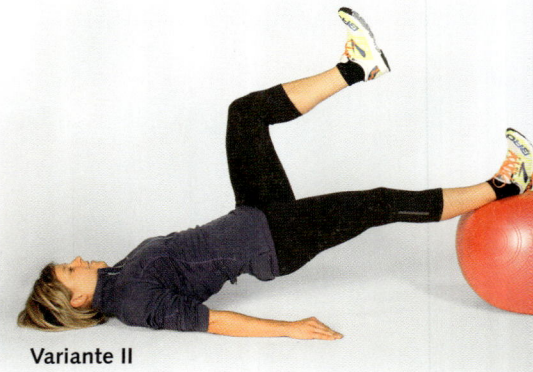
Variante II

Diagonaler Bandzug von unten

Zieh an einem Gymnastikband oder Seilzug von unten nach oben, sodass du die gesamte schräge Bauchmuskulatur aktivierst. Der hintere und vordere Fuß drehen sich hierbei ein.

⇢ **3 × 10–15-mal, rechts und links**

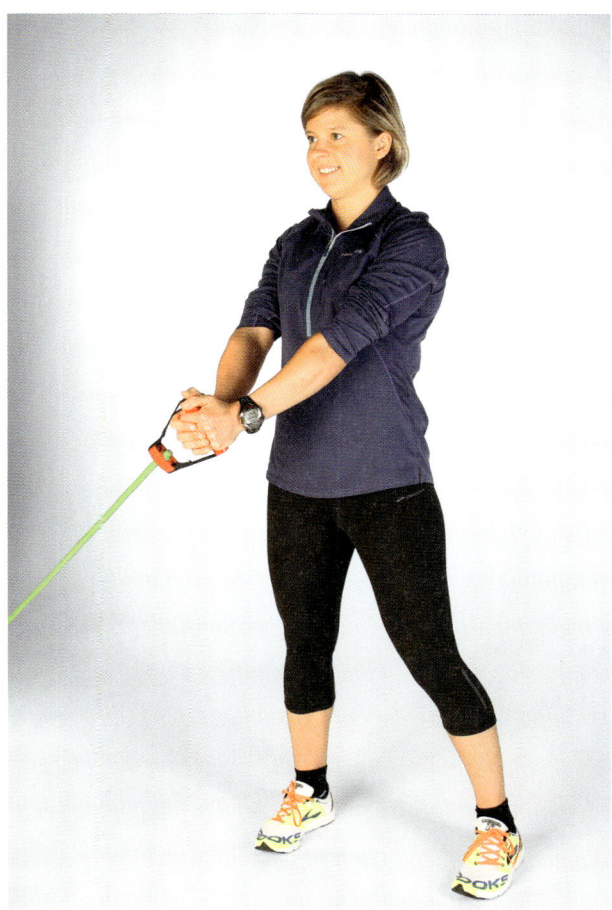
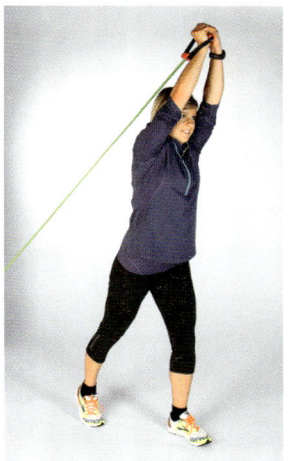

Allgemeine Stabilität

Diagonaler Bandzug von oben

Zieh an einem Gymnastikband oder Seilzug von oben nach unten, sodass du die gesamte schräge Bauchmuskulatur aktivierst. Der hintere und vordere Fuß drehen hierbei ein.

···> 3 × 10–15-mal, rechts und links

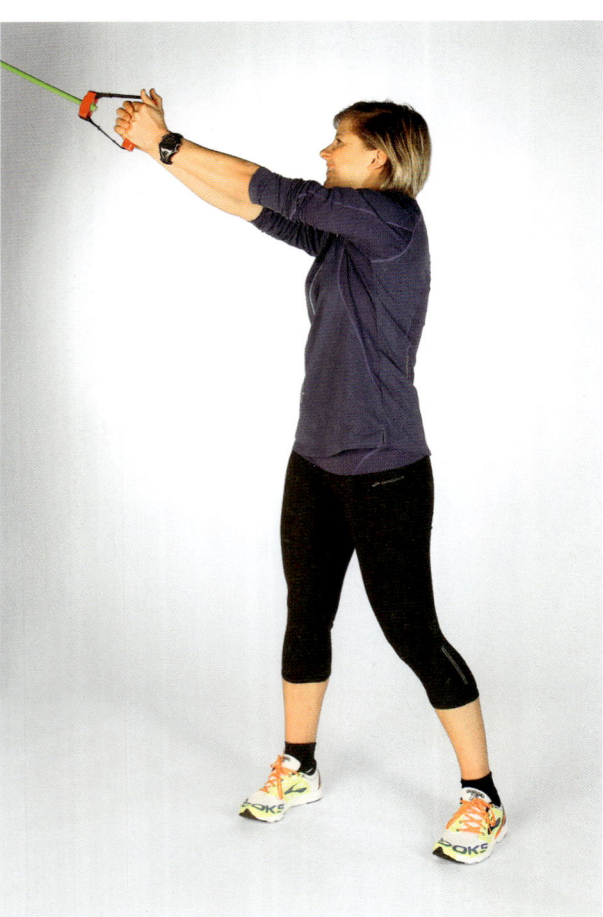
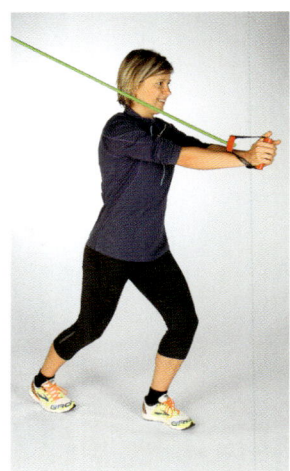

Die top-funktionellen Übungen für den Ausdauersportler

10-2s

Befestige ein Gymnastikband auf Brusthöhe. Stell dich parallel und zieh das Gymnastikband von links (10 Uhr) nach rechts (2 Uhr). Der Bauch bleibt angespannt, das Becken stabil und rotiert nicht mit.

⋯▷ **3 × 10–15-mal, rechts und links**

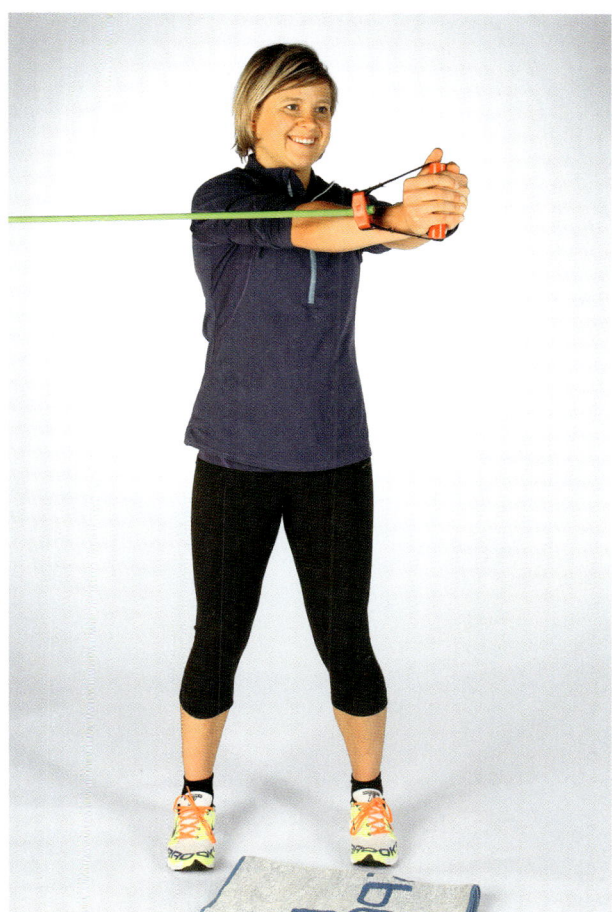
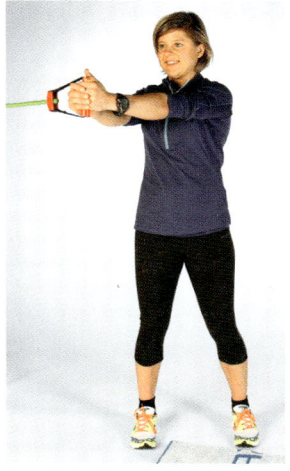

Die F-AS-T Formel in der Praxis

Abwärmen: Ausrollen mit der Schaumstoff-Rolle

Vorderer Oberschenkel-Roll-Out

Leg dich mit dem Gesicht zum Boden und stütz dich auf den Armen ab. Positioniere die Rolle unter die Vorderseite deines Oberschenkels und beweg dich vor und zurück über die Rolle.

Für mehr Druck ein Bein anheben, auf dem anderen rollen.
⇢ **je 20-mal hin und her**

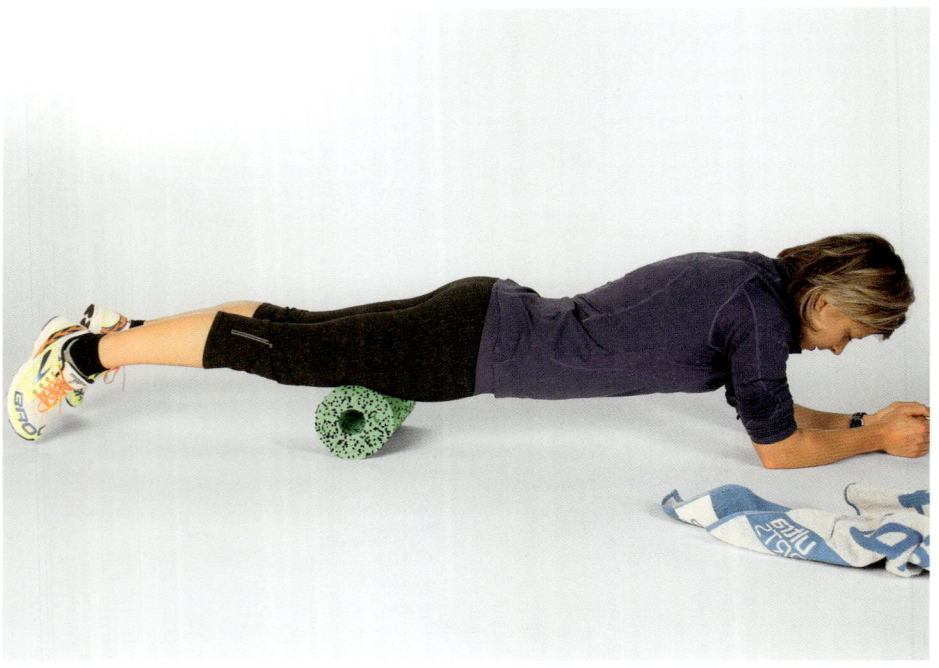

Abwärmen: Ausrollen mit der Schaumstoff-Rolle

Innenseite Oberschenkel-Roll-Out

Leg dich auf die Seite, winkle das obere Bein an, nimm die Rolle unter das obere Bein und verlagere dein Gewicht auf das vordere/obere Bein, sodass dein Gesicht und dein Körper schräg nach vorne zeigen. Beweg dich vor und zurück über die Rolle.

⇢ **je 20-mal hin und her**

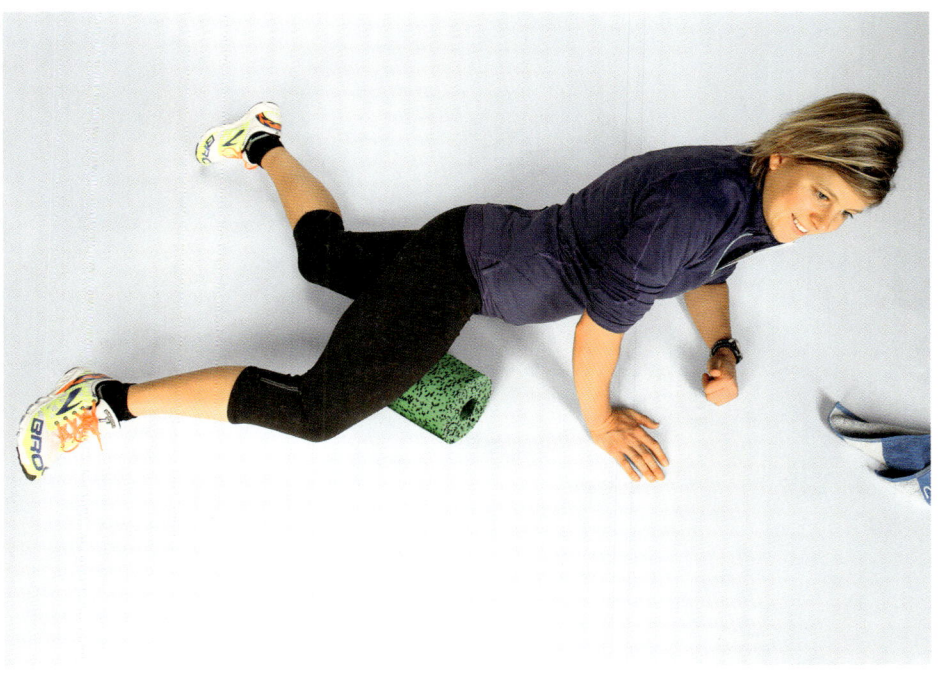

Die F-AS-T Formel in der Praxis

Hinterer Oberschenkelrückseite-Roll-Out

Setz dich mit gestreckten Beinen auf den Boden, stütz dich mit den Armen ab, heb dein Gesäß vom Boden ab und beweg dein Bein mit der Oberschenkelrückseite vor und zurück über die Rolle.

⇢ **je 20-mal hin und her**

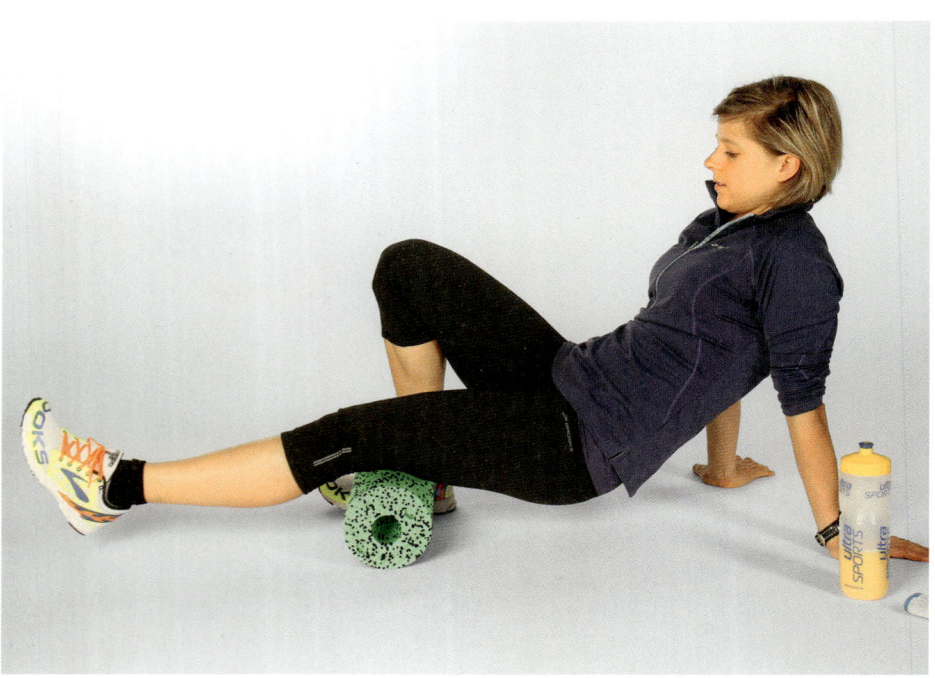

Abwärmen: Ausrollen mit der Schaumstoff-Rolle

Seitlicher Oberschenkel-Roll-Out

Geh in den Seitstütz. Positioniere die Rolle unter den seitlichen Oberschenkel des unteren Beins. Verlagere dein Gewicht auf die Rolle und beweg deinen Körper von der Hüfte bis zum Knie über die Rolle.

⇢ rechts und links je 20-mal hin und her

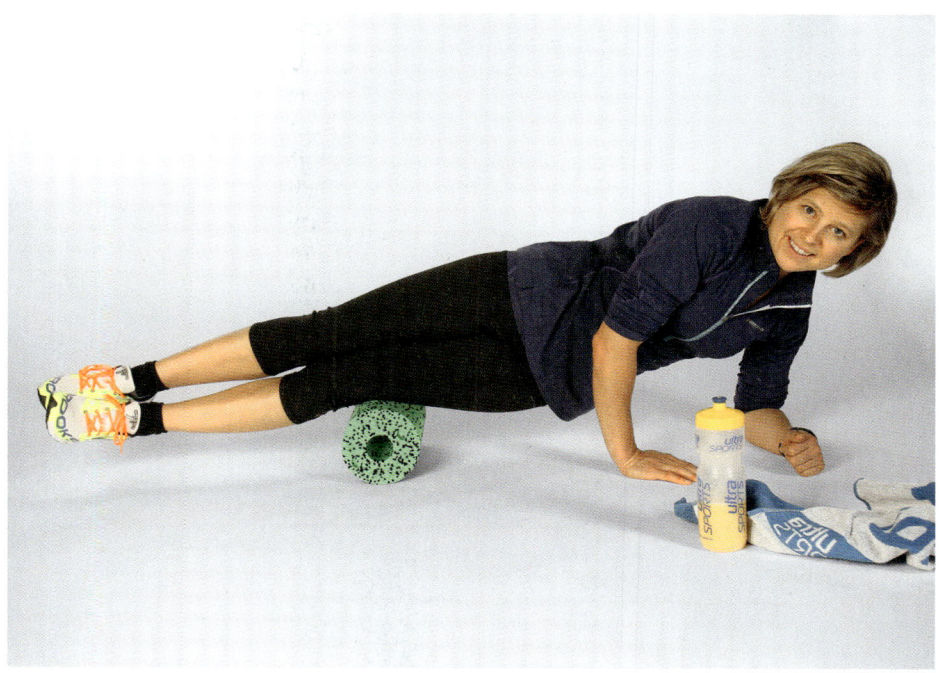

Waden-Rollout

Setz dich auf den Boden, Beine gestreckt, und stütz dich mit den Armen ab, sodass das Gesäß vom Boden abgehoben wird. Beweg die Schaumstoff-Rolle unter der Wade hin und her. Für mehr Druck heb dein Gesäß an und kreuz das andere Bein über das Bein auf der Rolle.

⇢ **je 20-mal hin und her**

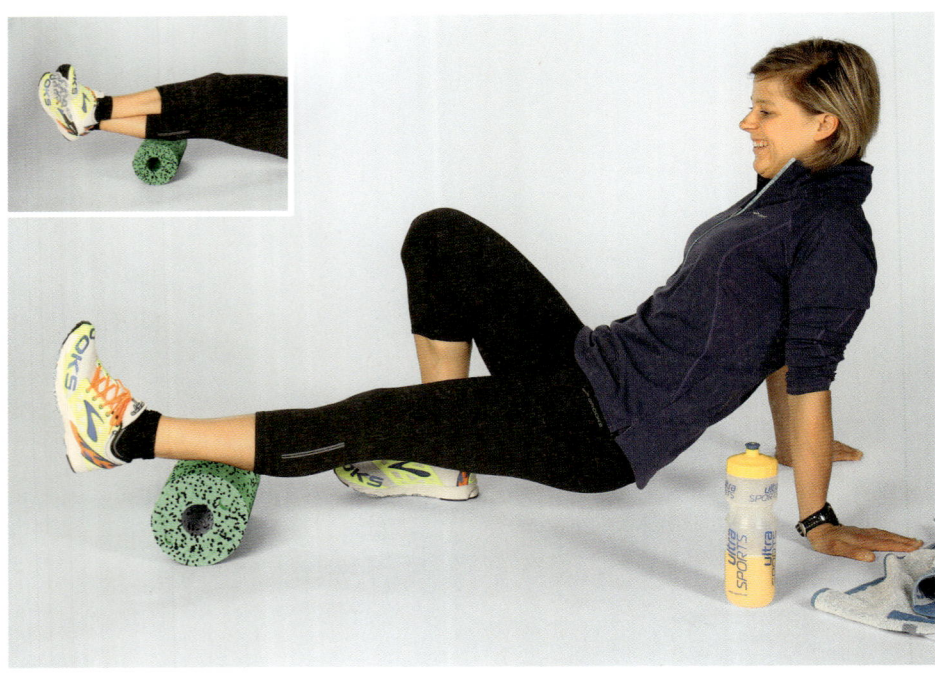

Abwärmen: Ausrollen mit der Schaumstoff-Rolle

Schienbein-Roll-Out

Geh in den Seitstütz, d. h. stütz dich auf einem Arm ab. Leg die Rolle unter den Unterschenkel und beweg nun deinen Unterschenkel vom Sprunggelenk bis zum Knie über die Rolle.

- **rechts und links je 20-mal hin und her**

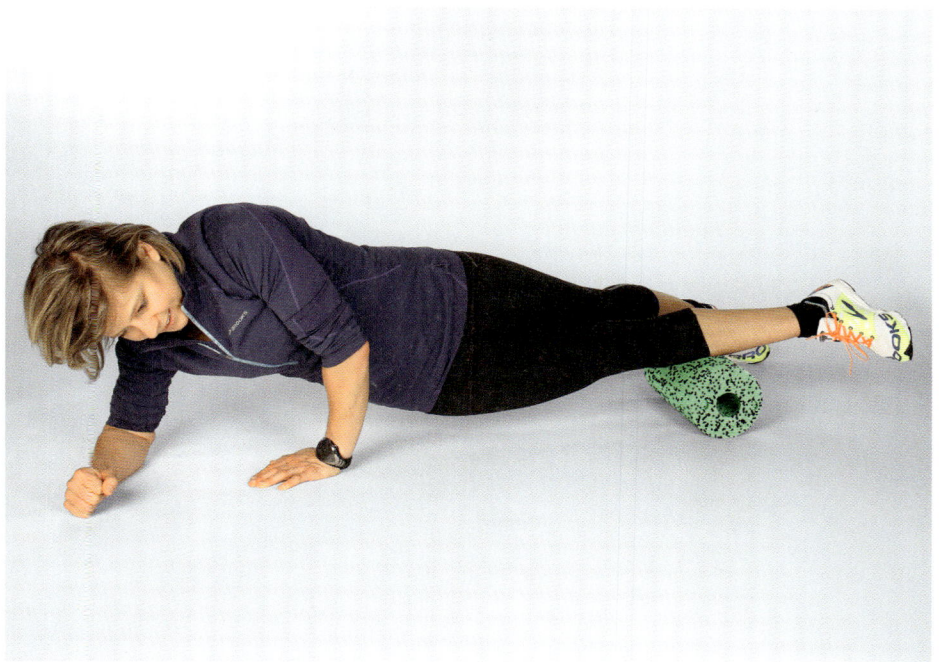

Gesäß-Roll-Out

Setz dich auf die Rolle und beweg das Gesäß vor und zurück. Für mehr Druck verlagere das Gewicht auf eine Seite, indem du dich mit einem Arm abstützt.

⇢ **je 20-mal hin und her**

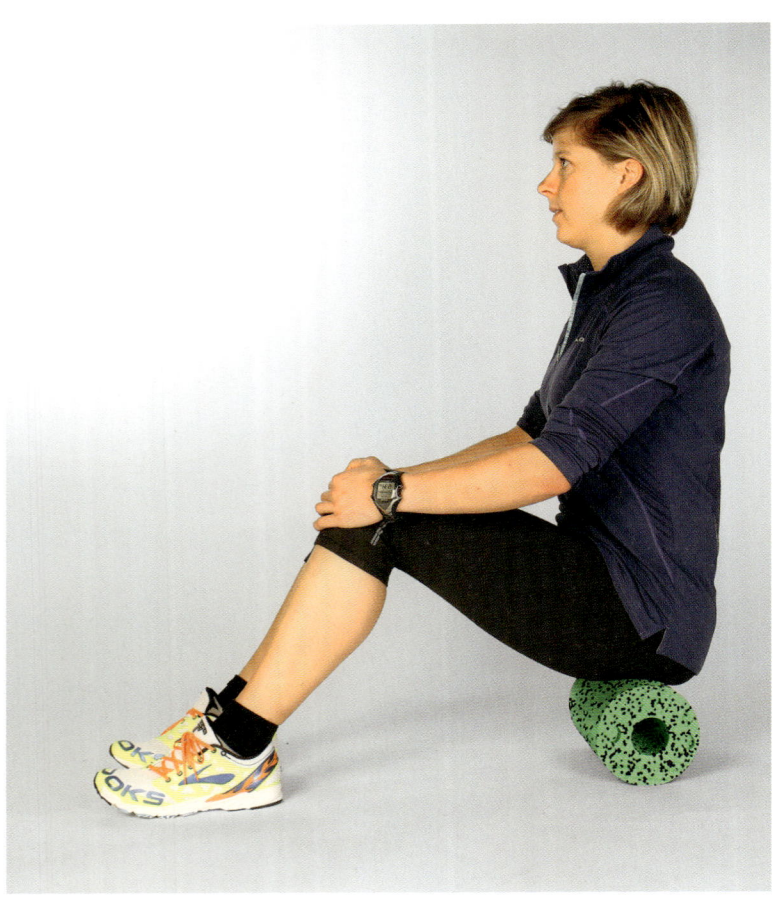

Abwärmen: Ausrollen mit der Schaumstoff-Rolle

Rücken-Roll-Out

Leg dich auf den Boden, Gesicht zur Decke, die Rolle unter dem Rücken. Beweg dich vor und zurück über die Rolle.
je 20-mal hin und her

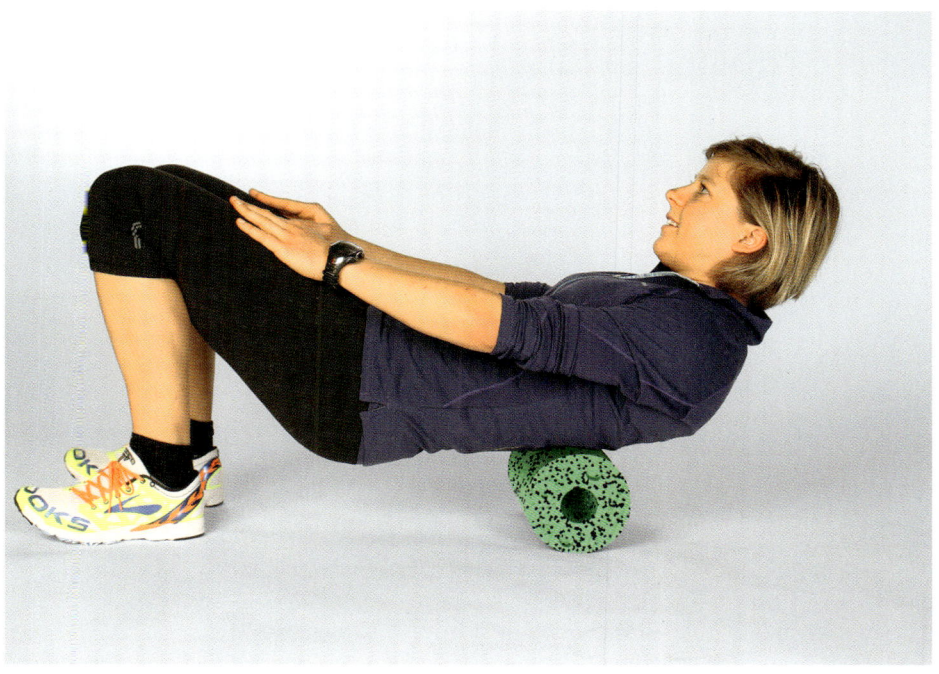

Übungen für die Fußstabilisation

Da bei vielen Sportarten die Füße stark beansprucht werden, ist die Gefahr an Überlastungen im Fußbereich sehr hoch. Um Verletzungen vorzubeugen, ist es für jeden Sportler unerlässlich, die Fußmuskulatur zu stärken und zu stabilisieren. Unsere Füße bestehen übrigens aus je 26 Knochen, das ist fast ein Fünftel der gesamten Knochen in unserem Körper. Wir tragen täglich das gesamte Körpergewicht darauf. Die Fußmuskulatur zu stärken und zu stabilisieren, ist daher unerlässlich für jeden Sportler zur Vorbeugung von Verletzung.

Was du zur Fußstabilisation tun kannst:
- lauf ruhig auch mal ein paar Runden barfuß im Gras
- mach regelmäßig Greifübungen, etwa mit den Zehen Steinchen hochheben
- mach 2-mal pro Woche nach dem Training ein Fußstabilisationsprogramm im Gras oder im Sand
- mach regelmäßig eine kurze 5-min-Fußmassage nach dem Training
- mach Kneippbäder

Auf den Zehenspitzen laufen

Stell dich auf deine Zehenspitzen und lauf circa 10 m auf den Zehen. Mach hierbei kleine Schritte.
- **2–3-mal 10 m**

Auf der Ferse laufen

Verlagere dein Gewicht auf die Fersen und lauf circa 10 m auf deinen Fersen. Mach hierbei kleine Schritte.
- **2–3-mal 10 m**

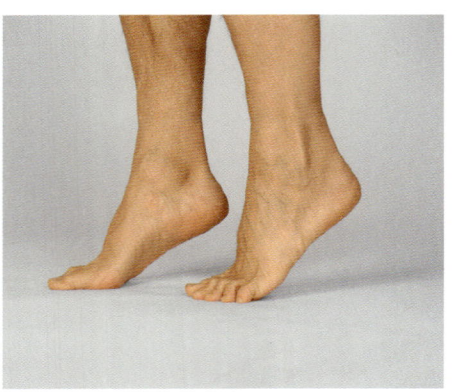
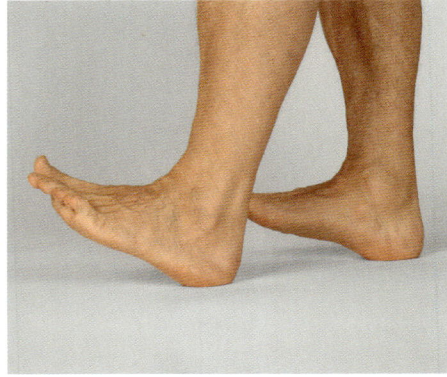

Auf der Innenseite laufen

Kipp deine Knie wie ein X nach innen, sodass du auf der Innenseite läufst. Mach kleine Schritte auf der Innenseite.
⋯> **2–3-mal 10 m**

Auf der Außenseite laufen

Verlager dein Gewicht auf die Außenseite des Fußes und mach kleine Schritte auf der Außenseite des Fußes.
⋯> **2–3-mal 10 m**

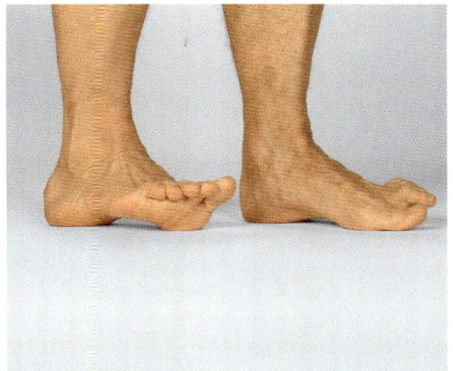

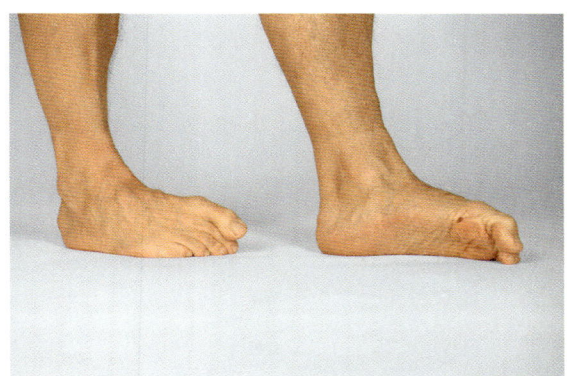

Greifend nach vorne bewegen

Zieh die Zehen an und zieh den Fuss nach, sodass eine greifende Bewegung vorwärts entsteht.
⋯> **2–3-mal 10 m**

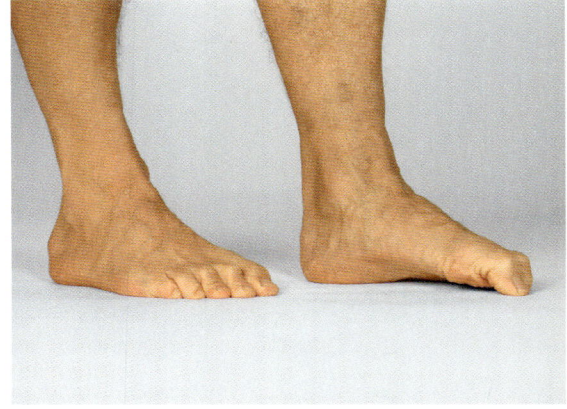

Die F-AS-T Formel in der Praxis

„Der Traktor"

Ausgangsstellung: Stell die Füße parallel auf den Boden, beweg den Fußballen nach rechts – die Ferse bleibt dabei auf dem Boden. Beweg dann die Ferse nach rechts – der Fußballen bleibt auf dem Boden – und wiederhole diese Bewegung, bis du 10 m zurückgelegt hast.

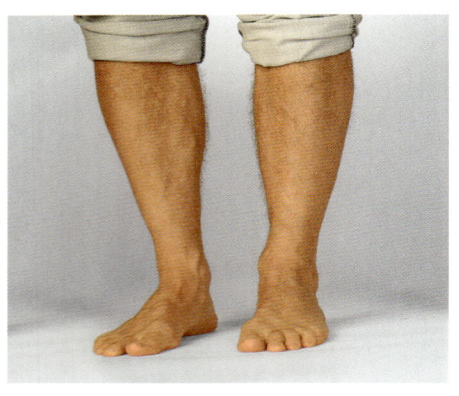
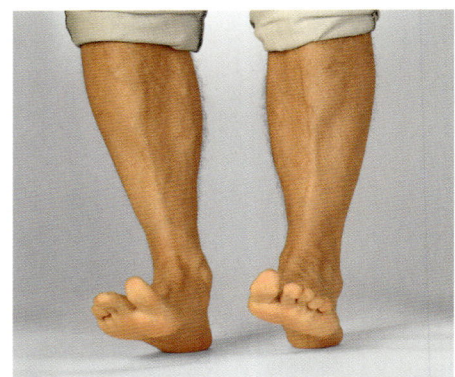
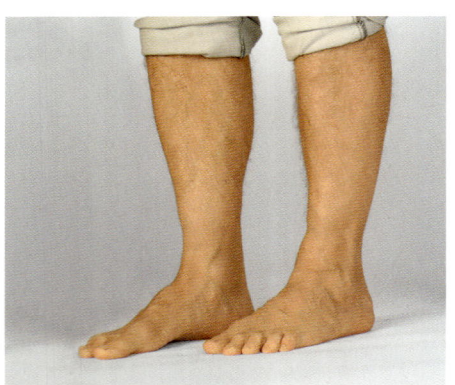
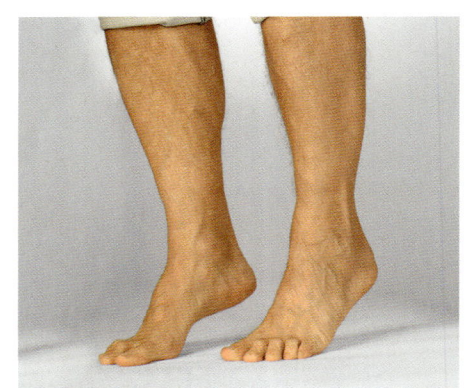

SPECIAL
5-Minuten-Fußmassage – so geht's

Setz dich bequem auf den Boden und leg den linken Unterschenkel über den rechten Oberschenkel, sodass das Sprunggelenk frei hängt. Jetzt massiere wie folgt:

1 Die linke Hand greift kurz oberhalb des Sprunggelenks, die rechte Hand umgreift die Fußsohle. Beweg das Sprunggelenk mit kreisenden Bewegungen linksrum und rechtsrum.
⇢ **10-mal linksherum, 10-mal rechtsrum**

2 Die rechte Hand umgreift die Ferse und bewegt die Ferse auf und ab.
⇢ **10-mal**

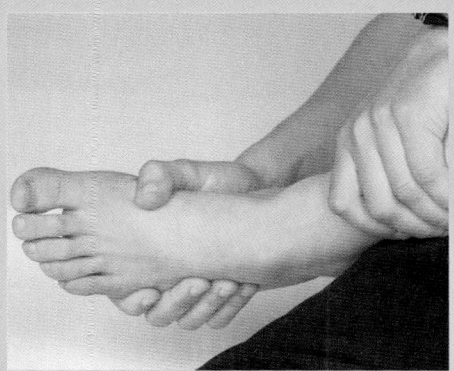
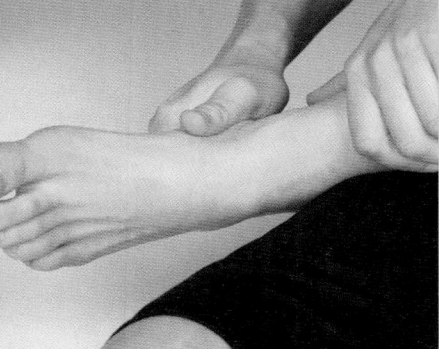

3 Die linke Hand greift bogenförmig im Bereich des Mittelfußes, die rechte Hand umgreift den Fuß von unten an den Zehen-Grundgelenken. Beweg so den Fuß mit der rechten Hand nach rechts, mit der linken Hand nach links, so als ob du ein Handtuch auswringen wolltest.
⤑ **10-mal**

4 Bieg die Zehen nach unten und oben.
⤑ **10-mal nach oben und unten**

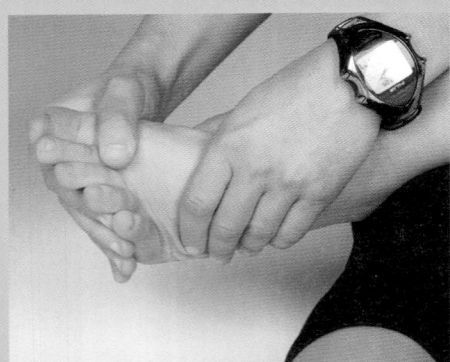
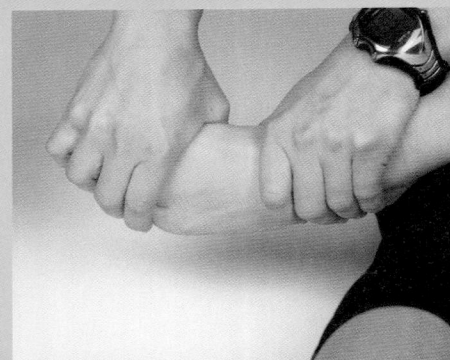
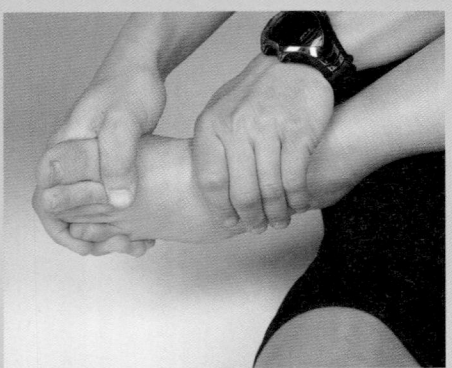
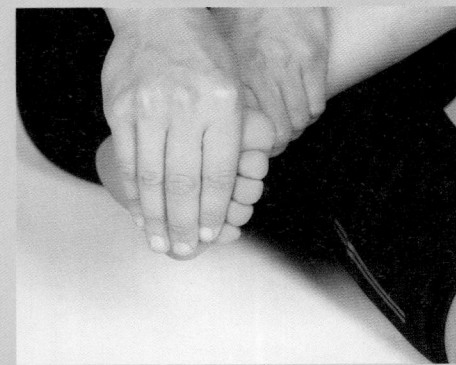

5 Leg die Finger zwischen die einzelnen Zehen, um sie zu spreizen, und führe so leichte Drehbewegungen aus.
⇢ **je 10-mal nach rechts und links drehen**

6 Ausstreichen: Nimm den Fuß zwischen beide Hände und streich im Wechsel mit den Daumen an der Sohle entlang.
⇢ **10-mal**

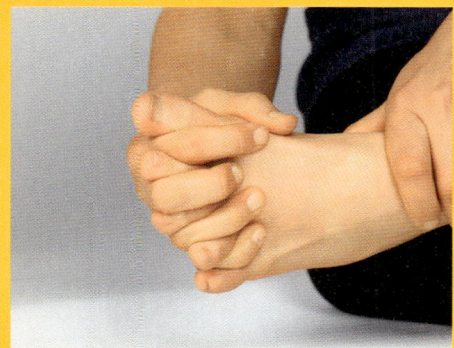
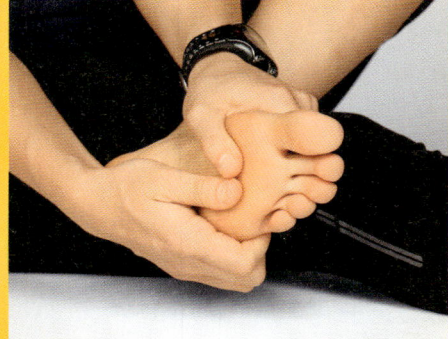
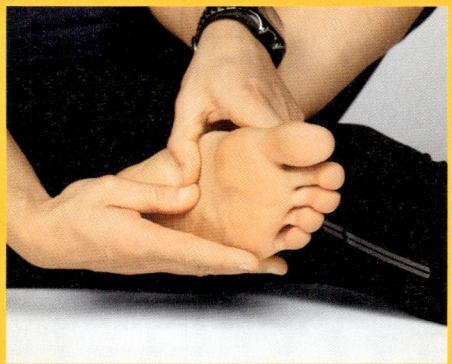

Sportler-Nährstofflexikon

Hier findest du einen generellen Überblick über im Sport wirksame Nährstoffe. Wir zeigen dir in dieser Übersicht, in welchen Lebensmitteln sie vorkommen und führen zusätzliche Anwendungsmöglichkeiten auf.

Ackerschachtelhalm

Ackerschachtelhalm ist die Heilpflanze des Jahres 1997. Dieses Prädikat hat sie erhalten wegen ihrer vielfältigen heilenden Qualitäten. Ackerschachtelhalm zählt zu den sogenannten Urlandpflanzen, die es schon 300 Millionen Jahre lang gibt. In der Naturheilkunde wird sie als klassisches Bindegewebemittel eingesetzt und auch in Stressphasen. Im Trockenzustand enthält die Pflanze rund zehn Prozent gut verwertbare Kieselsäure; dies kann bei Sehnen-, Bänder- und Gelenkschmerzen gute Dienste leisten. Die stabilisierende Wirkung im Bindegewebebereich wird erklärt mit einer besseren Quervernetzung der kollagenen Fasern und der Bindegewebegrundsubstanz durch das Zentralatom der Kieselsäure, dem Silizium. Ebenso gilt Ackerschachtelhalm durch diesen hohen Kieselsäuregehalt als klassisches Heilmittel für Haut, Haare und Fingernägel.

Kieselsäure – die Resorption ist entscheidend für die Wirksamkeit
Mineralische Kieselsäure wie z. B. sandige Kieselerdepulver oder Kapseln mit sandiger Kieselerde sind kaum wirksam. Die Resorption im Darm liegt bei weniger als einem Prozent. Flüssige mineralische Kieselsäuregels sind hier schon besser mit einer Resorptionsquote von ca. 25–30 Prozent. Die beste Wirkung hat jedoch ein pflanzliches Kieselsäurekonzentrat auf Ackerschachtelhalmbasis. Die Kieselsäure liegt hier in wassergelöster Form vor und wird mit 95 Prozent am besten im Darm aufgenommen.

Welche weiteren Inhaltsstoffe hat Ackerschachtelhalm?
Die Pflanze ist reich an Polyphenolen wie Querzetin und Kämpferol. Auch diese Pflanzenstoffe unterstützen einen starken Knochenbau, da die Knochen abbauen-

den Osteoklasten gehemmt werden. Deshalb wird Ackerschachtelhalm auch zur Vorbeugung bei Osteoporose eingesetzt, ebenso als Heilmittel, um eine bestehende Osteoporose zu überwinden. Quercetin und Kämpferol haben darüber hinaus eine entzündungssenkende Wirkung. Deshalb wird die Pflanze auch traditionell bei allen entzündlichen Beschwerden und bei Schmerzen eingesetzt.

Wann ist Ackerschachtelhalm empfehlenswert?

- in Phasen hoher Trainingsbelastungen, möglichst schon 4 Wochen vor der Trainingserhöhung, damit sich das Bindegewebe im Vorfeld anpassen kann
- bei Verletzungen, um die Ausheilung zu beschleunigen
- bei Arthrose
- bei schwachem Bindegewebe, brüchigen Fingernägeln, schuppiger Haut und bei sprödem Haar
- zur Osteoporose-Prävention und zur Osteoporose-Überwindung
- für Kinder in der Pubertät, da in dieser Entwicklungsphase der Knochenaufbau stattfindet: eine Unterstützung mit Ackerschachtelhalm führt zu einem deutlich stärkeren Knochenaufbau, wodurch Kinder ein sportliches Training besser vertragen und vor Überlastungen geschützt sind.

Ackerschachtelhalmauszüge selbst gemacht

Nimm 6 g Ackerschachtelhalm-Tee-Droge (aus der Apotheke) und koch den Tee 60 Minuten lang in einem Liter Wasser auf. Dieses lange Durchkochen ist notwendig, um die pflanzliche Kieselsäure herauszulösen. Dann sollte dieser Teeauszug über Nacht eingeweicht werden. Morgens wird der Sud über einem Sieb durchgepresst. Das Durchpressen erhöht die Kieselsäureausbeute. Dieser Ackerschachtelhalmsud sollte über den Tag getrunken werden. Auf die Dauer ist es einfacher, sich die tägliche Ackerschachtelhalm-Menge über ein fertiges Konzentrat zu besorgen. Hier reicht dann 1 TL aus, das man am besten in ein Glas Wasser einrührt.

Dosierungsempfehlung

- täglich 6 g Ackerschachtelhalm-Tee-Droge durchgekocht oder
- täglich 1 TL Ackerschachtelhalm-Konzentrat

Ackerschachtelhalm ist in dieser Dosierung als Lebensmittel zu betrachten und kann dauerhaft angewandt werden. Da auch die Niere durch Ackerschachtelhalm gut durchspült wird, sollte auf eine tägliche Trinkmenge von 2–3 Litern Flüssigkeit geachtet werden. Nach unseren Erfahrungen bringt eine Erhöhung der genannten Ackerschachtelhalmdosierung keine weiteren positiven Effekte.

Sportler-Nährstofflexikon

Arginin

L-Arginin wird im Körper direkt zu Stickstoffmonoxid (NO) umgebaut. Dies fördert die Erweiterung von Blutgefäßen und führt so zu einer erhöhten Durchblutung. Arginin hat ebenfalls eine entzündungssenkende Eigenschaft, reduziert zusätzlich die Bildung von freien Radikalen und schützt daher vor Zellschäden.

Förderung der Wundheilung
Durch diese positiven Eigenschaften ist Arginin in der Lage, die Wundheilung zu fördern. Deshalb kann Arginin bei jeder Art von Verletzung eingesetzt werden. Die tägliche Dosierung für die Förderung der Wundheilung muss jedoch hoch – bei ca. 20 Gramm – sein.

Abpufferung von Ermüdungsfaktoren
Arginin verbessert nicht nur die Durchblutung der Muskulatur, sondern puffert den Ermüdungsfaktor Ammoniak ab. Im Wettkampf sollten 6 g Arginin 2 Stunden vor Beginn eingenommen werden und bei Ultra-Läufen/Ultra-Wettkämpfen zusätzlich alle 3 Stunden während der Belastung erneut 6 g.

Förderung der Regeneration
In der Erholungsphase stimuliert Arginin die Bildung von neuen Mitochondrien, denn Stickstoff (siehe oben) kann das Enzym AMPK hochregulieren, was wiederum die Mitochondrienbildung anregt. Zusätzlich verbessert Arginin unsere hormonelle Regeneration durch eine verstärkte Produktion von HGH (Human Growth Hormon). Andere Studien belegen, dass durch eine regelmäßige Einnahme von Arginin der Fettstoffwechsel angeregt und ein effektiver Muskelaufbau stimuliert wird. Um eine erhöhte Regenerationswirkung durch Arginin zu erzielen, bedarf es 6 g nach dem Training.

Tab. 15 Hitliste argininreicher Lebensmittel (Angaben pro 100 g)

Kürbiskerne	5,3 g
Mohn	2,8 g
Mandeln	2,7 g
Sesam	2,2 g
Haselnüsse, Paranüsse, Walnüsse	2,1 g
Rindfleisch	1,5 g

BCAA (Leuzin, Isoleuzin, Valin)

Ein Drittel deiner Muskulatur besteht aus den drei verzweigtkettigen Aminosäuren Leuzin, Isoleuzin, Valin. Im Körper regen diese Aminosäuren den Aufbau von Strukturen an, indem sie den mTor-Pfad stimulieren. Der mTOR-Pfad ist der Weg für die Bildung von Muskelprotein.

Energiequelle während der Belastung
BCAAs sind die einzigen Aminosäuren, die der Körper unter der Belastung auch als Energiequelle nutzen kann. Daher enthalten gute Sportgetränke auch oft eine hohe Konzentration an BCAAs. Diese schützen vor muskulären Schäden während der Belastung und sorgen dafür, dass die Glykogenspeicher während der Belastung langsamer entleert werden. Dadurch kannst du mehr Leistung bringen oder diese länger aufrechterhalten. Je länger die Belastung dauert, desto mehr BCAAs solltest du zuführen.

Förderung der Regeneration
In der Regeneration unterstützen BCAAs die Ausschüttung des aufbauenden Hormons Insulin. Dieses wird gebraucht, um Strukturen zu erneuern und die Speicher wieder aufzufüllen.
Zusätzlich können BCAAs der Herunterregulierung der Aminosäure Glutamin nach einem intensiven Training entgegenwirken. Die Herunterregulierung von Glutamin nach dem Training schwächt das Immunsystem und erhöht die Anfälligkeit für Infekte. Daher stärken BCAAs nach dem Training das Immunsystem. Ebenfalls ein guter Grund für die Einnahme von BCAAS nach dem Training ist die mitochondrienstimulierende Wirkung.
Nach einem harten Training solltest du mindestens 6 g BCAAs zu dir nehmen, darunter 3 g Leuzin, die Schlüsselaminosäure unter den BCAAs.

Tab. 16 Hitliste BCAA-reicher Lebensmittel (Angaben pro 100 g Lebensmittel)

Käse	5500 mg
Thunfisch	4800 mg
Rindfleisch	4400 mg
Lachs	4350 mg
Milch	820 mg

Beta-Alanin

Beta-Alanin ist eine Aminosäure, der erst seit Kurzem große Aufmerksamkeit auf dem Sportmarkt geschenkt wird. Durch die Ergänzung von Beta-Alanin erhöht sich dein muskulärer Carnosinspiegel. Carnosin kontrolliert deinen pH-Wert im Muskel und kann Säure abpuffern. Bei anaerober (also intensiver) Belastung bildet dein Muskel vermehrt Säure (H^+-Ionen) und Laktat. Laktat wird an das Blut abgegeben oder direkt vom Muskel als Energiequelle verwertet – die Säure bleibt im Muskel und im Bindegewebe und unterbindet die Leistungsfähigkeit. Wenn der Carnosinspiegel im Muskel größer ist, dann kann er mehr Säure abpuffern. Eine Höchstbelastung kann dadurch länger ertragen werden.

Erhöhung der anaeroben Leistungsfähigkeit

Zur Erhöhung deines Carnosinspiegels solltest du über einen Zeitraum von 28 Tagen 4–6 g Beta-Alanin täglich zu dir nehmen.

Erhöhung der aeroben Leistungsfähigkeit

In Studien wurde gezeigt, dass eine regelmäßige Einnahme von Beta-Alanin neben der anaeroben Leistung auch die aerobe Leistungsfähigkeit verbessern kann. Besonders bei einem regelmäßigen Ausdauer-Training, das auch Intervalltraining oder sogenanntes HIT (hoch intensives Training) beinhaltet, kann die aerobe Leistungsfähigkeit bei gleichzeitiger Einnahme von Beta-Alanin bedeutsam gesteigert werden. Die 4–6 g Beta-Alanin sollten auf mindestens zwei Anwendungen verteilt werden, da es sonst häufig zu einem unangenehmen Kribbeln in der Haut kommt.

Nach 28 Tagen ist dein Carnosinspiegel deutlich erhöht. Studien zeigten, dass dieser um bis zu 60 Prozent erhöht werden kann. Beginne deshalb einen Monat vor deinem wichtigen Wettkampf mit der Einnahme von Beta-Alanin. Der Carnosinspiegel bleibt ohne weitere Ergänzung mehrere Wochen auf einem hohen Niveau. Unsere Empfehlung: Einer Phase mit 4-wöchiger Einnahme folgt eine Phase mit 4 Wochen Pause und so fort.

Bor

Bor gehört zu den potenziell essenziellen Spurenelementen. Da Bor für die Bildung vieler Hormone benötigt wird, ist eine ausreichende Borversorgung für einen gut funktionierenden Stoffwechsel sehr wichtig. Hinzu kommt, dass Bor vor Arthritis schützt.

Bor notwendig für die Hormonproduktion

Bor wird benötigt, um Steroidhormone wie Testosteron und Östrogen zu bilden, indem Borverbindungen Hydroxylgruppen für die Hormonproduktion liefern. Eine ausreichende Borversorgung schützt vor einem vorzeitigen Abbau dieser Hormone. Da sie sowohl in der Regeneration als auch im Knochenstoffwechsel eine große Rolle spielen, ist Bor ein wichtiges Spurenelement für Sportler.

Bor bietet Verletzungsschutz

Wenn du dich borreich versorgst, scheidest du weniger Magnesium und Kalzium über den Urin aus. Weil diese Mineralien für einen starken Knochenbau benötigt werden, sorgst du so gleichzeitig dafür, dass deine Knochen stabil bleiben. Hinzu kommt, dass Bor zusammen mit Vitamin C und Bioflavonoiden aus Pflanzenstoffen den Abbau von Hyaluronsäure hemmt. Hyaluronsäure ist ein wichtiger formgebender Bestandteil der Bindegewebstrukturen; durch borreiche Ernährung werden daher auch deine Knorpel- und Bindegewebestrukturen belastbarer.

Bor senkt Entzündungen und Schmerzen

Bor wirkt zusätzlich entzündungssenkend und sollte deshalb bei Überlastungen und bei Verletzungen verstärkt zugeführt werden. Leider sind Nahrungsergänzungsmittel mit Bor in der EU gesetzlich nicht erlaubt, obwohl es hier keine wissenschaftliche Begründung dafür gibt. Die Pharmalobby nimmt hier massiv Einfluss gegen Bor, da borreiche Nahrungsergänzungsmittel viele Medikamente einsparen würden. In USA sind Nahrungsergänzungsmittel mit Bor seit Jahren frei erhältlich. Zum Glück gibt es Lebensmittel, die aus dem Boden besonders Bor aufnehmen, also borliebend sind wie Gurken, Zucchini und Pfirsich. Der Borgehalt ist allerdings nur dann ausreichend hoch, wenn diese Lebensmittel auch auf Naturböden wachsen. Gurken und Zucchini, die nur auf Nährlösungen gezogen werden, enthalten kein Bor. Deshalb solltest du solche Lebensmittel bevorzugt vom Bauern oder von regionalen Märkten beziehen. Wir empfehlen allen Sportlern, im Sommer ausreichend Pfirsichmus einzufrieren – so steht auch im Winter dieser Borspender zur Verfügung.

Dosierungsempfehlung

- 9 mg täglich durch die normale Ernährung
- 18 mg bei Sportverletzungen und Arthrose

Sportler-Nährstofflexikon

Tab. 17 Hitliste borreicher Lebensmittel (Angaben pro 100 g)

Pfirsiche, Aprikosen	7 mg
Gurken, Zucchini	3,6 mg
Rettich, Rote Bete	2,1 mg
Avocado	1,4 mg
Rotwein	0,9 mg
Haselnüsse, Mandeln	1,6–2,4 mg
Datteln	1 mg

Carnitin

Carnitin ist eine Verbindung aus Aminosäuren. Für die Bildung braucht der Körper die Aminosäuren Lysin und Methionin, sowie die Vitamine C, Niacin, B6, B12 und Folsäure sowie den Mineralstoff Eisen. Carnitin hat die Funktion, Fettsäuren in die Mitochondrien zu transportieren. Daher spielt Carnitin eine Schlüsselrolle in der Energiegewinnung aus Fett. Ob die Einnahme von Carnitin jedoch den Fettstoffwechsel bei gesunden Menschen erhöht, ist nach wie vor umstritten, da Carnitin kein limitierender Faktor für den Fettstoffwechsel ist. Allerdings kann Carnitin die Erholung fördern und im Wettkampf die basische Kapazität erhöhen.

Förderung der Erholung

Carnitin hat eine positive Wirkung auf unsere Erholungsfähigkeit nach sportlicher Belastung. In einer Studie zeigte sich, dass eine Einnahme von L-Carnitin nach dem Sport verstärkt freie Radikale abpuffert, eine Schädigung des Muskels verringert und so auch vor Muskelkater schützt. Um diesen Effekt zu nutzen, benötigt man circa 2 g Carnitin nach der Belastung.

Erhöhung der basischen Kapazität

In mehreren Studien konnte Carnitin in einer Dosierung von 3–4 Gramm täglich 3–4 Wochen lang vor dem Wettkampf genommen die Säurepufferfunktion im Körper erhöhen. Dies bedeutet, dass Carnitin bei allen Belastungen, die eine anaerobe Kapazität beinhalten, in dieser hohen Dosierung potenziell leistungsfördernd wirkt. Diese Dosierung sollte auf zwei Portionen pro Tag verteilt werden, damit Carnitin besser verträglich wird.

Tab. 18 Hitliste carnitinreicher Lebensmittel (Angaben in 100 g)

Schaffleisch	210 mg
Rindfleisch, Filet	60 mg
Schweinefleisch, Filet	30 mg
Huhn, Brust	7,5 mg

Cholin

Cholin ist ein lebensnotwendiger Nährstoff, der eine hohe Ähnlichkeit mit den B-Vitaminen besitzt. Cholin wird für Stabilität der Zellwände gebraucht, unterstützt den Fettstoffwechsel und ist wichtig für die Nervenübertragung. Eine zusätzliche Cholineinnahme vor dem Wettkampf kann die Leistungsfähigkeit erhöhen, denn durch sportliche Betätigung verbraucht der Körper Cholin.

Optimale Gehirnfunktion und Muskelansteuerung

Die Bildung von Acetylcholin benötigt Cholin. Acetylcholin ist ein sogenannter Neurotransmitter. Dieser Neurotransmitter wird gebraucht, um Gehirn und Gedächtnisvorgänge zu steuern, ist aber ebenso wichtig für die Impulsübertragung zur Muskulatur. Daher profitiert ein Sportler gleich doppelt durch Cholin: Er kann sich besser konzentrieren und gleichzeitig seine Muskulatur besser ansteuern.

Stärkere Zellwände

Alle Zellwände im Körper sind angewiesen auf Cholin. Auch die Schutzhülle der Nervenbahnen (Myelinschicht) benötigt Cholin, um produziert zu werden. Cholin schützt also alle Zellstrukturen.

Unterstützung des Fettstoffwechsels

Cholin hat eine wichtige Aufgabe im Fettstoffwechsel. Es fördert den Transport von Triglyceriden und anderen Fetten aus der Leber. Eine ausreichende Cholinversorgung ist wichtig, damit die Leber ihre Entgiftungsfunktion aufrechterhalten kann und damit es nicht zur Fettleber kommt.

Tab. 19 Hitliste cholinreicher Lebensmittel (Angaben pro 100 g)

Rinderleber	520 mg
Ei	290 mg
Atlantikhering	180 mg
andere Fische sowie Fleisch	ca. 80 mg
Blumenkohl	44 mg
Brokkoli	40 mg

Dosierungsempfehlung

- vor der Belastung zur Leistungssteigerung: 600–1000 mg
- täglich: 500–1000 mg zur verbesserten Erholung, zur Unterstützung des Fettstoffwechsels, als Schutz vor Alzheimer

Sportler-Nährstofflexikon

Chrom

Chrom ist ein essenzielles Spurenelement, das sehr wichtig ist für einen gut funktionierenden Kohlenhydratstoffwechsel. Eine Chrom-Unterversorgung kann die Regenerationsfähigkeit und die Leistungsfähigkeit eines Sportlers einschränken.

Chrom unterstützt die Blutzuckerkontrolle
Die wichtigste Aufgabe von Chrom ist die Kontrolle des Blutzuckerspiegels: Durch einen Chrommangel kommt es zu Insulinresistenz, der Körper springt nicht mehr auf Insulin an.

Chrom macht schlank und schöne Muskeln
Chrom ist nicht nur wichtig, um den Heißhunger zu regulieren, sondern unterstützt auch noch den Fettabbau zugunsten eines gesunden Muskelaufbaus. Wer ausreichend Chrom zur Verfügung hat, der hat weniger Lust auf Süßigkeiten.

Chrom schützt die Kohlenhydratspeicher
Durch die Beteiligung im Kohlenhydratstoffwechsel schützt eine ausreichende Chromversorgung vor einem verstärkten Abbau des Glykogenspeichers. Wer länger mit seinen Kohlenhydratspeichern auskommt, der kann mehr Leistung bringen. Hinzu kommt, dass Chrom benötigt wird für eine effektive Einlagerung der Kohlenhydrate. Daher solltest du beim Carboloading vor einem Wettkampf immer auf eine gute Chromversorgung achten.

Tab. 20 Hitliste chromreicher Lebensmittel (Angaben pro 100 g)

Miesmuscheln	2300 µg
Paranüsse	100 µg
Gouda, Edamer	95 µg
Austern	55 µg
Tomaten	19 µg
Champignons	17 µg
Zwiebeln, Brokkoli, Blumenkohl, Rosenkohl, Gurken	15 µg
Mandeln, Haselnüsse, Walnüsse	12 µg

Dosierungsempfehlung
- mindestens 100 µg/Tag durch die normale Ernährung
- 200 µg/Tag beim Carboloading vor einem Wettkampf und für Diabetiker generell

Glucosamin und Chondroitin

Glucosamin und Chrondroitin sind wesentliche Bausteine von Knorpelstrukturen. Unser Körper ist in der Lage, sowohl Glucosamin als auch Chondroitin selbst zu bilden. Bei Verletzungen allerdings ist eine zusätzliche Einnahme empfehlenswert, damit diese schneller überwunden werden.

Mit Glucosamin und Chondroitin Verletzungen überwinden

Glucosamin hilft aus mehreren Gründen, eine Verletzung schneller zu überwinden. Zum einen besitzt Glucosamin eine starke entzündungssenkende Eigenschaft. Zusätzlich stärkt es den Knorpel, indem es dafür sorgt, dass vermehrt Schwefelbrücken in die Knorpelgrundsubstanz eingebaut werden. Chrondroitin verleiht dem Knorpelgewebe Struktur, da es die Wasserspeicherung im Knorpel fördert. Zusätzlich senkt Chondroitin die Schmerzen, die mit einer Verletzung einhergehen. Besonders wirksam sind beide zusammen, weshalb sie auch zusammen eingenommen werden sollten.

Achtung: Weizen bindet Glucosamin

Wer viel Weizen isst, dessen körpereigenes Glucosamin kann nicht optimal genutzt werden, da das Lektin Wheat-Germ Agglutinin sich an Glucosamin bindet. Zur erfolgreichen Verletzungsüberwindung sollte daher der Konsum von Weizen stark eingeschränkt werden.

Dosierungsempfehlung

- 1500 mg Glucosaminsulfat + 800 mg Chondroitinsulfat täglich zur Prävention bei sehr hoher sportlicher Belastung, zur schnelleren Überwindung bei Verletzungen bzw. bei Arthrose
- 1500 mg Glucosaminsulfat + 800 mg Chondroitinsulfat jeden dritten Monat täglich bei regelmäßiger sportlicher Belastung zur Stabilisierung von Gelenken.

Glutamin

Glutamin ist eine Schlüssel-Aminosäure für das Immunsystem. Dein Körper kann Glutamin zwar selbst herstellen, bei erhöhter Belastung durch tägliches Training und bei Stress reicht die körpereigene Glutaminbildung aber nicht aus.

Training verringert Glutaminspiegel

Es konnte nachgewiesen werden, dass ein langes Training den Glutaminspiegel im Muskel und im Blut reduziert. Es wird angenommen, dass dieser reduzierte Glutaminspiegel der Grund einer verschlechterten Funktion des Immunsystems nach der Belastung ist, da Glutamin der Hauptnährstoff der Dünndarmschleimhäute ist und über 80 Prozent des Immunsystems im Darm liegen.

Glutaminspiegel im Blut

Ein normaler Blutplasma-Glutaminspiegel liegt bei circa 550 μmol/l. Dieser Wert kann nach einer sehr langen Einheit unter 350 μmol/l sinken. Spätestens bei Glutaminwerten unter 100 μmol/l bricht das Immunsystem zusammen. Für den Sportler bedeutet dies, dass er sich nach der Belastung glutaminreich ernähren sollte, damit der Glutaminspiegel wieder schnell den „Normalwert" erreicht.

Wie nehme ich Glutamin?

Ein Sportler hat durch einen erhöhten Eiweißstoffwechsel einen erhöhten Bedarf an dieser Aminosäure. Dieser Bedarf kann durch die tägliche Ernährung problemlos abgedeckt werden, wenn man auf die richtigen Lebensmittel achtet.

Keine isolierten Glutaminpräparate

Von isolierten Glutaminpräparaten, die nur reines Glutamin als freie Aminosäure (und sonst keine weiteren Aminosäuren) enthalten, raten wir jedoch außerhalb der Regeneration ab. Freies Glutamin, welches nicht für die Regeneration oder für die Ernährung der Darmschleimhäute verwendet wird, kann nämlich zur Hyperaktivität von Gehirnnerven führen.

Tab. 21 Hitliste glutaminreicher Lebensmittel (Angabe in 100 g)

Ei	6400 mg
Sonnenblumenkerne	6400 mg
Käse, Cheddar	5000–8000 mg
Linsen	4500 mg
Rindfleisch	4200 mg

Kollagen-Hydrolysat

Kollagen ist ein Strukturprotein, welches für die Flexibilität und auch Stabilität des Bindegewebes verantwortlich ist. Über 25 Prozent unseres Eiweißgehalts im Körper ist Kollagen. Eine gute körpereigene Kollagensynthese ist daher unerlässlich für stabile Strukturen. Die körpereigene Kollagensynthese kann durch die Einnahme von Kollagen-Hydrolysat (aufgespaltenes Gelatinepulver) angeregt werden. Kollagen-Hydrolysat besteht hauptsächlich aus den Aminosäuren Prolin und Glycin.

Kollagen-Hydrolysat hilft Verletzungen zu überwinden

Der Nährstoff Kollagen-Hydrolysat wird nicht nur direkt in die Strukturen eingebaut, sondern regt gleichzeitig die körpereigene Bildung von Kollagen an. Eine gute Versorgung an Kollagen-Hydrolysat erhöht die Kollagenbildung um bis zu 250 Prozent im Körper. Zur Beschleunigung von Heilungsprozessen ist Kollagen-Hydrolysat also ein wichtiger Baustein.

Kollagen-Hydrolysat für ein straffes Bindegewebe

Ein straffes Bindegewebe wünscht sich nicht nur jeder Sportler, sondern eigentlich jede Frau. Hierdurch erreicht man nicht nur ein strafferes Aussehen, sondern man wird auch belastbarer. Da Kollagen-Hydrolysat direkt für den Aufbau von kollagenen Fasern genutzt wird, führt es zu einer Straffung des Bindegewebes und zu mehr Stabilität.

Unterschied Kollagen-Hydrolysat und Gelatine

Der markanteste Unterschied zwischen Kollagen-Hydrolysat und Gelatine liegt darin, dass es beim Hydrolysat nicht zum Gelieren kommt. Gelatine besteht aus ziemlich langen Aminosäuren, wohingegen Kollagen-Hydrolysat aus kurzen Aminosäureketten besteht (diese werden auch Peptide genannt). Die kurzen Aminosäureketten sind besser biologisch verfügbar, da diese unverändert durch die Darmwand aufgenommen werden und als ganze Aminosäurenkette in neue kollagene Fasern eingebaut werden können.

Dosierungsempfehlung

- 10 g täglich bei Verletzungen und zur Überwindung von Arthrose
- 10 g täglich jeden dritten Monat zur Prävention für stabiles Bindegewebe
- 10 g täglich bei schwachem Bindegewebe und bei hoher sportlicher Belastung

Kreatin

Kreatin ist ein Reststickstoff (keine Aminosäure) und der wohl am meisten untersuchte Nährstoff im Sport.
Kreatin wird in der Leber und der Bauchspeicheldrüse von den Aminosäuren Arginin, Glyzin und Methionin hergestellt. Das Phosphat von Kreatin kann zur Energiegewinnung genutzt werden. Die gespeicherte Menge an Kreatin im Muskel liegt bei circa 120 g für einen 70 kg schweren Mann. Dies kannst du durch eine gezielte Ergänzung auf bis zu 160 g erhöhen. Je höher der Kreatinspeicher, desto schneller und länger kann dem Muskel bei hoch intensiver Belastung Energie bereitgestellt werden (Übertragung von Phosphat zur ATP-Gewinnung).

Förderung der Leistungsfähigkeit
Je größer dieser Kreatinspeicher ist, desto mehr Energie kannst du während hoch intensiver Einheiten produzieren. Folglich kommt es zu einer erhöhten Leistungsfähigkeit. Studien haben gezeigt, dass eine Einnahme von Kreatin die anaerobe Kapazität in Form von Kraft, Power und Sprintleistung erhöht.

Aufbau einer starken Muskulatur
Auch beim Aufbau einer starken Muskulatur hilft Kreatin. Wenn ein Krafttraining mit Kreatin durchgeführt wird, kann in der gleichen Zeit deutlich mehr Muskelmasse aufgebaut werden.

Zur Vorbeugung von Verletzungen
Kreatin Monohydrat ist nicht nur ein sehr sicherer Nährstoff für den Sportler, sondern kann auch Verletzungen bei Sportarten mit hoher Kraftbelastung vorbeugen. Wenn deine Muskulatur stärker ist, bist du stabiler und beugst effektiv Verletzungen vor.

Wer soll Kreatin nehmen?
- Sportler, die ihre Muskelmasse erhöhen wollen
- Ballsportler
- Sprinter
- Kraftsportler
- Leute mit Herzkrankheiten

Wie soll Kreatin genommen werden?
Das beste Kreatinpräparat ist Kreatin-Monohydrat. Für die Einnahme gibt es zwei Strategien:
Strategie 1 Fast-Loading: Ladephase von 0,3 g/kg Körpergewicht für 5–7 Tage, danach 3 g täglich. Diese Fast-Loading-Strategie ist nicht immer verträglich.
Strategie 2 Slow-Loading: Vorlade-Phase von 2×0,5 Gramm pro Tag einen Monat lang. Dann täglich 3 g für mindestens 28 Tage, möglichst aufgeteilt über den Tag einnehmen.
Tipp: 3 g in eine Flasche mit Wasser geben und dann über den Tag austrinken.

Wir empfehlen diese Slow-Loading-Strategie, da mit der schnellen Erhöhung des Kreatinspiegels nach unseren Erfahrungen mehr Wasser im Muskel eingelagert wird. Dies verändert die neuromuskuläre Ansteuerung. Bei der Slow-Loading-Strategie passen sich Sehnen und Bänder besser an die stärkere Muskulatur an, und die Wassereinlagerung ist nach unseren Erfahrungen gering. Wer mit Kreatin arbeitet, der sollte immer auch Ackerschachtelhalm verwenden, um parallel zur Muskelstärkung auch Sehnen und Bänder zu kräftigen. Dadurch wird Verletzungen vorgebeugt. Eine neue Studie wies jedoch auf eine höhere freie Radikalbelastung durch Kreatin hin. Deshalb sollte bei einer Kreatin-Anwendung auf eine basenstarke Ernährung mit viel Gemüse, Salat, dunkler Schokolade und Grüntee geachtet werden.

Wann nehme ich Kreatin zu mir?
- während des Aufbautrainings (Ladephase)
- während der Wettkampfphase (Aufrechterhaltung)
- bei Verletzungen zur Unterstützung der Wundheilung

Lysin

Lysin ist eine essenzielle Aminosäure, mit der viele Sportler zu knapp versorgt sind. Da diese Aminosäure in unseren Lebensmitteln meist zu wenig enthalten ist, ist Lysin die limitierende Aminosäure für die biologische Wertigkeit von Eiweiß: Je mehr Lysin über die Nahrung aufgenommen wird, desto höher die biologische Wertigkeit, desto besser kannst du aus dem Nahrungseiweiß körpereigene Strukturen aufbauen. Besonders für Sportler ist Lysin wichtig, da ein Mangel an Lysin zu einer Einschränkung des Immunsystems führt und auch die Verletzungsanfälligkeit erhöht.

Unterstützung der natürlichen Immunfunktion

Lysin spielt eine wichtige Rolle im Immunsystem. Besonders Sportler sollten darauf achten, ausreichend Lysin zuzuführen, damit keine Infekte entstehen. Bei Herpes simplex Erkrankung (Fieberblasen) arbeiten wir möglichst gleich beim ersten Spüren der Fieberblase mit täglich 3 × 0,5 g Lysinpulver. Herpes simplex bricht dann nicht so stark aus.

Baustein für die Carnitinsynthese

Lysin wird auch benötigt, damit der Körper selber Carnitin herstellen kann. Da Carnitin mehrere wichtige Eigenschaften für den Sportler hat (vgl. Carnitin, s. S. 163), ist eine ausreichende Zufuhr von Lysin sehr wichtig.

Schutz vor Verletzungen

Lysin ist für einen starken Knochen wichtig. Diese Aminosäure wirkt aktivierend auf die Knochen aufbauenden Osteoblasten. Außerdem ist Lysin Bestandteil der kollagenen Fasern im Bindegewebe. Daher ist eine ausreichende Lysinzufuhr unerlässlich für ein stabiles Bindegewebe. Ein starkes Bindegewebe ist entscheidend für eine hohe Leistungsfähigkeit und zur Meidung von Verletzungen (vgl. Kapitel Allgemeine Stabilität, s. S. 54–91).

Dosierungsempfehlung

Sportler sollten darauf achten, lysinreiche Lebensmittel zu essen und nach harten Belastungen hochwertige Regenerationsgetränke zu verwenden, sodass dadurch mindestens 1 g Lysin zugeführt wird. Die tägliche Lysinaufnahme sollte mindestens 50 mg/kg Körpergewicht betragen. Sportler, die für Herpes simplex anfällig sind, sollten in Phasen hoher Belastung Lysin in der Dosierung von generell 5 g nach Training und Wettkampf aufnehmen. Besonders Vegetarier und Veganer sollten auf eine ausreichende Lysinversorgung achten, da Lysin nur unzureichend in pflanzlichen Lebensmitteln vorkommt.

Tab. 22 **Hitliste lysinreicher Lebensmittel (Angaben pro 100 g)**

Parmesan	3,0 g
anderer Käse wie Limburger, Emmentaler, Gouda	1,9–2,7 g
Fleisch	2,1 g
Linsen	1,9 g
Hering, Makrele	1,7 g
Ei	0,9 g
Amaranth	0,8 g

Magnesium

Magnesium ist das am zweithöchsten vorkommende Mineral im Körper und wird in fast allen Stoffwechselvorgängen benötigt. Da sich knapp 60 Prozent des Magnesiums im Knochen befinden und 30 Prozent im Bindegewebe, ist Magnesium unerlässlich für einen starken Knochen und ein stabiles Bindegewebe.

Magnesium für mehr Energie
Magnesium wird für alle Stoffwechselvorgänge gebraucht, bei denen ATP (Adenosin-Triphosphat) benötigt wird. Wer zu wenig Magnesium zur Verfügung hat, dessen Energiebereitstellung wird langsamer. Die Leistung nimmt ab.

Magnesium zur Vorbeugung von Verletzungen
Magnesium erhöht die Knochendichte und wird zur Verhinderung von Osteoporose genauso benötigt wie Kalzium.

Magnesium gegen nächtliche Muskelkrämpfe
Durch den erhöhten Energiestoffwechsel hat ein Sportler einen erhöhten Bedarf an Magnesium. Wer generell nachts muskuläre Krämpfe bekommt, der sollte eine zusätzliche Magnesiumzufuhr von mindestens 200–400 mg täglich sicherstellen. Bis das Magnesium im Muskel eingebaut ist und entspannend wirkt, kann es jedoch mehrere Wochen dauern. Am Wettkampftag selbst solltest du auf eine zusätzliche Magnesiumzufuhr verzichten, da dies zu stark darmanregend wirkt.

Tipp: Wenn du jedoch während der Belastung Krämpfe verspürst, dann ist die Ursache in der Regel ein zu großer schweißbedingter Natriumverlust. Krämpfe während der Belastung können deshalb nicht mit Magnesium, sondern nur mit Natrium gelindert oder überwunden werden.

Dosierungsempfehlungen:
⇢ 200–300 mg/Tag extra für Sportler, Osteoporose, bei Muskelkrämpfen, Stress, Diabetes

Tab. 23 Hitliste magnesiumreicher Lebensmittel (pro 100 g)

Sonnenblumenkerne	420 mg
Kakao	80–100 mg
Linsen	75 mg
Walnüsse, Haselnüsse, Mandeln	130–180 mg
Spinat	60 mg

Molkeneiweiß

Molkeneiweiß ist das hochwertigste Eiweiß und sollte deshalb nach intensiven Einheiten und nach dem Krafttraining zur Regenerationsbeschleunigung eingesetzt werden.

Molkeneiweiß – wertgebende Inhaltsstoffe

Grund für diese Regenerationsbeschleunigung ist der hohe Anteil verzweigtkettiger Aminosäuren (BCAA). Es gibt kein zweites Eiweiß, das den Trainingsreiz so schnell und umfassend beantwortet wie Molkeneiweiß. Molkeneiweiß enthält darüber hinaus sehr viel Tryptophan, das das Gehirn beruhigt, ein gutes Gefühl verleiht und das Immunsystem stärkt. Immunstärkend wirken zusätzlich auch probiotische Bakterien, Immunglobuline und der hohe Gehalt an der Aminosäure Glutamin.

Das Molkeneiweiß-Juwel Laktoferrin

Molkeneiweiß enthält auch den Inhaltsstoff Laktoferrin in einer Menge von 1–2 Prozent. Laktoferrin wirkt als Eisentransporter und verbessert den Eisenspeicherwert Ferritin so stark wie kein anderer Nährstoff. Eine italienische Studie mit täglich 250 mg Laktoferrin, das mit Eisen angereichert wurde, konnten das bestätigen.
Molkeneiweiß wird auch für das Gewichtsmanagement empfohlen und verbessert die Insulinsensitivität bei Diabetikern.

Probiotische Bakterien

Bifidobakterien und Laktobakterien gehören zur natürlichen Darm- und Vaginalflora. Beide Gattungen machen das Milieu um sich herum sauer und hemmen dadurch die Entwicklung von krank machenden Keimen wie z. B. Clostridien, Salmonellen und Staphylokokken. Bifidobakterien produzieren hierfür Essigsäure, Laktobakterien Milchsäure. Die bestuntersuchten Stämme sind Bifidobakterium animalis lactis (BB 12) und Laktobakterium rhamnosus.

Wirkung von Laktobakterien und Bifidobakterien

Neben der Hemmung von krank machenden Keimen, stabilisieren beide Gattungen die körpereigene Darmflora, kräftigen das Immunsystem und wirken entzündungssenkend. Für die Laktobakterien wurde nachgewiesen, dass sie auch die Darmintegrität fördern, indem sie verstärkt eine schützende Interleukin12-Produktion stimulieren. Die positive Wirkung der Laktobakterien zeigte sich auch in einer Studie mit gesunden Personen, denen abgeschwächte Salmonellen verabreicht wurden. Bei der Versuchsgruppe, die probiotische Laktobakterien bekommen hatte, war die IgA-Antikörper-Bildung, also eine stabilisierende Immunantwort, um ein Mehrfaches erhöht im Vergleich zur Personengruppe, die keine Laktobakterien bekommen hatte.

Voraussetzung für probiotische Wirksamkeit

Damit Bifido- oder Laktobakterien über Joghurtkulturen oder über Nährstoff-Präparate einen Beitrag für die Gesundheit leisten, also probiotisch wirken, sind zwei Kriterien zu erfüllen: Einerseits müssen sie so beschaffen sein, dass sie den sauren Magensaft überstehen, andererseits ist es notwendig, dass sie sich an der Darmwand anheften können. Die Überlebensrate im Magen ist immer größer, wenn probiotische Produkte nicht auf nüchternem Magen genommen werden, sondern erst während oder nach einer Mahlzeit.

Probiotischer Joghurt oder probiotisches Präparat

Probiotische Milchprodukte sind im Alltag gut zur Prävention einsetzbar. Die Menge der probiotisch wirkenden Bakterien beträgt bei einem probiotischen Joghurt ungefähr 100 Millionen Keime pro 100 g bei der Abfüllung und vermindert sich mit zunehmender Lagerdauer, weshalb die Wirkung am Ende des Mindesthaltbarkeitsdatums schwach ist. Zum Vergleich: Im menschlichen Körper befinden sich 140 000 Milliarden Bakterien, die meisten davon im Darm. In Phasen hoher Belastung sollte die aufgenommene Menge an probiotischen Bakterien mit täglich 10 Milliarden hoch sein, um das Immunsystem zu stabilisieren. Diese Menge entspricht 100 probiotischen Joghurts, ist also mit probiotischen Milchprodukten nicht aufzunehmen, weshalb hierfür spezielle probiotische Präparate benötigt werden. Diese sollten mindestens einen Monat lang genommen werden, um eine nachhaltige Wirkung zu haben.

Probiotische Ergänzungen (täglich 10 Milliarden Bifido- bzw. Laktobakterien) – wann empfehlenswert?

- in Phasen hoher Belastung
- in stressigen Lebensphasen (Stress verringert die Laktobakterienzahl im Darm)
- nach Flugreisen
- bei Infekten generell
- nach Antibiotika-Kuren: Danach liegt die gesamte körpereigene, gesunde Darmflora darnieder. Probiotische Bakterien sind hier ein Segen; durch die Essig- oder Milchsäurebildung werden Krankheitskeime in der Neubesiedlung gehemmt, und gleichzeitig wird die natürliche Darmflora unterstützt.

Probiotik selbst gemacht

Wir empfehlen, über das Jahr immer wieder ein milchsauer eingelegtes Gemüse herzustellen und zu verzehren (Rezept s. S. 124), um die körpereigene Darmflora zu kräftigen.

Rhodiola

Rhodiola Rosea (Rosenwurz) trägt in Sibirien den Spitznamen „goldene Wurzel". Dies hat mehrere Gründe: Rhodiola hat eine hohe antioxidative Wirkung und ist entzündungssenkend.

Erhöhung der Leistungsfähigkeit
Der Pflanzenextrakt Rhodiola Rosea hat in mehreren Studien eine leistungsfördernde Wirkung gezeigt: Die muskuläre Ausdauer wird verbessert und die mentale und muskuläre Ermüdung setzt später ein. Eine Erklärung für das leistungsfördernde Potenzial von Rhodiola wird darin gesehen, dass die regelmäßige Einnahme die Mitochondrien-Funktion verbessert. So können die Mitochondrien Energie in Form von ATP schneller und effektiver produzieren. Um eine Leistungssteigerung durch Rhodiola zu erzielen, benötigst du 200 mg Rhodiola-Rosea-Extrakt.

Verbesserte Höhenanpassung
Durch die Einnahme von Rhodiola vor einer Berg-Expedition oder vor einem Höhentrainingslager kann die Anpassungsphase verkürzt werden. Beginne schon drei Tage, bevor du in die Höhe gehst, mit einer täglichen Dosis von 200 mg Rhodiola-Extrakt und setz die Einnahme während des gesamten Aufenthalts fort.

Förderung der Regeneration
Auch die entzündungssenkende Wirkung des Pflanzenextrakts ist in harten Trainingsphasen von Vorteil. Besonders in der Erholungsphase nach intensiven Belastungen kann Rhodiola helfen, strukturelle Schäden in der Muskulatur wieder zu reparieren. Nach einem harten Training solltest du täglich 100–200 mg Rhodiola-Extrakt oder damit angereicherte Produkte zu dir nehmen.

Förderung der Konzentrationsfähigkeit
Nicht nur im Sport kann Rhodiola helfen, auch bei der Arbeit oder wenn du eine erhöhte Konzentration benötigst, unterstützt dich Rhodiola. Die notwendige Dosierung liegt auch hierfür bei 200 mg Rhodiola-Extrakt.

Selen

Das Spurenelement Selen schützt die Körperzellen vor dem Angriff sogenannter freier Radikale. Es stärkt das Immunsystem, und auch unser Stoffwechsel braucht Selen. Leider sind unsere Böden selenarm, weshalb auf selenreiche Lebensmittel geachtet werden sollte, um einen Selenmangel zu vermeiden.

Selen für mehr Zellschutz
Als Bestandteil des Enzyms Glutathionperoxidase ist Selen unerlässlich für einen guten Zellschutz. In hohen Konzentrationen kommt Selen in den roten Blutkörperchen vor, weshalb ein Mangel an Selen zu Leistungseinschränkungen führen kann.

Selen für ein starkes Immunsystem
Selen fördert die Bildung von Anti-Körpern und aktiviert die sogenannten Killerzellen. Killerzellen sind wichtig für eine gute Immunabwehr.

Selen für einen guten Stoffwechsel
Das Enzym Typ-I-Jodthyronin-5-Dejodase benötigt Selen, um optimal zu funktionieren. Dieses Enzym ist wichtig, um die Schilddrüsenhormone zu aktivieren. Eine Unterversorgung an Selen kann zu einem einschlafenden Stoffwechsel und einer Schilddrüsenunterfunktion führen. Besonders Sportler brauchen einen gut funktionierenden Stoffwechsel. Selenreiche Lebensmittel sollten deshalb immer auf den Tisch kommen.

Tab. 24 Hitliste selenreicher Lebensmittel (Angaben pro 100 g)

Kokosnuss, Paranuss	800 µg
Hering	140 µg
Thunfisch	130 µg
Sardinen	85 µg
Leber	40–60 µg
Rindfleisch	35 µg

Dosierungsempfehlungen
⇢ mindestens 100 µg/Tag durch die normale Ernährung

⇢ 200–300 µg/Tag bei hoher sportlicher Betätigung, Schilddrüsen-Unterfunktion oder für Krebsüberwindungsstrategien

Vitamin D3

Vitamin-D-Rezeptoren befinden sich überall in unserem Körper. Deshalb ist auch nicht verwunderlich, dass dieses Vitamin viele wichtige Aufgaben übernimmt. Gebildet wird es mittels der UVB-Strahlen der Sonne. Leider steht die Sonne in Deutschland von Oktober bis März in einem schlechten Einfallswinkel, sodass wir kein Vitamin D3 bilden können. Eine Supplementierung ist besonders für den Sportler im Winter sehr wichtig.

Vitamin D3 für einen guten Fettstoffwechsel und mehr Leistung

Vitamin D erhöht die Funktion der Mitochondrien; es unterstützt einen guten Fettstoffwechsel und erhöht die Leistungsfähigkeit von Sportlern. Volle Vitamin-D-Speicher sind daher unerlässlich, um 100 Prozent Leistung zu bringen. Mittlerweile weiß man auch, dass Menschen, die abnehmen wollen, sich sehr schwer tun, wenn die Vitamin-D-Speicher leer sind. Für einen guten Fettstoffwechsel und Top-Leistung sollte dein Vitamin-D-Speicherwert bei mindestens 50 ng/ml liegen.

Vitamin D3 für ein starkes Immunsystem

Fürs Immunsystem ist Vitamin D3 unerlässlich. Sportler mit niedrigem Vitamin-D-Spiegel sind häufiger krank, besonders im Winter. Mit einem vollen Vitamin-D-Speicher bist du vor Erkältungen besser geschützt und verlierst keine wichtigen Trainingstage.

Die Erfahrung mit vielen Athleten zeigt uns, dass jeder Sportler, der in Deutschland wohnt, im Winter Vitamin D ergänzen sollte – außer der Sportler geht winters für mehrere Wochen in den Süden ins Trainingslager (Mallorca, Südafrika, Florida). Bei den meisten Athleten allerdings arbeiten wir im Winter mit täglich 100 μg Vitamin D. Für manche reicht diese Menge jedoch nicht aus, da sie deutlich mehr benötigen durch sportliche Anforderungen oder Krankheiten. Am besten man lässt zweimal im Jahr seine Vitamin-D-Spiegel testen und dosiert dann nach Bedarf. Der Speicherwert, Calcidiol (25-OH-D3) sollte zwischen 50 und 80 ng/ml liegen.

Vitamin D schützt vor Verletzungen

Im Knochenstoffwechsel spielt Vitamin D3 eine wichtige Rolle. Es erhöht die Kalzium-Aufnahme im Körper und liefert so einen wichtigen Beitrag zum Schutz vor Verletzungen. Hier ist auch die Kombination Vitamin D3 und K2 wichtig (siehe Vitamin K2, Info S. 180).

Empfehlungsdosierung Vitamin D3

Die Empfehlungen entsprechen unseren langjährigen Erfahrungen mit vielen Sportlern

- im Sommer: ca. 50–100 μg täglich (entsprechend 2000–4000 I. E.)
- im Winter: 100–250 μg täglich (entsprechend 4000–10 000 I. E.)

Vitamin B6

Vitamin B6 oder auch Pyridoxin müssen wir über die Nahrung aufnehmen. Im Körper wird es zu seiner aktiven Form Pyridoxal 5-Phosphat umgeformt. Hier beeinflusst es mehrere 100 Stoffwechselvorgänge. Da die Speichermenge von B6 im Körper nur sehr gering ist, solltest du auf eine regelmäßige, gute Vitamin-B6-Versorgung achten.

Vitamin B6 wichtig für die Energieversorgung
Vitamin B6 ist wichtig für die Umwandlung von gespeicherten Kohlenhydraten (Glykogen) zu Glukose. Eine ausreichende B6-Versorgung ist für den Sportler unerlässlich, um während der sportlichen Betätigung ausreichend Energie zur Verfügung zu haben.

Vitamin B6 für mehr Leistung
B6 ist beteiligt an der Bildung von Hämoglobin. Hämoglobin ist der wichtigste Sauerstofftransporter in unserem Körper. Eine ausreichende B6-Versorgung ist also wichtig für eine optimale Sauerstoffversorgung des Sportlers. Zusätzlich spielt B6 eine Rolle im Fettstoffwechsel, besonders zur Synthese von Fetten für die Myelinschicht, welche unsere Nervenstrukturen schützt. Ist die Myelinschicht stabil, können wir muskuläre Impulse besser übertragen und die Muskulatur kann besser angesteuert werden.

Vitamin B6 für starke Strukturen
Da B6 für die Synthese von neuen Proteinen benötigt wird, ist es auch unerlässlich für starke Strukturen. Besonders die Kollagensynthese läuft nur mit Vitamin B6 optimal ab. Kollagen ist wichtig für alle Bindegewebestrukturen in unserem Körper (vgl. Kollagenkapitel, s. S. 76).

Tab. 25 Hitliste Vitamin-B6-reicher Lebensmittel (pro 100 g)

Kalbsleber	0,9 mg
Linsen	0,6 mg
Forelle	0,4 mg
Spinat	0,2 mg

Dosierungsempfehlung
⇢ 2 mg durch die normale Ernährung
⇢ 2–4 mg zusätzlich zur Herzinfarktprophylaxe
⇢ 10–50 mg zusätzlich zur Unterstützung bei Verletzungen, bei hoher sportlicher Aktivität, bei Schmerzen und hohem Proteinkonsum

Vitamin K2 (Menaquinon)

Vitamin K2 gilt als das vergessene Vitamin. Es hat jedoch viele wichtige Eigenschaften für den Sportler: Es verbessert den Knochenstoffwechsel, stärkt das Herz und hilft auch bei Krebs. Vitamin K2 wird von Mikroorganismen gebildet, dadurch können unsere Darmbakterien Vitamin K2 selbst herstellen, wenn unsere Darmflora gesund ist. Vitamin K2 gibt es in der MK-4 und der MK-7-Form. Die MK-7-Form ist wirksamer, da diese länger im Körper verweilt.

Vitamin K2 für ein starkes Herz
Vitamin K2 transportiert Kalzium aus den Arterien und verringert so Kalzium-Ablagerungen. Dadurch hat es eine stärkende Eigenschaft für das Herz. Hierfür benötigt man 180 µg Vitamin K2 täglich.

Vitamin K2 für starke Knochen
Gleichzeitig sorgt Vitamin K2 dafür, dass das Kalzium in unserem Körper in die Knochen transportiert wird. Vitamin K2 unterstützt so den Knochenstoffwechsel und sorgt für einen stabilen Knochen. Vitamin K2 wird daher bei Osteoporose eingesetzt. Für einen Sportler bietet eine ausreichende Vitamin-K2-Versorgung einen hohen Schutz gegen Verletzungen; hierfür sind 180 µg täglich nötig.

Vitamin K2 wichtig bei hohen D3-Dosierungen
Besonders wer hohe Vitamin-D3-Dosierungen zu sich nimmt, sollte ebenfalls mit Vitamin K2 arbeiten. Denn durch Vitamin D3 wird vermehrt Kalzium vom Körper aufgenommen, welches dann von K2 zu den richtigen Stellen im Körper gebracht werden muss (raus aus den Arterien, rein in den Knochen).

Empfehlungsdosierung mit Vitamin D3
- bei 100–150 µg Vitamin D3: 180 µg Vitamin K2
- ab 250 µg Vitamin D3: 1000 µg Vitamin K2

Tab. 26 Vitamin-K2-haltige Lebensmittel (bisher noch keine Analysen vorhanden)

Rohmilch-Käse
Natto
Sauerrahmbutter
Eigelb
traditionell gesäuertes Sauerkraut
Quark

Zink

Zink ist im Körper an sehr vielen Abläufen beteiligt, denn Zink steuert die Funktion von über 200 Enzymen im Körper. Zusätzlich ist Zink ein wichtiges Antioxidans des Immunsystems. Es reguliert Entzündungen im Körper und wird für den Hormonstoffwechsel benötigt.

Zink unterstützt die Regeneration
Zink wird benötigt für die Bildung von vielen Hormonen. Sowohl Testosteron, Insulin als auch das Wachstumshormon benötigen Zink. Diese Hormone unterstützen die Regeneration, weshalb besonders Sportler ausreichende Zinkversorgung benötigen.

Zink stärkt das Immunsystem
Zink reguliert das Immunsystem. Wer sich schlapp fühlt und spürt, dass ein Infekt kommt, der sollte sofort ein Zinkpräparat in der Konzentration von ca. 60–90 mg einnehmen. Um mit Zink Erkältungsviren in Hals- und Rachenraum direkt anzugreifen, ist es besser, bei einer beginnenden Erkältung mit Zinkbrause zu gurgeln und diese anschließend zu schlucken, anstatt eine Zinkkapsel zu nehmen. Generell wird ein Infekt durch eine hohe Zinkeinnahme deutlich verkürzt.

Starke Zellen
Zink schützt die Zellen vor Schädigungen durch freie Radikale und verbessert die Wundheilung. Besonders bei Verletzungen, insbesondere bei offenen, ist Zink unerlässlich für schnelle Heilung. Mindestens 50 mg werden hierfür täglich benötigt. Tipp: Besonders Vegetarier und Veganer müssen darauf achten, dass sie keinen Zinkmangel bekommen. Denn Zink aus tierischen Nahrungsmitteln wird besser vom Körper verwertet als Zink aus pflanzlichen Nahrungsmitteln.

Dosierungsempfehlung
- 2,5–10 mg zusätzlich nach sportlicher Belastung
- 60–90 mg Zink bei Infekten

Tab. 27 Hitliste zinkreicher Lebensmittel (Angaben pro 100 g)

Leber	6–8 mg
Linsen	5 mg
Rindfleisch	3 mg
Ei	1,4 mg

Die F-AS-T-Formel-Literatur: Der aktuellste Wissensstand der Sporternährung

Lehrbücher/Fachbücher

- Antonio, J., Kalman, D, Sout, J., Greenwood, M., Willoughby, D.,Haff, G. (2008): **Essentials of Sports Nutrition and Supplements.** International Society of Sports Nutrition. Humana-Press.
- Arndt, K. (1996): **Leistungssteigerung durch Aminosäuren.** Novagenics Verlag.
- Bagchi, D., Nair, S., Sen, C. (2013): **Nutrition and enhanced sports performance. Muscle building, endurance and strength.** AP-Press.
- Feil, W., Brüderlin, U., Feil, F. (2013): **Arthrose und Gelenkschmerzen überwinden.** Verlag Forschungsgruppe Dr. Feil.
- Gröber, U. (2008): **Metabolic Tuning statt Doping. Mikronährstoffe im Sport.** Hirzel-Verlag.
- Strunz, U. (2013): **Vitamine. Aus der Natur oder als Nahrungsergänzung – wie sie wirken, warum sie helfen.** Heyne-Verlag.
- Watzl, B, Leitzmann, C. (1999): **Bioaktive Substanzen in Lebensmitteln.** Hippokrates-Verlag.
- Wessinghage, Th., Feil, W., Ryffel, J. (2009): **Gesundheits-Coach. Sportverletzungen von A-Z.** Haug-Verlag.
- Zimmermann, M. Schurgast, H., Burgerstein, U. (2012): **Burgerstein – Handbuch Nährstoffe.** Trias-Verlag, 12. Auflage.

Wissenschaftliche Artikel

- Aagaard, P., Suetta, C., Caserotti, P., Magnusson, S. P., & Kjær, M. (2010). **Role of the nervous system in sarcopenia and muscle atrophy with aging: strength training as a countermeasure.** Scandinavian Journal of Medicine & Science in Sports, 20(1), 49–64. doi: 10.1111/j.1600–0838.2009.01084.
- Abidov, M., F. Crendal, S. Grachev, R. Seifulla, and T. Ziegenfuss, 2003, **Effect of Extracts from Rhodiola Rosea and Rhodiola Crenulata Roots on ATP Content in Mitochondria of Skeletal Muscles:** Bulletin of Experimental Biology and Medicine, v. 136, p. 585–587.
- Abidov, M., S. Grachev, R. D. Seifulla, and T. N. Ziegenfuss, 2004, **Extract of Rhodiola rosea Radix Reduces the Level of C-Reactive Protein and Creatinine Kinase in the Blood:** Bulletin of Experimental Biology and Medicine, v. 138, p. 63–64.
- Adam, O., Wolfram, G., & Zöllner, N. (1986). **Effect of alpha-linolenic acid in the human diet on linoleic acid metabolism and prostaglandin biosynthesis.** Journal of Lipid Research, 27(4), 421–426.
- Aggarwal, B. B., & Shishodia, S. (2004). **Suppression of the Nuclear Factor-κB Activation Pathway by Spice-Derived Phytochemicals: Reasoning for Seasoning.** Annals of the New York Academy of Sciences, 1030(1), 434–441. doi: 10.1196/annals.1329.054
- Aguiar, A. F., R. S. Januario, R. P. Junior, A. M. Gerage, F. L. Pina, M. A. do Nascimento, C. R. Padovani, and E. S. Cyrino, 2013, **Long-term creatine supplementation improves muscular performance during resistance training in older women:** Eur J Appl Physiol, v. 113, p. 987–96.
- Albertazzi, P., Pansini, F., Bonaccorsi, G., Zanotti, L., Forini, E., & De Aloysio, D. (1998). **The effect of dietary soy supplementation on hot flushes.** Obstetrics & Gynecology, 91(1), 129–135.
- Allgrove, J., Farrell, E., Gleeson, M., Williamson, G., & Cooper, K. (2011). **Regular Dark Chocolate Consumption's Reduction of Oxidative Stress and Increase of Free-Fatty-Acid Mobilization in Response to Prolonged Cycling** (Vol. 21).
- Altman, R. D., and K. C. Marcussen, 2001, **Effects of a ginger extract on knee pain in patients with osteoarthritis:** Arthritis & Rheumatism, v. 44, p. 2531–2538.
- Apró, W., and E. Blomstrand, 2010, **Influence of supplementation with branched-chain amino acids in combination with resistance exercise on p70S6 kinase phosphorylation in resting and exercising human skeletal muscle:** Acta Physiologica, v. 200, p. 237–248.
- Artioli, G. G., B. Gualano, A. Smith, J. Stout, and A. H. J.

Literaturverzeichnis

Lancha, 2010, Role of [beta]-Alanine Supplementation on Muscle Carnosine and Exercise Performance: Medicine & Science in Sports & Exercise, v. 42, p. 1162–1173 10.1249/MSS.0b013e3181c74e38.

Bailey, S. J., P. Winyard, A. Vanhatalo, J. R. Blackwell, F. J. DiMenna, D. P. Wilkerson, J. Tarr, N. Benjamin, and A. M. Jones, 2009, Dietary nitrate supplementation reduces the O2 cost of low-intensity exercise and enhances tolerance to high-intensity exercise in humans: Journal of Applied Physiology, v. 107, p. 1144–1155.

Baldon, R. D., Serrao, F. V., Silva, R. S., & Piva, S. R. (2014). Effects of Functional Stabilization Training on Pain, Function, and Lower Extremity Biomechanics in Females With Patellofemoral Pain: A Randomized Clinical Trial. J Orthop Sports Phys Ther. doi: 10.2519/jospt.2014.4940

Barnett, M. L., Kremer, J. M., St. Clair, E. W., Clegg, D. O., Furst, D., Weisman, M., . . . Trentham, D. E. (1998). Treatment of rheumatoid arthritis with oral type II collagen: Results of a multicenter, double-blind, placebo-controlled trial. Arthritis & Rheumatism, 41(2), 290–297. doi:10.1002/1529-0131(199802)41:2<290::aid-art13>3.0.co;2-r

Bartlett J. D., J. Louhelainen, Z. Iqbal, A. J. Cochran, M. J. Gibala, W. Gregson, G. L. Close, B. Drust, and J. P. Morton, 2013, Reduced carbohydrate availability enhances exercise-induced p53 signaling in human skeletal muscle: implications for mitochondrial biogenesis: Am J Physiol Regul Integr Comp Physiol, v. 304, p. R450–8.

Bassit, R. A., L. A. Sawada, and R. F. P. Bacurau, 2000, The effect of BCAA supplementation upon the immune response of triathletes: Medicine and Science in Sports and Exercise, v. 32, p. 1214–19.

Bassit, R. A., L. A. Sawada, R. F. P. Bacurau, F. Navarro, E. Martins, R. V. T. Santos, E. C. Caperuto, P. Rogeri, and L. F. B. P. Costa Rosa, 2002, Branched-chain amino acid supplementation and the immune response of long-distance athletes: Nutrition, v. 18, p. 376–379.

Beattie, K., Kenny, I. C., Lyons, M., & Carson, B. P. (2014). The Effect of Strength Training on Performance in Endurance Athletes. Sports Med. doi: 10.1007/s40279-014-0157-y

Bemben, M. G., and H. S. Lamont, 2005, Creatine supplementation and exercise performance: recent findings: Sports Med, v. 35, p. 107–25.

Bergamo, P., Maurano, F., Mazzarella, G., Iaquinto, G., Vocca, I., Rivelli, A. R., . . . Rossi, M. (2011). Immunological evaluation of the alcohol-soluble protein fraction from gluten-free grains in relation to celiac disease. Molecular Nutrition & Food Research, 55(8), 1266–1270. doi: 10.1002/mnfr.201100132

Berlutti, F., Schippa, S., Morea, C., Sarli, S., Perfetto, B., Donnarumma, G., & Valenti, P. (2006). Lactoferrin downregulates pro-inflammatory cytokines upexpressed in intestinal epithelial cells infected with invasive or noninvasive Escherichia coli strains. Biochemistry and Cell Biology, 84, 351–357.

Berry, N. M., Davison, K., Coates, A. M., Buckley, J. D., & Howe, P. R. C. (2010). Impact of cocoa flavanol consumption on blood pressure responsiveness to exercise. British Journal of Nutrition, 103(10), 1480–1484. doi: doi:10.1017/S0007114509993382

Bescós, R., A. Sureda, J. A. Tur, and A. Pons, 2012, The Effect of Nitric-Oxide-Related Supplements on Human Performance: Sports Medicine, v. 42, p. 99–117 10.2165/11596860-000000000-00000.

Bescós, R., A. Sureda, J. A. Tur, and A. Pons, 2012, The Effect of Nitric-Oxide-Related Supplements on Human Performance: Sports Medicine, v. 42, p. 99–117 10.2165/11596860-000000000-00000.

Bischoff-Ferrari, H. A., Dawson-Hughes, B., Staehelin, H. B., Orav, J. E., Stuck, A. E., Theiler, R., . . . Henschkowski, J. (2009). Fall prevention with supplemental and active forms of vitamin D: a meta-analysis of randomised controlled trials. BMJ, 339. doi: 10.1136/bmj.b3692

Bischoff-Ferrari, H. A., Dawson-Hughes, B., Stöcklin, E., Sidelnikov, E., Willett, W. C., Orav, E. J., . . . Egli, A. (2011). Oral supplementation with 25(OH)D3 versus vitamin D3: effects on 25(OH)D levels, lower extremity function, blood pressure and markers of innate immunity. Journal of Bone and Mineral Research, n/a-n/a. doi: 10.1002/jbmr.551

Bischoff-Ferrari, H. A., Willett, W. C., Wong, J. B., Giovannucci, E., Dietrich, T., & Dawson-Hughes, B. (2005). Fracture Prevention With Vitamin D Supplementation: A Meta-analysis of Randomized Controlled Trials. JAMA, 293(18), 2257–2264. doi: 10.1001/jama.293.18.2257

Literaturverzeichnis

- Black, C. D., and P. J. O'Connor, 2010, **Acute effects of dietary ginger on muscle pain induced by eccentric exercise:** Phytotherapy Research, v. 24, p. 1620–1626.
- Black, C. D., Herring, M. P., Hurley, D. J., & O'Connor, P. J. (2010). **Ginger (Zingiber officinale) Reduces Muscle Pain Caused by Eccentric Exercise.** The Journal of Pain, 11(9), 894–903.
- Blomstrand, E., P. Hassmén, B. Ekblom, and E. Newsholme, 1991, **Administration of branched-chain amino acids during sustained exercise – effects on performance and on plasma concentration of some amino acids:** European Journal of Applied Physiology and Occupational Physiology, v. 63, p. 83–88.
- Blomstrand, E., S. Ek, and E. A. Newsholme, **Influence of ingesting a solution of branched-chain amino acids on plasma and muscle concentrations of amino acids during prolonged submaximal exercise:** Nutrition, v. 12, p. 485–490.
- Bravo, J. A., Forsythe, P., Chew, M. V., Escaravage, E., Savignac, H. M., Dinan, T. G., ... Cryan, J. F. (2011). **Ingestion of Lactobacillus strain regulates emotional behavior and central GABA receptor expression in a mouse via the vagus nerve.** Proceedings of the National Academy of Sciences. doi: 10.1073/pnas.1102999108
- Brilla, L. R., and V. Conte, 2000, **Effects of a Novel Zinc-Magnesium Formulation on Hormones and Strength:** Journal of Exercise Physiology Online, v. 3, p. 26–36.
- Broughton, K. S., Rule, D. C., & Handrich, E. (2011). **Prostaglandin E2 production in mice is reduced by consumption of range-fed sources of red meat.** Nutrition Research, 31(12), 907–914. doi: 10.1016/j.nutres.2011.10.002
- Bruckbauer, A., and M. B. Zemel, 2011, **Effects of dairy consumption on SIRT1 and mitochondrial biogenesis in adipocytes and muscle cells,** Nutr Metab (Lond), v. 8: England, p. 91.
- Bruckbauer, A., M. B. Zemel, T. Thorpe, M. R. Akula, A. C. Stuckey, D. Osborne, E. B. Martin, S. Kennel, and J. S. Wall, 2012, **Synergistic effects of leucine and resveratrol on insulin sensitivity and fat metabolism in adipocytes and mice,** Nutr Metab (Lond), v. 9, p. 77.
- Buckley, J. D., R. L. Thomson, A. M. Coates, P. R. C. Howe, M. O. DeNichilo, and M. K. Rowney, 2010, **Supplementation with a whey protein hydrolysate enhances recovery of muscle force-generating capacity following eccentric exercise:** Journal of Science & Medicine in Sport, v. 13, p. 178–181.
- Buford, T., R. Kreider, J. Stout, M. Greenwood, B. Campbell, M. Spano, T. Ziegenfuss, H. Lopez, J. Landis, and J. Antonio, 2007, **International Society of Sports Nutrition position stand: creatine supplementation and exercise:** Journal of the International Society of Sports Nutrition, v. 4, p. 6.
- Burgerstein: **Handbuch der Nährstoffe.** Haug-Verlag
- Burgomaster, K. A., Howarth, K. R., Phillips, S. M., Rakobowchuk, M., Macdonald, M. J., McGee, S. L., & Gibala, M. J. (2008). **Similar metabolic adaptations during exercise after low volume sprint interval and traditional endurance training in humans.** J Physiol, 586(1), 151–160. doi: 10.1113/jphysiol.2007.142109
- Burke, L. M. (2010). **Fueling strategies to optimize performance: training high or training low?** Scandinavian Journal of Medicine & Science in Sports, 20, 48–58. doi: 10.1111/j.1600-0838.2010.01185.x
- Burke, L. M., 2010, **Fueling strategies to optimize performance: training high or training low?:** Scandinavian Journal of Medicine & Science in Sports, v. 20, p. 48–58.
- Calder, P. C., and P. Yaqoob, 1999, **Glutamine and the immune system:** Amino Acids, v. 17, p. 227–241.
- Camera, D. M., D. W. West, N. A. Burd, S. M. Phillips, A. P. Garnham, J. A. Hawley, and V. G. Coffey, 2012, **Low muscle glycogen concentration does not suppress the anabolic response to resistance exercise:** J Appl Physiol, v. 113, p. 206–14.
- Camera, D. M., D. W. West, N. A. Burd, S. M. Phillips, A. P. Garnham, J. A. Hawley, and V. G. Coffey, 2012, **Low muscle glycogen concentration does not suppress the anabolic response to resistance exercise:** J Appl Physiol, v. 113, p. 206–14.
- Camera, D. M., West, D. W., Burd, N. A., Phillips, S. M., Garnham, A. P., Hawley, J. A., & Coffey, V. G. (2012). **Low muscle glycogen concen-

Literaturverzeichnis

tration does not suppress the anabolic response to resistance exercise. J Appl Physiol, 113(2), 206–214. doi: 10.1152/japplphysiol.00395.2012

Campbell, B., P. La Bounty, and M. Roberts, 2004, **The Ergogenic Potential of Arginine:** Journal of the International Society of Sports Nutrition, v. 1, p. 35–38.

Campbell, B., P. La Bounty, and M. Roberts, 2004, **The Ergogenic Potential of Arginine:** Journal of the International Society of Sports Nutrition, v. 1, p. 35–38.

Carlisle, E. (1981). Silicon: **A requirement in bone formation independent of vitamin D₁.** Calcified Tissue International, 33(1), 27–34. doi: 10.1007/bf02409409

Carlisle, E. M. (1988). Silicon as a trace nutrient. **Science of The Total Environment,** 73(1–2), 95–106.

Castell, L. M., J. R. Poortmans, and E. A. Newsholme, 1996, **Does glutamine have a role in reducing infections in athletes?:** Eur J Appl Physiol Occup Physiol, v. 73, p. 488–90.

Chainani-Wu, N. (2003). **Safety and Anti-Inflammatory Activity of Curcumin: A Component of Tumeric (Curcuma longa).** The Journal of Alternative and Complementary Medicine, 9(1), 161–168. doi: doi:10.1089/107555303321223035

Chrubasik, J. E., Roufogalis, B. D., Wagner, H., & Chrubasik, S. A. (2007). **A comprehensive review on nettle effect and efficacy profiles, Part I:** Herba urticae. Phytomedicine, 14(6), 423–435.

Chrubasik, S., Pittler, M. H., & Roufogalis, B. D. (2005). **Zingiberis rhizoma: A comprehensive review on the ginger effect and efficacy profiles.** Phytomedicine, 12(9), 684–701.

Cinar, V., Y. Polat, A. Baltaci, and R. Mogulkoc, 2011, **Effects of Magnesium Supplementation on Testosterone Levels of Athletes and Sedentary Subjects at Rest and after Exhaustion:** Biological Trace Element Research, v. 140, p. 18–23.

Clegg, D. O., Reda, D. J., Harris, C. L., Klein, M. A., O'Dell, J. R., Hooper, M. M., . . . Williams, H. J. (2006). **Glucosamine, Chondroitin Sulfate, and the Two in Combination for Painful Knee Osteoarthritis.** New England Journal of Medicine, 354(8), 795–808. doi: doi:10.1056/NEJMoa052771

Cordain, L. (2000). **Cereal Sword.**

Cordain, L., Toohey, L., Smith, M. J., & Hickey, M. S. (2000). **Modulation of immune function by dietary lectins in rheumatoid arthritis.** British Journal of Nutrition, 83(03), 207–217. doi: doi:10.1017/S0007114500000271

Couturier, K., B. Qin, C. Batandier, M. Awada, I. Hininger-Favier, F. Canini, X. Leverve, A. M. Roussel, and R. A. Anderson, **Cinnamon increases liver glycogen in an animal model of insulin resistance:** Metabolism, v. In Press, Corrected Proof.

Couturier, K., Batandier, C., Awada, M., Hininger-Favier, I., Canini, F., Anderson, R. A., Roussel, A. M. (2010). **Cinnamon improves insulin sensitivity and alters the body composition in an animal model of the metabolic syndrome.** Archives of Biochemistry and Biophysics, 501(1), 158–161.

Crowley, D. C., Lau, F. C., Sharma, P., Evans, M., Guthrie, N., Bagchi, M.,Raychaudhuri, S. P. (2009). **Safety and efficacy of undenatured type II collagen in the treatment of osteoarthritis of the knee: a clinical trial.** Int J Med Sci, 6(6), 312–321.

D'Amico, D. J., Groves, E., & Donnelly, C. W. (2008). **Low incidence of foodborne pathogens of concern in raw milk utilized for farmstead cheese production.** J Food Prot, 71(8), 1580–1589.

Depner, C., Kirwan, R., Frederickson, S., & Miles, M. (2010). **Enhanced inflammation with high carbohydrate intake during recovery from eccentric exercise.** European Journal of Applied Physiology, 109(6), 1067–1076. doi: 10.1007/s00421–010–1448–0

Depner, C., R. Kirwan, S. Frederickson, and M. Miles, 2010, **Enhanced inflammation with high carbohydrate intake during recovery from eccentric exercise:** European Journal of Applied Physiology, v. 109, p. 1067–1076.

Devirian, T. A., and S. L. Volpe, 2003, **The Physiological Effects of Dietary Boron:** Critical Reviews in Food Science & Nutrition, v. 43, p. 219.

Di Domenico, F., Owen, J. B., Sultana, R., Sowell, R. A., Perluigi, M., Cini, C. Butterfield, D. A. (2010). **The wheat germ agglutinin-fractionated proteome of subjects with Alzheimer's disease and

Literaturverzeichnis

mild cognitive impairment hippocampus and inferior parietal lobule: Implications for disease pathogenesis and progression. Journal of Neuroscience Research, 88(16), 3566–3577. doi: 10.1002/jnr.22528

Ding, C., Gao, D., Wilding, J., Trayhurn, P., & Bing, C. (2012). **Vitamin D signalling in adipose tissue** Br J Nutr (Vol. 108, pp. 1915–1923). England.

Donato, J. J., R. G. Pedrosa, V. F. Cruzat, I. S. d. O. Pires, and J. Tirapegui, 2006, **Effects of leucine supplementation on the body composition and protein status of rats submitted to food restriction:** Nutrition, v. 22, p. 520–527.

Doutreleau, S., B. Mettauer, F. Piquard, A. Schaefer, E. Lonsdorfer, R. Richard, and B. Geny, 2005, **Chronic But Not Acute Oral L-Arginine Supplementation Delays the Ventilatory Threshold During Exercise in Heart Failure Patients:** Canadian Journal of Applied Physiology, v. 30, p. 419–432.

Ebina, K., Shi, K., Hirao, M., Kaneshiro, S., Morimoto, T., Koizumi, K., Hashimoto, J. (2012). **Vitamin K2 administration is associated with decreased disease activity in patients with rheumatoid arthritis.** Mod Rheumatol. doi: 10.1007/s10165-012-0789-4

Engelbrecht, A.-M., Odendaal, L., Du Toit, E., Kupai, K., Csont, T., Ferdinandy, P., & van Rooyen, J. (2009). **The effect of dietary red palm oil on the functional recovery of the ischaemic/reperfused isolated rat heart: the involvement of the PI3-Kinase signaling pathway.** Lipids in Health and Disease, 8(1), 18.

Engler, M. B., Engler, M. M., Chen, C. Y., Malloy, M. J., Browne, A., Chiu, E. Y., Mietus-Snyder, M. L. (2004). **Flavonoid-Rich Dark Chocolate Improves Endothelial Function and Increases Plasma Epicatechin Concentrations in Healthy Adults.** J Am Coll Nutr, 23(3), 197–204.

Fiocco, A. J., B. Shatenstein, G. Ferland, H. Payette, S. Belleville, M.-J. Kergoat, J. A. Morais, and C. E. Greenwood, 2011, **Sodium intake and physical activity impact cognitive maintenance in older adults: the NuAge Study:** Neurobiology of Aging, v. In Press, Corrected Proof.

Forsythe, C., Phinney, S., Fernandez, M., Quann, E., Wood, R., Bibus, D., Volek, J. (2008). **Comparison of Low Fat and Low Carbohydrate Diets on Circulating Fatty Acid Composition and Markers of Inflammation.** Lipids, 43(1), 65–77. doi: 10.1007/s11745-007-3132-7

Forsythe, C., Phinney, S., Fernandez, M., Quann, E., Wood, R., Bibus, D., Volek, J. (2008). **Comparison of Low Fat and Low Carbohydrate Diets on Circulating Fatty Acid Composition and Markers of Inflammation.** Lipids, 43(1), 65–77. doi: 10.1007/s11745-007-3132-7

Forsythe, C., S. Phinney, M. Fernandez, E. Quann, R. Wood, D. Bibus, W. Kraemer, R. Feinman, and J. Volek, 2008, **Comparison of Low Fat and Low Carbohydrate Diets on Circulating Fatty Acid Composition and Markers of Inflammation:** Lipids, v. 43, p. 65–77.

Garcia-Roves, P. M., D. H. Han, Z. Song, T. E. Jones, K. A. Hucker, and J. O. Holloszy, 2003, **Prevention of glycogen supercompensation prolongs the increase in muscle GLUT4 after exercise:** Am J Physiol Endocrinol Metab, v. 285, p. E729–36.

Garlick, P. J., 2005, **The Role of Leucine in the Regulation of Protein Metabolism:** J. Nutr., v. 135, p. 1553S–1556.

Gibala, M. J., McGee, S. L., Garnham, A. P., Howlett, K. F., Snow, R. J., & Hargreaves, M. (2009). **Brief intense interval exercise activates AMPK and p38 MAPK signaling and increases the expression of PGC-1{alpha} in human skeletal muscle.** J Appl Physiol, 106(3), 929–934. doi: 10.1152/japplphysiol.90880.2008

Gleeson, M., 2008, **Dosing and Efficacy of Glutamine Supplementation in Human Exercise and Sport Training:** The Journal of Nutrition, v. 138, p. 2045S–2049S.

Goforth, H. W., Jr., D. Laurent, W. K. Prusaczyk, K. E. Schneider, K. F. Petersen, and G. I. Shulman, 2003, **Effects of depletion exercise and light training on muscle glycogen supercompensation in men:** Am J Physiol Endocrinol Metab, v. 285, p. E1304–11.

Greer, B. K., J. L. Woodard, J. P. White, E. M. Arguello, and E. M. Haymes, 2007, **Branched-Chain Amino Acid Supplementation and Indicators of Muscle Damage After Endurance Exercise:** International Journal of Sport Nutrition

Literaturverzeichnis

& Exercise Metabolism, v. 17, p. 595–607.

Gruenwald, J., Freder, J., & Armbruester, N. (2010). **Cinnamon and Health.** Critical Reviews in Food Science and Nutrition. 50(9), 822–834. doi: 10.1080/10408390902773052

Gruffat-mouty, D., Graulet, B., Durand, D., Samson-Bouma, M. E., & Bauchart, D. (2001). **Effects of dietary coconut oil on apolipoprotein B synthesis and VLDL secretion by calf liver slices.** British Journal of Nutrition, 86(01), 13–19.

Gunnarsson, T. P., & Bangsbo, J. (2012). **The 10–20–30 training concept improves performance and health profile in moderately trained runners.** Journal of Applied Physiology.

Hager, K., Kenklies, M., McAfoose, J., Engel, J., & Münch, G. (2007). **α-Lipoic acid as a new treatment option for Alzheimer's disease – a 48 months follow-up analysis.** In M. Gerlach, J. Deckert, K. Double & E. Koutsilieri (Eds.), Neuropsychiatric Disorders An Integrative Approach (Vol. 72, pp. 189–193): Springer Vienna.

He, C. S., Handzlik, M., Fraser, W. D., Muhamad, A., Preston, H., Richardson, A., & Gleeson, M. (2013). **Influence of vitamin D status on respiratory infection incidence and immune function during 4 months of winter training in endurance sport athletes.** Exerc Immunol Rev, 19, 86–101.

Hessle, C., Hanson, L.A., Wold, A.E. (1999). **Lactobacilli from human gastrointestinal mucosa are strong stimulators of IL-12 production.** Clinical and Experimental Immunology, 116 (2): 276–282.

Ho, J.-Y., W. J. Kraemer, J. S. Volek, M. S. Fragala, G. A. Thomas, C. Dunn-Lewis, M. Coday, K. Häkkinen, and C. M. Maresh, 2010, **l-Carnitine l-tartrate supplementation favorably affects biochemical markers of recovery from physical exertion in middle-aged men and women:** Metabolism, v. 59, p. 1190–1199.

Hoffman, J. R., N. A. Ratamess, A. D. Faigenbaum, R. Ross, J. Kang, J. R. Stout, and J. A. Wise, 2008, **Short-duration [beta]-alanine supplementation increases training volume and reduces subjective feelings of fatigue in colleg football players:** Nutrition Research, v. 28, p. 31–35.

Hoffman, J., 2006, **Effect of Creatine and β-Alanine Supplementation on Performance and Endocrine Responses in Strength/Power Athletes:** International Journal of Sport Nutrition & Exercise Metabolism, v. 16, p. 430–446.

Host, H. H., P. A. Hansen, L. A. Nolte, M. M. Chen, and J. O. Holloszy, 1998, **Glycogen supercompensation masks the effect of a traininginduced increase in GLUT-4 on muscle glucose transport:** J Appl Physiol, v. 85, p. 133–8.

Howarth, K. R., S. M. Phillips, M. J. MacDonald, D. Richards, N. A. Moreau, and M. J. Gibala, 2010, **Effect of glycogen availability on human skeletal muscle protein turnover during exercise and recovery:** Journal of Applied Physiology, v. 109, p. 431–438.

Imagawa, K., de Andrés, M. C., Hashimoto, K., Pitt, D., Itoi, E., Goldring, M. B., . . . Oreffo, R. O. C. (2011). **The epigenetic effect of glucosamine and a nuclear factor-kappa B (NF-kB) inhibitor on primary human chondrocytes – Implications for osteoarthritis.** Biochemical and Biophysical Research Communications, 405(3), 362–367.

JC Santana, G. L. (2006). **Functional Training for the Endurance Athlete:** Optimum Performance Systems.

Josse, A. R., and S. M. Phillips, 2013, **Impact of milk consumption and resistance training on body composition of female athletes:** Med Sport Sci, v. 59, p. 94–103.

Kameda, T., Miyazawa, K., Mori, Y., Yuasa, T., Shiokawa, M., Nakamaru, Y., Kumegawa, M. (1996). **Vitamin K2 inhibits osteoclastic bone resorption by inducing osteoclast apoptosis.** Biochem Biophys Res Commun, 220(3), 515–519. doi: 10.1006/bbrc.1996.0436

Kim, H. K., Kim, M. J., Cho, H. Y., Kim, E.-K., & Shin, D. H. (2006). **Antioxidative and anti-diabetic effects of amaranth (Amaranthus esculantus) in streptozotocin-induced diabetic rats.** Cell Biochemistry and Function, 24(3), 195–199. doi: 10.1002/cbf.1210

Klingelhöfer, S., Obertreis, B., Quast, & Behnnke (1999). **Antirheumatic effect of IDS 23, a stinging nettle leaf extract, on in vitro expression of T helper cytokines.** 26 (12).

Knaepen, K., Goekint, M., Heyman, E. M., & Meeusen, R. (2010). **Neuroplasticity –**

Literaturverzeichnis

Exercise-Induced Response of Peripheral Brain-Derived Neurotrophic Factor: A Systematic Review of Experimental Studies in Human Subjects. Sports Medicine, 40(9), 765–801 710.2165/11534530-000000000-000000000.

Kohn, T. A., Essen-Gustavsson, B., & Myburgh, K. H. (2011). **Specific muscle adaptations in type II fibers after high-intensity interval training of well-trained runners.** Scand J Med Sci Sports, 21(6), 765–772. doi: 10.1111/j.1600-0838.2010.01136.x

Komprda, T., Zelenka, J., Fajmonova, E., Fialova, M., & Kladroba, D. (2005). **Arachidonic Acid and Long-Chain n−3 Polyunsaturated Fatty Acid Contents in Meat of Selected Poultry and Fish Species in Relation to Dietary Fat Sources.** Journal of Agricultural and Food Chemistry, 53(17), 6804–6812. doi: 10.1021/jf0504162

Kroeger. (2009). **Untersuchungen zur Bildung von Vitamin K2 durch die Intestinalflora des Hundes.**

Lansley, K. E., P. G. Winyard, S. J. Bailey, A. Vanhatalo, D. P. Wilkerson, J. R. Blackwell, M. Gilchrist, N. Benjamin, and A. M. Jones, 2011. **Acute Dietary Nitrate Supplementation Improves Cycling Time Trial Performance:** Medicine & Science in Sports & Exercise, v. 43, p. 1125–1131 10.1249/MSS.0b013e31821597b4.

Larsen, F. J., T. A. Schiffer, B. Ekblom, M. P. Mattsson, A. Checa, C. E. Wheelock, T. Nyström, J. O. Lundberg, and E. Weitzberg, 2014, **Dietary nitrate reduces resting metabolic rate: a randomized, crossover study in humans:** The American Journal of Clinical Nutrition.

Legrand, D., Pierce, A., Elass, E., Carpentier, M., Mariller, C., & Mazurier, J. (2008). **Lactoferrin Structure and Functions.** In Z. Bösze (Ed.), Bioactive Components of Milk (Vol. 606, pp. 163–194): Springer New York.

Liener, I. E. (1994). **Implications of antinutritional components in soybean foods.** Critical Reviews in Food Science and Nutrition, 34(1), 31–67. doi: 10.1080/10408399409527649

Lima-Silva, A. E., R. Bertuzzi, E. Dalquano, M. Nogueira, D. Casarini, M. A. Kiss, C. Ugrinowitsch, and F. d. O. Pires, 2010, **Influence of high- and low-carbohydrate diet following glycogen-depleting exercise on heart rate variability and plasma catecholamines:** Applied Physiology, Nutrition, and Metabolism, v. 35, p. 541–547.

Lin, W.-T., S.-C. Yang, S.-C. Tsai, C.-C. Huang, and N.-Y. Lee, 2006, **L-Arginine attenuates xanthine oxidase and myeloperoxidase activities in hearts of rats during exhaustive exercise:** British Journal of Nutrition, v. 95, p. 67–75.

Lira, V. A., D. L. Brown, A. K. Lira, A. N. Kavazis, Q. A. Soltow, E. H. Zeanah, and D. S. Criswell, 2010, **Nitric Oxide and AMPK cooperatively regulate PGC-1α in skeletal muscle cells:** The Journal of Physiology.

Lira, V. A., D. L. Brown, A. K. Lira, A. N. Kavazis, Q. A. Soltow, E. H. Zeanah, and D. S. Criswell, **Nitric Oxide and AMPK cooperatively regulate PGC-1α in skeletal muscle cells:** The Journal of Physiology.

Litherland, G. J., Morris, N. J., Walker, M., & Yeaman, S. J. (2007). **Role of glycogen content in insulin resistance in human muscle cells.** J Cell Physiol, 211(2), 344–352. doi: 10.1002/jcp.20942

Little, J. P., Safdar, A., Wilkin, G. P., Tarnopolsky, M. A., & Gibala, M. J. (2010). **A practical model of low-volume high-intensity interval training induces mitochondrial biogenesis in human skeletal muscle: potential mechanisms.** The Journal of Physiology, 588(6), 1011–1022. doi: 10.1113/jphysiol.2009.181743

Luhovyy, B. L., T. Akhavan, and G. H. Anderson, 2007, **Whey proteins in the regulation of food intake and satiety:** J Am Coll Nutr, v. 26, p. 704S–12S.

Lund, D., Ruggiero, A. M., Ferguson, S. M., Wright, J., English, B. A., Reisz, P. A., . . . Blakely, R. D. (2010). **Motor neuron-specific overexpression of the presynaptic choline transporter: impact on motor endurance and evoked muscle activity.** Neuroscience, 171(4), 1041–1053.

Macdonald, L. E., Brett, J., Kelton, D., Majowicz, S. E., Snedeker, K., & Sargeant, J. M. (2011). **A systematic review and meta-analysis of the effects of pasteurization on milk vitamins, and evidence for raw milk consumption and other health-related outcomes.** J Food Prot, 74(11), 1814–1832. doi: 10.4315/0362-028x.jfp-10–269

Martin, K. R. (2007). **The chemistry of silica and its po-**

Literaturverzeichnis

tential health benefits. J Nutr Health Aging, 11(2), 94–97.

→ Matson, L. G., and Z. V. Tran, 1993, **Effects of sodium bicarbonate ingestion on anaerobic performance: a meta-analytic:** Int J Sport Nutr, v. 3, p. 2–28.

→ Matsumoto, K., M. Mizuno, T. Mizuno, B. Dilling-Hansen, A. Lahoz, V. Bertelsen, H. Münster, H. Jordening, K. Hamada, and T. Doi, 2007, **Branched-chain Amino Acids and Arginine Supplementation Attenuates Skeletal Muscle Proteolysis Induced by Moderate Exercise in Young Individuals:** Int J Sports Med, v. 28, p. 531,538.

→ McAnulty, L. S., D. C. Nieman, J. C. Quindry, P. A. Hosick, S. R. McAnulty, M. H. Hudson, L. Still, D. A. Henson, G. L. Milne, J. D. Morrow, C. L. Dumke, A. C. Utter, N. T. Triplett, and A. Dibarnardi, 2008, **Chronic quercetin ingestion and exercise-induced oxidative damage and inflammation:** Applied Physiology, Nutrition & Metabolism, v. 33, p. 254–262.

→ Melov, S., Tarnopolsky, M. A., Beckman, K., Felkey, K., & Hubbard, A. (2007). **Resistance exercise reverses aging in human skeletal muscle.** PLoS One, 2(5), e465. doi: 10.1371/journal.pone.0000465

→ Mero, A., 1999, **Leucine supplementation and intensive training:** Sports Medicine, v. 27, p. 347–358.

→ Messina, M., & Redmond, G. (2006). **Effects of Soy Protein and Soybean Isoflavones on Thyroid Function in Healthy Adults and Hypothyroid Patients:** A Review of the Relevant Literature. Thyroid, 16(3), 249–258. doi: doi:10.1089/thy.2006.16.249

→ Miller, J. D. (2013). **Absence of homogenization might explain the benefits of raw cow's milk.** J Allergy Clin Immunol, 131(3), 927. doi: 10.1016/j.jaci.2012.11.042

→ Mitra, S. M. a. A. (2009). **Health effects of palm oil.** Kamjl Ray.

→ Moreno, H., de Brugada, I., & Hall, G. (2013). **Chronic dietary choline supplementation modulates attentional change in adult rats.** Behavioural Brain Research, 243(0), 278–285. doi: http://dx.doi.org/10.1016/j.bbr.2013.01.022

→ Morishita, M., Nagashima, M., Wauke, K., Takahashi, H., & Takenouchi, K. (2008). **Osteoclast inhibitory effects of vitamin K2 alone or in combination with etidronate or risedronate in patients with rheumatoid arthritis: 2-year results.** J Rheumatol, 35(3), 407–413.

→ Moskowitz, R. W. (2000). **Role of collagen hydrolysate in bone and joint disease.** Seminars in Arthritis and Rheumatism, 30(2), 87–99.

→ Naghii, M. R., M. Mofid, A. R. Asgari, M. Hedayati, and M.-S. Daneshpour, 2011, **Comparative effects of daily and weekly boron supplementation on plasma steroid hormones and proinflammatory cytokines:** Journal of Trace Elements in Medicine and Biology, v. 25, p. 54–58.

→ Newnham, R. E., 1994, **Essentiality of Boron for Healthy Bones and Joints:** Environmental Health Perspectives, v. 102, p. 83–85.

→ Niklas, P., Li, W., Jens, W., Michail, T., & Kent, S. (2010). Mitochondrial gene expression in elite cyclists: effects of high-intensity interval exercise. European Journal of Applied Physiology, 1–10. doi: 10.1007/s00421-010-1544-1

→ Nybo, L., Sunstrup, E., Jakobsen, M. D., Mohr, M., Hornstrup, T., Simonsen, L., Krustrup, P. (2010). **High-Intensity Training versus Traditional Exercise Interventions for Promoting Health.** Medicine & Science in Sports & Exercise, 42(10), 1951–1958 1910.1249/MSS.1950b1013e3181d99203.

→ Oberleas, D. (1983). **The Role of Phytate in Zinc Bioavailability and Homeostasis Nutritional Bioavailability of Zinc** (Vol. 210, pp. 145–158): AMERICAN CHEMICAL SOCIETY.

→ Oöpik, V., I. Saaremets, L. Medijainen, K. Karelson, T. Janson, and S. Timpmann, 2003, **Effects of sodium citrate ingestion before exercise on endurance performance in well trained colleg runners:** British journal of sports medicine, v. 37:, p. 485–489.

→ Ovelgönne, J. H., Koninkx, J. F. J. G., Pusztai, A., Bardocz, S., Kok, W., Ewen, S. W. B., van Dijk, J. E. (2000). **Decreased levels of heat shock proteins in gut epithelial cells after exposure to plant lectins.** Gut, 46(5), 680–688. doi: 10.1136/gut.46.5.680

→ Paesano, R., Berlutti, F., Pietropaoli, M., Pantanella, F., Pacifici, E., Goolsbee, W., & Valenti, P. (2010). **Lactoferrin efficacy versus ferrous sulfate in curing iron deficiency and iron deficiency anemia in pregnant women.** BioMetals, 23(3), 411–417. doi: 10.1007/s10534-010-9335-z

Literaturverzeichnis

- Pahnke, M. D., J. D. Trinity, J. J. Zachwieja, J. R. Stofan, W. D. Hiller, and E. F. Coyle, 2010, **Serum Sodium Concentration Changes Are Related to Fluid Balance and Sweat Sodium Loss:** Medicine & Science in Sports & Exercise, v. 42, p. 1669–1674 10.1249/MSS.0b013e3181d6c72a.
- Paoli, A., Grimaldi, K., D'Agostino, D., Cenci, L., Moro, T., Bianco, A., & Palma, A. (2012). **Ketogenic diet does not affect strength performance in elite artistic gymnasts.** J Int Soc Sports Nutr, 9(1), 34. doi: 10.1186/1550-2783-9-34
- Paoli, A., K. Grimaldi, D. D'Agostino, L. Cenci, T. Moro, A. Bianco, and A. Palma, 2012, **Ketogenic diet does not affect strength performance in elite artistic gymnasts:** J Int Soc Sports Nutr, v. 9, p. 34.
- Parker, G., Gibson, N. A., Brotchie, H., Heruc, G., Rees, A.-M., & Hadzi-Pavlovic, D. (2006). **Omega-3 Fatty Acids and Mood Disorders.** Am J Psychiatry, 163(6), 969–978. doi: 10.1176/appi.ajp.163.6.969
- Patisaul, H. B., & Jefferson, W. (2010). **The pros and cons of phytoestrogens.** Frontiers in Neuroendocrinology, 31(4), 400–419.
- Pekala, J., B. Patkowska-Sokola, R. Bodkowski, D. Jamroz, P. Nowakowski, S. Lochynski, and T. Librowski, 2011, **L-Carnitine – Metabolic Functions and Meaning in Humans Life:** Current Drug Metabolism, v. 12, p. 667–678.
- Pellegrina, C. D., Perbellini, O., Scupoli, M. T., Tomelleri, C., Zanetti, C., Zoccatelli, G., Chignola, R. (2009). **Effects of wheat germ agglutinin on human gastrointestinal epithelium: Insights from an experimental model of immune/epithelial cell interaction.** Toxicology and Applied Pharmacology, 237(2), 146–153. doi: 10.1016/j.taap.2009.03.012
- Perry, C. G., Heigenhauser, G. J., Bonen, A., & Spriet, L. L. (2008). **High-intensity aerobic interval training increases fat and carbohydrate metabolic capacities in human skeletal muscle.** Appl Physiol Nutr Metab, 33(6), 1112–1123. doi: 10.1139/h08-097
- Petersen, S. G., Saxne, T., Heinegard, D., Hansen, M., Holm, L., Koskinen, S., . . . Kjaer, M. (2010). **Glucosamine but not ibuprofen alters cartilage turnover in osteoarthritis patients in response to physical training.** Osteoarthritis and Cartilage, 18(1), 34–40.
- Phinney, S. D., B. R. Bistrian, W. J. Evans, E. Gervino, and G. L. Blackburn, 1983, **The human metabolic response to chronic ketosis without caloric restriction: preservation of submaximal exercise capability with reduced carbohydrate oxidation:** Metabolism, v. 32, p. 769–76.
- Phinney, S. D., Bistrian, B. R., Evans, W. J., Gervino, E., & Blackburn, G. L. (1983). **The human metabolic response to chronic ketosis without caloric restriction: preservation of submaximal exercise capability with reduced carbohydrate oxidation.** Metabolism, 32(8), 769–776.
- Pizzorno. (2012). **Vitamin K2: Optimal Levels Essential for the Prevention of Age-Associated Chronic Disease.**
- Pusztai, A., Ewen, S. W. B., Grant, G., Brown, D. S., Stewart, J. C., Peumans, W. J., Bardocz, S. (1993). **Antinutritive effects of wheat-germ agglutinin and other N-acetylglucosamine-specific lectins.** British Journal of Nutrition, 70(01), 313–321. doi: doi:10.1079/BJN19930124
- Rabia Hamid, A. M. (2009). **Dietary Lectins as Disease Causing Toxicants.** Pakistan Journal of Nutrition.
- Randall, C., Randall, H., Dobbs, F., Hutton, C., & Sanders, H. (2000). **Randomized controlled trial of nettle sting for treatment of base-of-thumb pain.** J R Soc Med, 93(6), 305–309.
- Reginster, J. Y., Deroisy, R., Rovati, L. C., Lee, R. L., Lejeune, E., Bruyere, O., Gossett, C. (2001). **Long-term effects of glucosamine sulphate on osteoarthritis progression: a randomised, placebo-controlled clinical trial.** The Lancet, 357(9252), 251–256.
- Riehemann, K., Behnke, B., & Schulze-Osthoff, K. (1999). **Plant extracts from stinging nettle (Urtica dioica), an antirheumatic remedy, inhibit the proinflammatory transcription factor NF-kappaB.** FEBS Lett, 442(1), 89–94.
- Rieu, I., M. Balage, C. Sornet, E. Debras, S. Ripes, C. Rochon-Bonhomme, C. Pouyet, J. Grizard, and D. Dardevet, 2007, **Increased availability of leucine with leucine-rich whey proteins improves postprandial muscle protein synthesis in aging rats:** Nutrition, v. 23, p. 323–331.
- Roedde, S., J. D. MacDougall, J. R. Sutton, and H. J. Green, 1986, **Supercompensation of**

Literaturverzeichnis

muscle glycogen in trained and untrained subjects: Can J Appl Sport Sci, v. 11, p. 42–6.

Ruas, J. L., White, J. P., Rao, R. R., Kleiner, S., Brannan, K. T., Harrison, B. C., Spiegelman, B. M. (2012). **A PGC-1alpha isoform induced by resistance training regulates skeletal muscle hypertrophy.** Cell, 151(6), 1319–1331. doi: 10.1016/j.cell.2012.10.050

Sato, T., Schurgers, L., & Uenishi, K. (2012). **Comparison of menaquinone-4 and menaquinone-7 bioavailability in healthy women.** Nutrition Journal, 11(1), 93.

Scanlan, B. J., B. Tuft, J. E. Elfrey, A. Smith, A. Zhao, M. Morimoto, J. J. Chmielinska, M. I. Tejero-Taldo, T. Mak Iu, W. B. Weglicki, and T. Shea-Donohue, 2007, **Intestinal inflammation caused by magnesium deficiency alters basal and oxidative stress-induced intestinal function:** Mol Cell Biochem, v. 306, p. 59–69.

Schjerve, I. E., Tyldum, G. A., Tjonna, A. E., Stolen, T., Loennechen, J. P., Hansen, H. E., Wisloff, U. (2008). **Both aerobic endurance and strength training programmes improve cardiovascular health in obese adults.** Clin Sci (Lond), 115(9), 283–293. doi: 10.1042/cs20070332

Seelig, M. S., 1994, **Consequences of magnesium deficiency on the enhancement of stress reactions; preventive and therapeutic implications (a review):** J Am Coll Nutr, v. 13, p. 429–446.

Selvan, T., Rajiah, K., Nainar, M. S., & Mathew, E. M. (2012). **A clinical study on glucosamine sulfate versus combination of glucosa-** mine sulfate and NSAIDs in mild to moderate knee osteoarthritis. ScientificWorldJournal, 2012, 902676. doi: 10.1100/2012/902676

Sengupta, S., T. R. Peterson, M. Laplante, S. Oh, and D. M. Sabatini, 2010, **mTORC1 controls fasting-induced ketogenesis and its modulation by ageing:** Nature, v. 468, p. 1100–4.

Shankar, A. H., and A. S. Prasad, 1998, **Zinc and immune function: the biological basis of altered resistance to infection:** Am J Clin Nutr, v. 68, p. 447S–463S.

Sieri, S., Pala, V., Brighenti, F., Pellegrini, N., Muti, P., Micheli, A., Krogh, V. (2007). **Dietary glycemic index, glycemic load, and the risk of breast cancer in an Italian prospective cohort study.** Am J Clin Nutr, 86(4), 1160–1166.

Sieri, S., V. Pala, F. Brighenti, N. Pellegrini, P. Muti, A. Micheli, A. Evangelista, S. Grioni, P. Contiero, F. Berrino, and V. Krogh, 2007, **Dietary glycemic index, glycemic load, and the risk of breast cancer in an Italian prospective cohort study:** Am J Clin Nutr, v. 86, p. 1160–6.

Singh, M., and R. R. Das, 2013, **Zinc for the common cold:** Cochrane Database Syst Rev, v. 6, p. Cd001364.

Sirtori, C. R. (2001). **Risks and Benefits of Soy Phytoestrogens in Cardiovascular Diseases, Cancer, Climacteric Symptoms and Osteoporosis.** Drug Safety, 24(9), 665–682.

Skinner, T. L., D. G. Jenkins, J. S. Coombes, D. R. Taafee, and M. D. Leveritt, 2010, **Dose Response of Caffeine on 2000-m Rowing Performance:** Medicine & Science in Sports & Exercise, v. 42, p. 571–576 10.1249/MSS.0b013e3181b6668b.

Smith, A., A. Walter, J. Graef, K. Kendall, J. Moon, C. Lockwood, D. Fukuda, T. Beck, J. Cramer, and J. Stout, 2009, **Effects of beta-alanine supplementation and high-intensity interval training on endurance performance and body composition in men; a double-blind trial:** Journal of the International Society of Sports Nutrition, v. 6, p. 5.

Song, C., & Horrobin, D. (2004). **Omega-3 fatty acid ethyl-eicosapentaenoate, but not soybean oil, attenuates memory impairment induced by central IL-1β administration.** Journal of Lipid Research, 45(6), 1112–1121. doi: 10.1194/jlr.M300526-JLR200

Spriet, L. L., D. A. MacLean, D. J. Dyck, E. Hultman, G. Cederblad, and T. E. Graham, 1992, **Caffeine ingestion and muscle metabolism during prolonged exercise in humans:** American Journal of Physiology – Endocrinology And Metabolism, v. 262, p. E891–E898.

Sugimoto, J., A. M. Romani, A. M. Valentin-Torres, A. A. Luciano, C. M. Ramirez Kitchen, N. Funderburg, S. Mesiano, and H. B. Bernstein, 2012, **Magnesium Decreases Inflammatory Cytokine Production: A Novel Innate Immunomodulatory Mechanism:** The Journal of Immunology, v. 188, p. 6338–6346.

Tabata, I., Nishimura, K., Kouzaki, M., Hiray, Y., Ogita, F., Miyachi, M., & Yamamoto, K. (1996). **Effects of moderate-intensity endurance and**

Literaturverzeichnis

- high-intensity intermittent training on anaerobic capacity and ˙VO2max. Medicine & Science in Sports & Exercise, 28(10), 1327–1330.
- Tang, J. E., and S. M. Phillips, 2009, **Maximizing muscle protein anabolism: the role of protein quality:** Current Opinion in Clinical Nutrition & Metabolic Care, v. 12, p. 66–71 10.1097/MCO.0b013e32831cef75.
- Tjønna, A. E., Leinan, I. M., Bartnes, A. T., Jenssen, B. M., Gibala, M. J., Winett, R. A., & Wisløff, U. (2013). **Low- and High-Volume of Intensive Endurance Training Significantly Improves Maximal Oxygen Uptake after 10-Weeks of Training in Healthy Men.** PLoS ONE, 8(5), e65382. doi: 10.1371/journal.pone.0065382
- Ulven, S. M., Kirkhus, B., Lamglait, A., Basu, S., Elind, E., Haider, T., Pedersen, J. I. (2011). **Metabolic effects of krill oil are essentially similar to those of fish oil but at lower dose of EPA and DHA, in healthy volunteers.** Lipids, 46(1), 37–46. doi: 10.1007/s11745-010-3490-4
- Van Proeyen, K., K. Szlufcik, H. Nielens, M. Ramaekers, and P. Hespel, 2011, **Beneficial metabolic adaptations due to endurance exercise training in the fasted state:** J Appl Physiol, v. 110, p. 236–45.
- Van Proeyen, K., Szlufcik, K., Nielens, H., Ramaekers, M., & Hespel, P. (2011). **Beneficial metabolic adaptations due to endurance exercise training in the fasted state.** J Appl Physiol, 110(1), 236–245. doi: 10.1152/japplphysiol.00907.2010

- Verstegen, M. (2006). **Core Performance:** Riva Verlag.
- Vissing, K., McGee, S. L., Farup, J., Kjolhede, T., Vendelbo, M. H., & Jessen, N. (2011). **Differentiated mTOR but not AMPK signaling after strength vs endurance exercise in training-accustomed individuals.** Scand J Med Sci Sports. doi: 10.1111/j.1600-0838.2011.01395.x
- Wall, R., Ross, R. P., Fitzgerald, G. F., & Stanton, C. (2010). **Fatty acids from fish: the anti-inflammatory potential of long-chain omega-3 fatty acids.** Nutrition Reviews, 68, 280–289.
- Wang, H., A. X. Wang, K. Aylor, and E. J. Barrett, 2013, **Nitric Oxide Directly Promotes Vascular Endothelial Insulin Transport:** Diabetes.
- Wang, H., A. X. Wang, K. Aylor, and E. J. Barrett, 2013, **Nitric Oxide Directly Promotes Vascular Endothelial Insulin Transport:** Diabetes.
- Wang, L., Mascher, H., Psilander, N., Blomstrand, E., & Sahlin, K. (2011). **Resistance exercise enhances the molecular signaling of mitochondrial biogenesis induced by endurance exercise in human skeletal muscle.** J Appl Physiol (1985), 111(5), 1335–1344. doi: 10.1152/japplphysiol.00086.2011
- Warren, G. L., N. D. Park, R. D. Maresca, K. I. Mckibans, and M. L. Millard-Stafford, 2010, **Effect of Caffeine Ingestion on Muscular Strength and Endurance: A Meta-Analysis:** Medicine & Science in Sports & Exercise, v. 42, p. 1375–1387 10.1249/MSS.0b013e3181cabbd8.

- Wilborn, C. D., C. M. Kerksick, B. I. Campbell, L. W. Taylor, B. M. Marcello, C. J. Rasmussen, M. C. Greenwood, A. Almada, and R. B. Kreider, 2004, **Effects of Zinc Magnesium Aspartate (ZMA) Supplementation on Training Adaptations and Markers of Anabolism and Catabolism:** J Int Soc Sports Nutr, v. 1, p. 12–20.
- Wilson, J. M., Loenneke, J. P., Jo, E., Wilson, G. J., Zourdos, M. C., & Kim, J. S. (2012). **The effects of endurance, strength, and power training on muscle fiber type shifting.** J Strength Cond Res, 26(6), 1724–1729. doi: 10.1519/JSC.0b013e318234eb6f
- Wong-Goodrich, S. J., Glenn, M. J., Mellott, T. J., Blusztajn, J. K., Meck, W. H., & Williams, C. L. (2008). **Spatial memory and hippocampal plasticity are differentially sensitive to the availability of choline in adulthood as a function of choline supply in utero.** Brain Res, 1237, 153–166. doi: 10.1016/j.brainres.2008.08.074
- Yellayi, S., Naaz, A., Szewczykowski, M. A., Sato, T., Woods, J. A., Chang, J., Cooke, P. S. (2002). **The phytoestrogen genistein induces thymic and immune changes: A human health concern?** Proceedings of the National Academy of Sciences, 99(11), 7616–7621. doi: 10.1073/pnas.102650199
- Yeo, W. K., A. L. Carey, L. Burke, L. L. Spriet, and J. A. Hawley, 2011, **Fat adaptation in well-trained athletes: effects on cell metabolism:** Applied Physiology, Nutrition, and Metabolism, v. 36, p. 12–22.
- Yeo, W. K., Carey, A. L., Burke, L., Spriet, L. L., & Hawley, J.

A. (2011). **Fat adaptation in well-trained athletes: effects on cell metabolism.** Appl Physiol Nutr Metab, 36(1), 12–22. doi: 10.1139/h10-089

→ Zajac, A., S. Poprzecki, A. Zebrowska, M. Chalimoniuk, and J. Langfort, 2010, **Arginine and Ornithine Supplementation Increases Growth Hormone and Insulin-Like Growth Factor-1 Serum Levels After Heavy-Resistance Exercise in Strength-Trained Athletes:** The Journal of Strength & Conditioning Research, v. 24, p. 1082–1090 10.1519/JSC.0b013e3181d-321ff.

→ Zakaria, Z. A., Somchit, M. N., Mat Jais, A. M., Teh, L. K., Salleh, M. Z., & Long, K. (2011). **In vivo antinociceptive and anti-inflammatory activities of dried and fermented processed virgin coconut oil.** Med Princ Pract, 20(3), 231–236. doi: 10.1159/000323756

→ Zeisel, S. H. (2004). **Nutritional importance of choline for brain development.** J Am Coll Nutr, 23(6 Suppl), 621S-626S.

→ Zentek, J., Buchheit-Renko, S., Ferrara, F., Vahjen, W., Van Kessel, A. G., & Pieper, R. (2011). **Nutritional and physiological role of medium-chain triglycerides and medium-chain fatty acids in piglets.** Animal Health Research Reviews, 12(01), 83–93.

→ Zoeller, R. F., J. R. Stout, J. A. O'Kroy, D. J. Torok, and M. Mielke, 2007, **Effects of 28 days of beta-alanine and creatine monohydrate supplementation on aerobic power, ventilatory and lactate thresholds, and time to exhaustion:** Amino Acids, v. 33, p. 505–510.

→ Zuckley, L., Angelopoulou, K. M., Carpenter, M. R., McCarthy, S., Meredith, B. A., Kline, G., Rippe, J. M. (2004). **Collagen Hydrolysate Improves Joint Function in Adults with Mild Symptoms of Osteoarthritis of the Knee.** Medicine & Science in Sports & Exercise, 36(5), S153–S154.

Adressen:

Frisch und schonend gepresstes Speiseleinöl:
www.allsani.de
Laktoferrin-Eisen-Präparat: www.allsani.de
Vitamin-K2-Präparat: Ostin, www.allsani.de
Schaumstoffrollen für die Faszienstabilität:
www.relaxroll.com
Sporternährungsanbieter, die im Buch genannt wurden:
www.ultra-sports.de
www.dextro-energy.de
www.powerbar.de
www.multipower.de
www.high5-deutschland.de
www.sponser.de

Sachverzeichnis

A

Abbau 165
abnehmen 178
Abnehmwillige 12
Abwärmtraining 55
Ackerschachtel
– halmkonzentrat 115
Ackerschachtelhalm 156, 157
AddOn Amino 115
anaerobe Kapazität 12
Arginin 158
Aufwärm- und Flexibilitätsübungen 130
– Abwärmen 54
– Ausfallschritte rückwärts mit Arm gestreckt nach oben 135
– Bauch-Aktivierung auf dem Boden 131
– Ein-Bein-Ablassen 130
– Gesäß-Roll-Out 148
– Handlauf 134
– Hinterer-Oberschenkelrückseite-Roll-Out 144
– Innenseite Oberschenkel-Roll-Out 143
– Rücken-Roll-Out 149
– Schienbein-Roll-Out 147
– seitliche Ausfallschritte 133
– seitlicher Oberschenkel-Roll-Out 145
– Skorpion 132
– tiefe Kniebeuge mit Oberschenkel-Rückseite-Dehnung 136
– vorderer Oberschenkel-Roll-Out 142
– Waden-Rollout 146
Ausdauersport 39

Ausfälle 112
– immunbedingt 112
– verletzungsbedingt 112

B

BCAA (Leuzin, Isoleuzin, Valin) 159
Belastung 100, 159, 163, 169, 175
Beta-Alanin 160
Bewegungsabläufe 54
Bindegewebe 69, 168, 171, 173
Bor 160
Buffer 115

C

Carnitin 163
ChillSan 115
Cholin 164
Chondroitin 166
Chonsamin 115
Chrom 165

D

Darm-Gesundheit 63
dopingrechtliche Reinheit 112

E

Eisenmangel 68
Eiweiß 14, 29
– quellen 30
– spender 35
Energie 169, 179
– bereitstellung 173
– gewinnung 163, 169
Entzündung 20
Erfolgsstrategien 68
Erholungszeit 24

Ermüdungsfaktor 158
Ernährung 10, 72, 122
– fettarme 24
– kohlenhydratreduzierte 10

F

Fett 14
Fettsäuren 22, 24, 26
– empfohlene 25
Fettstoffwechsel 10, 12, 15, 24, 38, 39, 57, 58, 163, 164, 178, 179
– aktivierter 10
Floratin 115
Fußmassage 153

G

Gel-Chip 115
Gewichtsmanagement 174
Gewürzquark 58
Glucosamin 166
Glucosaminpräparat 21
Glutamin 167
Glykogenspeicher 10, 11

H

Heißhunger 165
Hobby-Sportler 12
Höchstleistung 20

I

Immunabwehr 177
Immunsystem 21, 22, 24, 33, 58, 66, 82, 95, 122, 159, 167, 171, 174, 177, 178, 181
– stärken 63
– starkes 21

intensives Training 63, 159

K

Kaffee 19
Kalorienverteilung 14
Kieselsäure 70
Knochen 173
Kohlenhydrate 14, 15, 17, 20, 22, 37, 38, 39, 51, 78, 95, 96, 103, 111
– bausteine 16
– quellen 69
– speicher 10, 96, 165
Kohlenhydratmengen 80
Kollagen-Hydrolysat 168
Kollatin 115
Körperstrukturen 84
Krafttraining 174
Krämpfe 173
Kreatin 169

L

Leinöl 28
Leistung 159, 173, 177
– einbrüche 78
– fähigkeit 79, 103, 164, 169, 171, 178
– steigerung 80, 176
Leistungsfähigkeit 160
– erhöhte 169
leistungsfördernd 163, 176
Lektine 20, 21
Level X 115
Lysin 171

M

Magnesiumzufuhr 173
Mahlzeitenhäufigkeit 35
Mahlzeit, fettschlau 51
Menaquinon 180
Mikrorisse 84

Sachverzeichnis

Milchprodukte 26
Mitochondrien 12, 19, 57, 58, 87, 88, 176, 178
– -bildungen 14
moderates Ausdauertraining 12
Molkeneiweiß 174
Muskel 29, 160, 163, 167, 169
– aufbau 165
– gruppen
  – schmerzende 56
– kater 59
Muskulatur 65, 66, 97, 101, 111, 164, 169

N

Nährstoffaufnahme 100
Nährstoffe 65, 69
Nahrungsergänzungen 67
Nahrungsergänzungsmittel 37, 112
Noch 1 Tag 96
Noch 3 Tage 96
Noch 7 Tage 95

O

Open Window 110

P

probiotische Bakterien 174

R

Refresher 115
Regeneration 29, 58, 65, 87, 110, 122, 158, 161, 167, 174, 181
– effekt 82
– getränk 33
– hormone 24, 80, 82, 84
– nach einem harten Training 84

– phase 51
– strukturelle 84
– zeit 20
Reparaturprozess des Körpers 57
Rezepte 122
– Bananen-Nuss-Kuchen 124
– Gesäuerte Möhren im Glas 124
– Getreidefreies Brot 125
– Gewürzquark 123
– Gewürz-Schokolade 123
– Hirseauflauf mit Pfirsichen 125
– Kräuter-Kraft-Drink 123
– Kürbissuppe mit Garnelen 126
– Lauwarmer Amaranth-Salat 128
– Mango-Avocado-Salat mit Fisch oder Garnelen 129
– Rote-Bete-Salat mit Rollmops 127
– Spanische Tortilla 128
Rhodiola 176

S

Sauerstofftransportkapazität 21
Schmerzen 76, 166
schmerzlindernd 70
Schokolade 19
Selen 177
Sofortenergie 20
Soja 35
Sportverletzungen 75
Sprintkapazität 12
Starter 115
Stress 167, 175
– , reduzieren 122
Stressfrakturen 73

T

Tabata-Training 13
Tapering 94
Top-funktionelle Übungen 137
– 10-2s 141
– diagonaler Bandzug von oben 140
– diagonaler Bandzug von unten 139
– Einbeinbeuger (Anterior-Reaches) 137
– Gymnastikball-Brücke 138
Training 82, 88, 167, 171, 178
– belastung 69
– fortschritt 15
– umfang 94
trainingsbedingte Entzündungsreaktionen 27
TRAIN-LOW-Strategie 11
Turbo-Regeneration 110

U

Überlastungen 161
Übungen für die Fußstabilisation 150
– auf den Zehenspitzen laufen 150
– auf der Außenseite laufen 151
– auf der Ferse laufen 150
– auf der Innenseite laufen 151
– „Der Traktor" 152
– greifend nach vorne bewegen 151
ultraBar 115
ultraGel 115

V

Verletzungen 69, 70, 73, 76, 77, 161, 166, 169, 171, 180

– anfällig 56, 171
– überwindung 166
Versorgungsstrategie 38, 39
Vitamin B6 179
Vitamin D3 178
Vitamin K2 180
Vo2 max 11

W

Weizenbier 22
Wettkampf 97, 99, 100, 102, 110, 164, 171
– Leistungsfähigkeit 98
– Versorgung 99, 100
Wettkampftag 97, 98
Wundheilung 158

Z

Zink 181

©2014 Forschungsgruppe Dr. Feil
Ebertstraße 56
72072 Tübingen

Projektleitung & Abwicklung
ewo · konzeption text produktion
Dr. Elvira Weißmann

Umschlaggestaltung, Layout
Cyclus · Visuelle Kommunikation, Stuttgart
Satz: Cyclus · Media Produktion, Stuttgart
Druck und Verarbeitung: AZ Druck und Datentechnik GmbH, Kempten

Bildnachweis
Übungsbilder S. 13, S. 130–155: Foto Schweicker, 73116 Wäschenbeuren, Mitbetreuung und Beratung: Uli Brüderlin, Göppingen
Fotos Friederike Feil: S. 8 : Maik Güds – Photography, Düsseldorf; S. 52 : Sportograf; S: 92: Rainer Zola / www.zolaproduction.com; S.: 120 Sportograf
Alle anderen Bilder von Friederike Feil: privat

Fotos: S. 2, Autorenfotos: eigen

Bildnachweis Athletenbilder
Timo Bracht: Foto Wissinger, Frank Stäbler: privat, Bente Kraus: Bernd Reinthaler, Corinna Harrer: Iris Hensel, Arne Gabius: Gladys Chai von der Laage, Jan Frodeno: Felix Rüdiger / Plan A GmbH, Oliver Roggisch: RNL GmbH, Sören Kah: Norbert Wilhelmi, Clemens Rapp: Frank Wechsel, Daniel Unger: HOCH ZWEI / Enzo Tomasiello, Steffen Thum: Armin M. Küstenbrück, Simon Gegenheimer: Armin M. Küstenbrück, Svenja Bazlen: Wouter Kingma Photography, Peter Greif: privat, Marcel Nguyen: Uwe Ditz

Bibliografische Information der Deutschen Bibliothek
Die Deutsche Bibliothek verzeichnet diese Publikation in der Deutschen Nationalbibliografie; detaillierte bibliografische Daten sind im Internet über http://dnb.ddb.de abrufbar.

Wichtiger Hinweis
Das Werk ist urheberrechtlich geschützt. Nachdruck, Übersetzung, Entnahme von Abbildungen, Wiedergabe auf photomechanischem oder ähnlichem Wege, Speicherung in DV-Systemen oder auf elektronischen Datenträgern sowie die Bereitstellung der Inhalte im Internet oder in anderen Kommunikationsdiensten sind ohne vorherige schriftliche Genehmigung der Forschungsgruppe Dr. Feil auch bei nur auszugsweiser Verwertung strafbar.

Die Ratschläge und Empfehlungen dieses Buches wurden nach bestem Wissen und Gewissen erarbeitet und sorgfältig geprüft. Dennoch kann eine Garantie nicht übernommen werden. Eine Haftung des Autors, der Forschungsgruppe Dr. Feil oder seiner Beauftragten für Personen-, Sach- oder Vermögensschäden ist ausgeschlossen.

Sofern in diesem Buch eingetragene Warenzeichen, Handelsnamen und Gebrauchsnamen verwendet werden, auch wenn diese nicht als solche gekennzeichnet sind, gelten die entsprechenden Schutzbestimmungen.

ISBN 978-3-00-046070-8